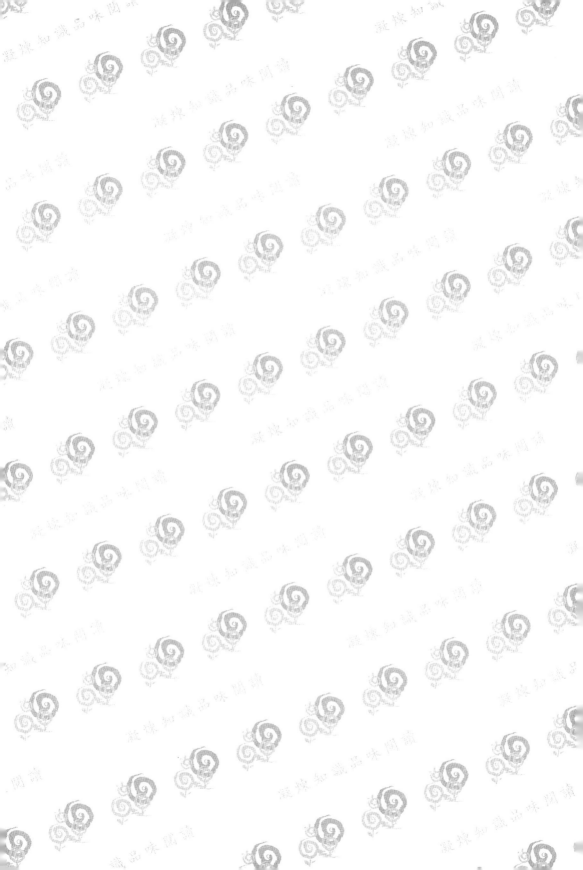

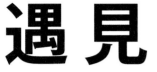

# 遇見
## 臨床藝術治療敍事

五南圖書出版公司 印行

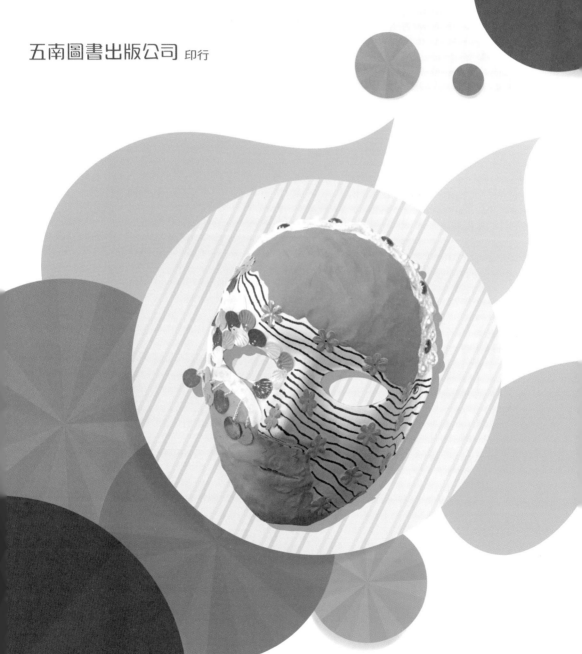

# 作者簡介

■ 章容榕

**現職：**

- 表達性藝術治療師（私人開業）

**經歷：**

- 麻州Aspire Health Mental Health Center – In home therapist 行動諮商師
- 臺北市立大學視覺藝術學系兼任講師

**學歷：**

- 美國麻州萊斯禮大學表達性藝術治療博士
- 美國麻州萊斯理大學表達性藝術治療碩士
- 臺灣天主教輔仁大學社會工作學士

**專長領域：**

- 人本取向—表達性藝術治療
- 兒童遊戲治療
- 家族治療
- 創傷與壓力-EMDR

**證照：**

- Traumatic stress studies, The Trauma Center JRI（焦慮創傷研究證照）
- 美國表達性藝術治療執照資格
- 美國心理諮商師（Licensed Mental Health Counselor）執照資格

■ 黃千千

**現職：**

- 長庚紀念醫院復健科藝術治療師

**經歷：**

- 臺北、桃園長庚紀念醫院藝術治療師
- 中華民國自閉症基金會藝術治療師

學歷：
- 英國里茲都會大學臨床藝術治療碩士
- 輔仁大學大眾傳播學士

專長領域：
- 兒童、青少年、成人自閉症（情緒障礙、行為問題）
- 復健病患心理支持
- 家屬支持
- 個人自我探索、情緒困擾

證照：
- 英國藝術心理治療師執照（HCPC The Health and Care Professions Council證號AS 13984）
- 台灣藝術治療學會（TATA）專業會員（臺灣藝術治療師證書字號：TRAT 2012-037）


■ 吳明富

現職：
- 臺北市立大學視覺藝術學系碩士班藝術治療組專任副教授

經歷：
- 國立臺北教育大學藝術與設計學系兼任副教授
- 國立臺北護理健康大學生死教育與輔導研究所兼任副教授
- 中國文化大學心理輔導學系專任助理教授
- 臺北醫學大學通識教育中心專案助理教授
- 美國紐約希望之門青少年中心藝術治療師

學歷：
- 美國聯合大學跨域整合研究—藝術治療博士
- 美國路易維爾大學藝術治療碩士
- 國立臺北教育大學初等教育學士

專長領域：
- 人本—完形—存在取向藝術治療
- 個別與團體督導

- 失落悲傷輔導
- 正念存在攝影治療
- 美術館藝術育療

證照：

- 美國藝術治療執照協會（ATCB）認可證書（Board-Certified Registered Art Therapist, ATR-BC #03-174）
- 美紐約州創造性藝術治療師執照（Licensed Creative Arts Therapist, LCAT #000536-1）
- 台灣藝術治療學會（TATA）專業會員（臺灣藝術治療師證書字號：TRAT 2012-019）
- 美國奧勒岡州藝術治療師執照(Licensed Certified Art Therapist, ART-C-10217809)

■ 吳欣容

現職：

- 國小教師

經歷：

- 國小教師七年
- 亞東醫院精神科藝術治療實習一年

學歷：

- 臺北市立大學特殊教育學士
- 臺北市立大學視覺藝術學系藝術治療組碩士

專長領域：

- 特殊教育結合藝術治療；繪本藝術治療

證照：

- 國小教師證照

■ 陳奕宇

現職：

- 臺北市教育局學生輔導諮商中心駐校心理師

經歷：
- 長青木心理諮商所諮商心理師暨藝術治療師
- 臺北市立美術館教育推廣組教育推廣人力專案人員

學歷：
- 臺北市立教育大學視覺藝術學系藝術治療碩士
- 國立臺灣師範大學美術系藝術學士

專長領域：
- 兒童青少年心理輔導暨藝術治療
- 創傷知情與身心療癒
- 存在取向藝術治療

證照：
- 台灣藝術治療學會（TATA）專業會員（臺灣藝術治療師證書字號：TRAT 2015-007）
- 臺灣諮商心理師，證號：諮心字第002999號
- 壓力釋放運動TRE ®（Tension/Trauma Releasing Exercise）全球認證引導師

■ 黃瑛欒

現職：
- 國立臺灣戲曲學院諮商心理師

經歷：
- 財團法人新竹市生命線協會員工協助服務中心特約諮詢顧問
- 臺北市松德精神科診所諮商心理暨藝術治療師
- 教育部春暉志工訓練，藝術治療課程講師
- 國立台灣師範大學進修推廣學院藝術治療實務講座系列講師
- 臺灣杜耳學習發展中心專業評量師／兼任評量主任

學歷：
- 英國倫敦大學群體與跨文化治療碩士
- 英國赫特福德郡大學藝術治療碩士進修
- 臺灣天主教輔仁大學應用心理學系學士／哲學輔修

**專長領域：**
- 折衷取向藝術治療
- 兒童與青少年藝術治療
- 文化適應與跨文化諮商
- 表達性藝術治療團體

**證照：**
- 臺灣諮商心理師證書（諮心字第003199號）
- 台灣藝術治療學會（TATA）專業會員（臺灣藝術治療師證書字號：TRAT 2013-006）
- 中餐丙級技術士證照

■ **鄺文傑**（KWONG Man Kit, Aleck）

**現職：**
- 行動表達性藝術治療師

**經歷：**
- 關懷愛滋感染者支援團隊項目經理（香港：2018-2020）
- 東華三院賽馬會利東綜合服務中心計劃主任（藝術治療）（香港：2016-2018）
- 台灣同志諮詢熱線協會及台灣露德協會實習表達性藝術治療師（2015）
- 國際表達藝術治療協會研討會（2015：香港；2019：柏克萊）、人本存在主義心理學國際研討會（2018：臺北）、香港表達藝術治療協會研討會（2019）及國際意義研討會（2021：線上）講者
- 香港大學、香港中文大學、香港理工大學、香港教育大學、香港公開大學、明愛專上學院及香港專業進修學校嘉賓講者

**學歷：**
- 香港大學表達藝術治療碩士
- Austin聲樂心理治療師（AVPT）
- 香港中文大學計量金融理學士

專長領域：
- 存在主義心理治療
- 深度心理學
- 聲樂心理治療
- 正念為本表達藝術治療
- 大自然為本表達藝術治療

證照：
- 澳洲、紐西蘭及亞洲創意藝術治療協會註冊藝術（表達藝術）治療師（AThR）及專業會員（會員號碼：46961412）
- Austin聲樂心理治療師（AVPT）
- 國際表達藝術治療協會（IEATA）董事會成員及專業會員
- 香港表達藝術治療協會（EATA HK）專業會員（會員號碼：292）

■ 紀昀
現職：
- 行動藝術治療師
- 藝啟發光Art Together藝術治療執行團隊 藝術治療師

經歷：
- 國家文化藝術基金會贊助「漫漫長夜　光的禮物：養護型機構長者與照顧者藝術治療工作坊」共融藝術計畫專案執行團隊藝術治療師
- 臺灣榮格取向漢方藝術心繕學會理事暨藝術治療講師
- 爾沐藝心Art Studio 藝術治療師
- 大專院校、醫療院所、社區機構等「藝術創作與自我照顧」相關主題課程合作講師
- 中等學校綜合活動—輔導與視覺藝術兼課教師

學歷：
- 臺北市立大學視覺藝術學系碩士班藝術治療組碩士
- 國立政治大學輔導與諮商碩士學位學程碩士
- 國立臺灣師範大學教育學系（主修）／教育心理與輔導學系（輔系）學士

**專長領域：**

- 人本―存在取向藝術治療
- 失落悲傷輔導
- 兒童與青少年輔導
- 女性議題與情感關係
- 正念手作與身心關照

**證照：**

- 台灣藝術治療學會（TATA）專業會員（臺灣藝術治療師證書字號：TRAT 2021-006）
- 教育部國中與高中合格輔導教師證

■ 江妍慧

**現職：**

- 心畫坊 Online Open Studio 合作藝術治療師
- 加拿大New Step Consultation Services Inc 自閉症兒童行為治療師

**經歷：**

- 臺大醫院產後病房護理師
- 臺北醫學大學生殖醫學中心護理師

**學歷：**

- 國立臺灣大學護理學系學士
- 臺北市立大學藝術治療碩士學位學程碩士

**專長領域：**

- 兒童、青少年、自閉症藝術治療

**證照：**

- 加拿大卑詩省藝術治療學會專業會員（BCATA）會員編號（0595P）

■ 簡昱琪

**現職：**

- 臺中市教育局學生輔導諮商中心諮商心理師

經歷：
- 國民健康署戒菸專線服務中心專任諮商員
- 財團法人張老師基金會臺北張老師中心諮商心理師

學歷：
- 中國文化大學心理輔導碩士

專長領域：
- 兒童青少年議題處遇
- 親職諮詢與親子諮商
- 情緒與壓力調適
- 成癮議題
- 藝術療癒

證照：
- 中華民國諮商心理師證照 諮心字第1991號
- 日本和諧粉彩準指導師 JPHAA No.20-Jun-as345
- 阿德勒親師諮詢師／親子生活教練 阿會證字號1070282

■ 曹又之

現職：
- 行動藝術治療師
- 「ARTogether藝啟發光」藝術治療執行團隊藝術治療師

經歷：
- 國家文化藝術基金會贊助「漫漫長夜 光的禮物：養護型機構長者與照顧者藝術治療工作坊」共融藝術計畫專案執行團隊藝術治療師
- 台灣榮格取向漢方藝術心繕學會學術整合組藝術治療講師
- 經國管理暨健康學院大學生生命探索團體藝術治療講師
- 國立臺灣博物館暨聯合醫院失智家庭支持中心病友與陪伴者團體友善博物館藝術治療合作計畫藝術治療講師
- 士林健康服務中心「活躍士林 銀向幸福」社區長輩藝術療癒團體課程協同帶領助教

**學歷：**
- 臺北市立大學視覺藝術學系藝術治療組碩士
- 國立臺灣大學心理學系學士

**專長領域：**
- 青少年、成人、高齡團體與個別藝術治療、家庭婚姻藝術治療

**證照：**
- 台灣藝術治療學會（TATA）專業會員（臺灣藝術治療師證書字號：TRAT 2020-008）

■ 江佳芸

**現職：**
- 加州西海岸兒童診所兒童青少年心理治療師

**經歷：**
- 美國北加州藝術治療協會公共關係委員
- 美國加州聖荷西華人特殊兒童之友會親子瑜伽老師
- 美國加州聖馬刁密生安寧與居家護理志願藝術治療師
- 高雄人本教育文教基金會客座講師

**學歷：**
- 美國那慕爾聖母大學藝術治療博士
- 美國路易維爾大學藝術治療碩士
- 美國福特赫斯州立大學心理學學士

**專長領域：**
- 兒童及青少年個別團體、個別輔導
- 親子及兒童瑜伽
- 安寧療護
- 文化與創傷知情照護

**證照：**
- 美國加州準專業臨床諮商師（Associate Professional Clinical Counselor-APCC#8191）
- 瑜伽師資證照：臺灣YogaTree兒童瑜伽、臺灣YogaFit ® Level 1-3瑜伽、孕婦瑜伽

■ **劉麗雲（釋法如）**

**現職：**
- 國立陽明交通大學附設醫院仁心病房臨床宗教師
- 羅東博愛醫院博愛病房臨床宗教師

**經歷：**
- 臺北榮民總醫院蘇澳分院及員山分院臨床宗教師
- 臺北市聯合醫院陽明院區宗教志工
- 臺大醫院安寧病房實習臨床宗教師

**學歷：**
- 佛光大學中國文學與應用學系博士生
- 南華大學宗教學研究所碩士
- 壹同女眾佛學院大學部畢業
- 韓江學院中文系

**專長領域：**
- 臨終關懷
- 悲傷陪伴
- 初期佛教研究
- 表達性藝術療育

**證照：**
- 臨床宗教師證書（宗培）字101002號

■ **朱芷儀**

**現職：**
- 行動藝術治療師

**經歷：**
- 亞東紀念醫院實習藝術治療師
- 社團法人中華心理衛生協會計畫專員
- 雙連社會福利慈善事業基金會兒童藝術育療團體講師
- 適康復健科診所藝術治療師

**學歷：**
- 臺北市立大學視覺藝術系藝術治療組碩士
- 國立新竹教育大學教育心理與諮商學系學士

**專長領域：**
- 兒童、青少年、成人藝術治療

**證照：**
- 台灣藝術治療學會（TATA）專業會員（臺灣藝術治療師證書字號：TRAT 2020-005）

# 主編序

「遇見」＝相遇＋見證。

2019年，我在張老師文化出版了一本邀請八位藝術治療師，共同合寫關於自我關照的「藝術遇療」書籍《從相遇到療癒》，分享了每位作者與藝術相遇進而療癒的經驗。我在序言中提及「唯有真真切切的關照自己，才能誠誠懇懇的關照他人。」《遇見：臨床藝術治療敘事》這本書即是《從相遇到療癒》的延伸——從真切的藝術關照自己，延伸到誠懇的藝術關照他人。

「治療」這個詞，英文字therapy來自現代拉丁文therapia，源於希臘文therapeuein，字面原義是「關照、服務、照護」（to attend to, do service, take care of）；若由此演譯，藝術治療最原始的意思便是用藝術來關照、服務和照護各式各樣有著不同年齡、性別、宗教、種族、階級、文化、背景和議題的人。

英文字clinical根據劍橋辭典，可以翻譯為「臨床的」、「科學的」和「客觀的」，亦可詮譯為「冷漠的」、「冰冷的」和「無情的」。身為一位藝術治療師和助人工作者，「臨床的」這個形容詞常在與醫療體系相關的情境下，也就是所謂的臨床環境下被提及；但在這裡，我希望重新定義「臨床」二字：「臨」是接近、面對、遇到的意思，「床」（供人躺臥休息的家具，如：病床）則象徵接受治療之人，而「臨床」即是治療師在不同的場域（醫院、學校或社區）與受治療者相遇，進而運用專業所學來關照他、她或他們的歷程。因此，本書所要呈現的「臨床」觀點，不再是全然的醫療、科學和客觀的，更不是冷漠、冰冷和無情的，而是多了些人與人靠近與接觸後的人性溫度。

《遇見：臨床藝術治療敘事》這本合輯的作者群包括：臺灣本土的藝術治療師、目前於美國、加拿大、香港工作的藝術治療師，還有其他相關領域用藝術來助人的專業人士。這十四位作者，包含我本人在內，每人負責撰寫一個章節，而每一章節試著以人本的角度、敘事的手法和「臨床」的觀點，寫下自身在實務工作中所見證到的藝術療癒故事，同時主觀記錄

下個人的所思所感，以反映和回應療程中深具意義的片斷和情節。

　　身爲主編的我，無意藉此書向讀者展現完美、有效的藝術療程；相反的，是希望每位作者能眞誠地將臨床經驗中，牽涉到自己與個案或團體之間的互動關係、移情議題或現實挑戰，採說故事的方式來陳述表達，同時以文字（語言）和圖像（非語言）顯現多元場域中的藝術治療歷程。其中，或許有成功的案例，但不少是藝療師從錯誤中學習，對所處外在情境和內在體驗的進一步探索、反思和分享。基於此意圖，我提供了一個「敘事」架構給每位作者參考，並且允許彈性發揮的空間：

從前……從前……：治療師的背景和治療哲學觀

**遇見的時間和場域**：過去或現在藝術治療工作的內容和服務族群（When & Where）

**遇見的緣由**：與個案／團體工作的原因（Why）

**遇見的主角**：個案／團體的主述議題與背景資料（Who）

**遇見的脈絡**：藝療師的評估和處遇計畫（What）

**遇見的情節**：藝術治療歷程（How）

**總結與反思**：療程回顧與統整（Summary & Reflection）

　　《臨床藝術治療敘事》中所涵蓋的服務對象之年齡層橫跨人的「一生」，所觸及的生命議題甚爲寬廣，包含：早療幼兒、創傷兒童、叛逆少年、身障成人、失落婦女、癌症病友、機構長者、臨終病人和其家屬，以及藝術墓園等。儘管取得當事人和機構組織的同意與授權，每一章節所描述之個案或團體的經歷和影像，雖源自於眞人眞事，但部分敘事內容已被微幅改寫，對話亦經過重新編撰、模糊淡化、背景修飾等處理，以顧及倫理議題，並保障參與者及所屬機構之隱私與權益。

　　在此特別要感謝與我合作完成此書的作者群：章容榕、黃千千、吳欣容、黃瑛巒、陳奕宇、鄺文傑、紀昀、陳妍慧、簡昱琪、曹又之、江佳芸、劉麗雲（釋法如）和朱芷儀，謝謝你們的耐心與用心，並且體諒我適當修改和潤飾文句，讓這本歷經兩年以上的籌劃及執行的「科普」書籍，最終能具體成形，提供給所有正在運用藝術來關照他人、對藝術治療感興

趣，以及冀望能在藝術治療專業領域更加精進的助人工作者們參考。本書內容多以平易述說的方式撰寫，最大的目的是希望能接近更廣大的讀者群，推廣藝術治療專業。

最後，長期與社福機構和非營利組織合作的我，不管是爲其從事直接的臨床服務或間接的帶領工作坊進行教學訓練，始終對於這些助人單位的努力與付出感到敬佩。若沒有他們提供多元的平臺、系統化的分工介入和統籌運作，許多弱勢個案/群體所能獲得的社會資源會更加匱乏，相對的，藝術治療要深入社區發揮作用將更形困難。我於第三章節分享與兒童燙傷基金會合作的夏令營經驗，在某種程度上就是想要透過圖與文來「社會倡議」，爲燒燙傷的孩子們發聲，也爲兒燙基金會經年累月無私的投入與奉獻，致上最大的敬意。謝謝他們願意相信藝術治療，也願意支持我利用這樣的機會來呈現這段特殊且深刻的歷程。

我相信本書其他的作者亦會同意我的想法：就是因爲能與個案或團體真誠相遇；就是因爲能與醫院、學校或社區單位系統合作，我們才能見證到這十四段用藝術來陪伴他人生命的故事。在此，想引用美國知名的藝術治療師Bruce Moon在一次研討會的演講中所強調的一段話做爲結語：「我在藝術治療裡所做的每件事都是臨床的，都是在與人相遇，都是在見證生命，同時見證愛與希望。」

吳明富　謹誌

# 目　錄

# 第一章

# 遇見特殊兒：小汪

## 我思念的男孩

章容榕

## 背景

　　在我的表達性藝術治療生涯裡，男孩「小汪」於我的心裡有一個特殊的位置，服務他的過程中，我體驗到兒童在社會福利體制下的弱勢和無奈。許多兒童被要求接受治療，因為他們的行為表現不符合社會的主流期待，當治療成效沒有符合照顧者或是外界的預期時，服務常會在沒有詢問兒童本人的意願下，被迫結束。身為一個兒童治療師，我看到的是每個孩童都希望被愛，絕大部分的家長也希望能提供孩子一個充滿愛的環境。從小汪的故事裡，我們會發現，他的身邊並沒有絕對的壞人，也沒有完美的好人，每個人都是以愛為出發點去做他們認為對的事，卻忽略掉「愛」不會僅是一個單字、一個表達的話語和一個單純的「給」、「受」的互動模式。傑佛森在他的著作《愛的藝術》裡曾經提到：「除了給予之外，愛經常總是包含著另外幾種基本因素，這些因素是一切形式的愛共同具有的，即是**照顧、責任、尊重**以及**了解**」（Fromm, 1956）。少了這些基本元素，愛就如同一把尖銳的雙刃刀，刀的正反兩面都有可能讓人受傷，對於兒童而言，這樣愛恨交雜的愛，是難以理解的、是令人困惑的。

　　兒童的世界裡，不合邏輯就是複雜，他們用自身可以理解的思考方式去分析事件，與其去思索為什麼對方會這樣對待自己，不如想成是自己應得的或許還比較簡單。「**你說愛我＋可是我很痛苦＋你說不是你的問題＝那就是我的錯了**」。把不合理的對待合理化，是孩童的自我保護機制之一，久而久之，如果沒有人告訴他們「錯不在你」，在長期扭曲的自我解

讀之下，他們很容易會在成長的路上失去對自己的愛，以及愛人的能力。

　　身為一個表達性藝術治療師，在協助孩童面對創傷時，我試著透過創作、影像和藝術的過程，讓孩子發現世界的多面向。透過創作，體驗到有時候換個角度去觀察，原本看似單一層面的世界裡面，或許還蘊含著另一個大千世界，等待我們去發掘。我相信藝術創作是協助兒童去創造出一個連結內在自我與外在世界的橋梁，在創作的過程中，兒童可以透過想像力將過去的記憶、現在的感受，以及未來的期待串聯在一起。在想像力和創作的世界裡，兒童將發現每一個人都享有同等權利，可以自由地透過玩耍、無拘無束的觀察和探索自我，進而了解並接受真實的自我。

## 回家

　　家庭是兒童發展一切關係的源頭，是他（她）們學習與世界互動的根基。因此，在探討小汪心理諮商處遇中表達性治療的角色前，我認為必須先對小汪的成長背景和家庭關係有一個初步的介紹，從中我們也會看到家庭在兒童諮商裡的重要性。小汪是由同機構的家庭諮商師轉介到我的單位，在正式開案的前一週，小汪剛從寄養家庭回到自己的原生家庭。準確的說辭應該是，因為小汪惹惱了一起生活三年的寄養家庭（阿姨家），於是阿姨決定把小汪送回給住在同大樓的原生媽媽（琳達）。那天阿姨把小汪帶去琳達家門口，按下門鈴，放下小汪的玩具和衣服後，便留下小汪，一個人掉頭離去。後來我們才知道，當時的阿姨其實並不是真的想要將小汪歸還給琳達，就阿姨後來的說法，她只是想要懲罰小汪一下，讓他知道如果不聽話，就不能住在她的家裡了。

　　三年前，小汪的哥哥（喬治，9歲）被診斷出有專注力失調及過度活躍症（ADHD）和輕度智能障礙，在情緒、行為上比同期的孩子更加容易激動、難以控制，當時3歲不到的小汪時常和喬治發生激烈的衝突。有一天，社工人員來到小汪家進行定期家庭訪視，剛好聽到喬治用言語恐嚇著和他鬧脾氣搶玩具的小汪，喬治對小汪說：「你再不聽我的話，我就要把釘子敲進你的腦袋裡。」說完，喬治便轉身去客廳找釘子和榔頭。當下社

工發現琳達在面對喬治和小汪激烈的衝突時，表現出的是相當漫不經心的態度，甚至跟社工人員抱怨，這是每天都會發生的事，並不值得花時間處理。在場的社工考慮到小汪的人身安全，立即向當地兒童社會福利單位通報，在社福單位評估後，認爲小汪的父母缺乏基本正確的親子教養概念和技巧，再加上他們都是屬於輕度智能障礙者，因此判斷他們無法提供幼小的小汪一個安全的生長環境。社會局根據以上的考量和擔憂，決定將當時年幼的小汪先安置在別處，直到琳達接受並完成政府所提供的親子教養課程和諮商後，會再派人做家庭評估，在確保琳達可以同時提供小汪和哥哥一個健康和安適的成長空間之後，小汪才可以回到他的原生家庭。

　　年少時期曾經在不同社福單位顛沛流離生活的琳達，聽到自己的孩子可能會被安置到收容所或是寄養家庭時，小時候在安置中心經歷到的不人道身體和精神虐待的回憶立馬湧上琳達的心頭，爲了避免自己的小孩遭受到和自己一樣的待遇，琳達決定聯絡住在麻州的姊姊幫忙，請姊姊自願申請擔任小汪的寄養家庭。琳達事後表示，她知道那個總是罵她笨和蠢的姊姊，並不是最好的選擇，但是她別無選擇，畢竟姊姊一家人就是社會所認同的主流正常家庭。姊姊和姊夫兩個人都有穩定的收入和工作，家世清白之外，他們的三個兒子在學校的表現也都相當優異。琳達認爲如果讓小汪住到姊姊家，至少在聯絡或是見面上都應該比其他寄養家庭更方便；再者，雖然自己跟姊姊的關係不好，但畢竟是親人，彼此還是有著血濃於水的親情存在。因此琳達認爲讓姊姊成爲小汪的寄養家庭，應該是最好的一個權宜之計。在獲得其他家人的同意後，琳達便向社福單位表示，如果讓自己的姊姊擔任寄養家庭的話，她和先生都會全力配合社工人員的指示和要求，包括：個人諮商、家族治療和父母教養課程。之後，琳達也爲了能就近見到小汪，便與大兒子喬治一同搬到麻州，居住在和姊姊同棟房子的地下室。

　　然而原本預想是優點的親人關係，卻變成了最令人意想不到的缺點，自從小汪住到阿姨家後，琳達與姊姊的關係急速下降，姊姊開始在家庭聚會中公開對她們一家人冷嘲熱諷，說他們夫妻二人是永遠無法提供孩子健全生活環境的智能障礙者。到後期，姊姊甚至拒絕邀請住在地下室的琳達參與週日的家庭聚會，也不希望小汪跟他們見面。當時琳達曾一度認爲她

這輩子應該都拿不回小汪的監護權，甚至有可能從此再也無法跟小汪見面了。正當事情變得絕望無助的時候，有一天住在三樓的外公在家裡聞到大麻的煙味，便下樓問小汪：「家裡是否有人抽菸？」小汪回答：「二表哥有時候會在家裡抽菸。」外公便將這個事情與阿姨討論，當阿姨知道是小汪跟外公說她的孩子會抽菸的時候，她感到十分憤怒，認為小汪不僅是個騙子也背叛了自己，一怒之下她要小汪立刻離開。她恐嚇小汪如果不承認說謊的話，就得回去跟他一無是處的母親住。

看見小汪的出現，琳達知道這可能是她唯一可以拿回監護權的機會，她立刻打給她的社工和家庭諮商師，希望她們可以協助自己向法院申請拿回小汪的監護權。在社工、諮商師及社福單位的協助下，琳達在兩個禮拜內重新獲得監護權，而小汪就在這個混亂、令人不知所措，不知道應該要開心還是難過的時刻，重回到母親的懷抱。當時服務琳達一家的家庭諮商師認為，小汪需要一位兒童治療師從旁協助他回歸到原生家庭，以及面對突然被寄養家庭遺棄的現狀，於是我來到了小汪家，與他相遇。

## 擬狗化

第一次見到小汪是琳達拿回監護權的第一週。穿越房子一樓的側門，走進潮溼的地下室，開門後我看到一位右臉有一道明顯的疤痕、金髮碧眼的男孩在客廳地上玩耍。琳達向小汪介紹我是他的治療師，他兩膝跪坐在地上，歪著頭對我輕輕的吼了一聲：「汪！」我愣了一下，不確定是我英文聽力不好，還是這位初次見面的孩子真的對我用狗吠的方式打招呼。我還來不及反應，琳達便怒斥了一聲：「別這樣做！你不是狗。」聽到母親的斥責，小汪不是很開心地站了起來，表情無奈地帶我到他的房間。

只要是在個案家中進行治療，我都會提前跟主要照顧者解釋治療時所需要的隱私要求和規範：治療時我們需要一個安靜並具有隱私的空間。如果治療地點是有門的房間，治療師會把房門打開，一方面讓孩子的監護人感到安心，另一方面也是為了保障治療師自身的安全。與個案的初次會訪，我通常會進行一個簡單的自我介紹，也會讓個案有機會「發言」和

「提問」與治療相關的事宜，我向小汪解釋：「你的母親擔心你剛從寄養家庭回到這裡，會有很多的不適應，她希望我可以幫助你。如果你有任何擔心和疑慮都可以告訴我，然後我們一起想想看，有沒有什麼方法可以減輕你的擔憂。在我們的治療過程中，你可以自己決定要說什麼、要做什麼，可是我這裡有三個規範希望你可以遵守。」四足跪的小汪，聽到說有三個規範時，他輕輕的汪了一聲，對於沒有養過狗的我，實在沒有十足的把握，可以準確的猜出小汪的心意。從過去的治療經驗中，我學習到一件事，與其猜測千百種的可能性，直接發問才是最好的方法。

我說：「老實告訴你，其實我聽不懂狗吠所代表的意義，我只能用猜的，如果我有猜錯的地方，可不可以請你當我的翻譯。」小汪點點頭「嗚～～」了一聲。我接著說：「這三個規範是：一，請不要破壞我帶來的藝術媒材和玩具；二，如果你在治療的過程中有傷害他人或是傷害自己的想法和行為，基於保護你我安全的前提下，我必須通報你的父母；三，在治療期間，如果你有想要保密的內容，只要不涉及到你的安全和他人的安全，我都會為你保密，但是你必須事先告訴我。」在聽完我提出的三個規範後，小汪給了我一抹微笑，開心的長鳴了一聲。那一刻，我知道兩人一狗的治療之旅正式啟動。

與小汪治療的初期，我觀察到他和琳達之間存在著一個兩人都說不清的矛盾關係。琳達不只一次表示，雖然她非常開心終於從姊姊的手中再次拿回與小汪相處的機會，以及當母親的權力，同時間，她對於該如何教養小汪充滿著不安和惶恐。她無法理解為什麼自從小汪搬回來住以後，就開始用狗的型態跟家人及外界溝通。最近幼稚園開學了，小汪在學校裡面也常用狗吠的方式跟同學、老師說話，甚至會四肢著地用狗的姿態坐在教室裡，或是跟同學在操場奔跑。琳達對於小汪突如其來擬狗化行為感到困惑、挫折甚至憤怒。她表示，自己目前還在社福單位的審核期，小汪這樣**幼稚**、**奇怪**的行為，會讓其他人覺得她果然不是一個**好母親**，也會給她的姊姊有藉口把小汪的監護權再次從她手中奪走。琳達覺得小汪不懂得體諒他們現在的處境，這一點讓她感到非常失望。不僅是琳達，小汪在我們進行治療的初期也對自己和母親的關係感到疑惑，小汪多次跟我表示阿姨常批評琳達根本沒有資格撫養小孩，不但腦袋有問題，沒工作是個沒用的

人，還胖的像隻豬一樣，一點自我控制能力都沒有。雖然他很不喜歡阿姨這樣罵自己的媽媽，但是小汪也會默默地說：「阿姨真的是一個很漂亮的女人，很聰明也很厲害。而且表哥和學校都說她是一個**好媽媽**。」

　　小汪5歲的年紀思維裡，他的人生充滿著不合邏輯的衝突，身邊的家人顯然是沒有意願向他解釋這一切事故的來由。自己深愛的母親似乎並不了解他，不清楚他的生活習慣，不知道他喜歡哪一個睡前故事，也不知道他喜歡的水果是蘋果，甚至不願意在他下課後為他準備課後零食……。這個他期盼已久的家，比以前的家更為髒亂，冰箱裡面沒有所謂的「健康」食物，這個家沒有規範，也沒有統一的規則，什麼事情可以做？什麼事情不能做？似乎都要看琳達當時的心情。那個曾經威脅過要把釘子敲進他腦袋的哥哥，現在已經不會再放狠話要傷害他了，但是哥哥也還是常常兇他，在家裡感覺哥哥與母親才是一國的，他彷彿是個外來者。小汪在這個他夢寐以求的家裡，對自己的身分感到困惑，並且有些不安。過去三年一起生活的阿姨一家人和外公，瞬間變成了敵營的一方，以前他們不准自己和媽媽見面，又常在他面前嘲笑和貶低爸爸、媽媽和哥哥，阿姨甚至因為他說了實話，而**拋棄**了他，現在甚至要把住在地下室的他和其他家人趕出去，小汪對我說：「這樣的阿姨和外公，一定是**壞人**。」可是，當初也是同樣的這群壞人提供給他一個有秩序的安穩生活，每天三餐按時出現在餐桌上，每一餐都有蔬菜水果，會有人關心他在學校的作業，會有人提醒他該洗澡刷牙。現在沒有壞人管很多的日子裡，小汪偶爾會在治療過程中說：「我有點想念他們。」

　　對於生活突來的驟變，我感受到小汪的惶恐，但身旁的家人卻無法協助甚至理解他各種難以形容的情緒。他們理所當然的覺得小汪應該要開心，儘管身為治療師的我，以及服務小汪一家多年的家庭諮商師多次和琳達溝通，希望她能夠更加設身處地的體諒小汪的心情，會想念阿姨一家人是正常的，不習慣跟你們住在一起也是正常的，不適應更是再正常不過的反應。但是童年的創傷、自身理解能力的障礙，以及與家人長久以來的衝突，讓琳達無法客觀地面對小汪不聽話的行為，再加上從小因為智能障礙，長期遭受到外界不平等的對待，讓琳達覺得她這輩子一直活在別人的批評下，沒有人認同跟看到她的努力，不管她如何改變，社會總是認定她

是錯的、她是蠢的、別人才是對的。琳達多次對我說，她已經受夠了單向的接受他人教導和建議，在教養小汪上面，她想要自己看著辦。然而，隨著與小汪之間的衝突越來越多，琳達對他人的建議和提醒變得敏感暴躁，她認為每個人都在監督她，因為她不是一個合格的好母親。隨著琳達不安情緒的增長，小汪的脾氣變得更加暴躁，越發無法與家人溝通。

　　那時候的小汪在我眼中，就像一個不斷縮小擴張的熱帶型低氣壓，一旦失去自我控制，身旁的人都會被捲入他激烈情緒的高度危險性，當小汪的情緒開始崩潰時，那狂風暴雨引發海水開始倒灌、土地逐漸崩塌，小汪身旁的人也都因此失去原本安穩的生活，他們開始感到憤怒，並抱怨著這個低氣壓的存在，卻輕易地忽略掉，如果事前做好防範，對於災難有未雨綢繆的準備，或許突來的狂風暴雨反而是滋潤土地的天降甘霖。小汪的情緒在這段時間裡忽高忽低，偶爾也會有跟家人和學校處得好的時候，當小汪開心的時候，他所帶來微風和細雨伴隨著煦煦陽光，化成一道道的彩虹無邊無際的出現在天空各個角落，身旁的人讚嘆著世界的美好，覺得這樣的小汪才是他們所期待的。然後人們常輕易的忽略掉，小汪的本質從未改變，不管是狂風驟雨的小汪或是細雨綿綿的小汪，小汪始終是那個還未學會控制自己的熱帶低氣壓。

　　現實是找一個代罪羔羊去斥責，是大家最常使用的方式，每個人都不需要改變，也不用去檢討自己，不去思考災難的源頭，若下次同樣的事情再次發生，再歸罪於同一個人就可以了。對小汪來說，低氣壓就是自己，不管他怎麼壓抑情緒，低氣壓的威力始終都存在，對於年幼的小汪來講，他不知道到底是什麼影響了低氣壓的大小，是自己還是母親、是家庭還是學校？到底該如何變成讓大家都滿意的小孩？到底自己的存在是好是壞？為什麼情緒一來我就無法控制？為什麼家裡的人不能幫我？到底控制情緒是什麼意思？到底我該怎麼做才好？

　　在面對這些無法用言語去解釋的問題時，唯有狗化的世界裡可以讓小汪暫時逃避當人的困境。在面對和母親的衝突時，他大聲的狂吠，與其要求一個溫暖的擁抱，他寧可讓人撫摸他的頭。在治療的初期，我曾經問過小汪說：「你覺得狗有什麼特色。」他說：「狗是世界上最勇敢的動物。

有狗在我身邊，我就覺得不寂寞。可是我最近常常覺得我的狗消失了，不在我身邊，它好像迷路了。」

## 塗鴉

　　爲了避免小汪失去用人的形式與外界溝通的意願，每個星期我總是帶著不同的藝術媒材和玩具來吸引他的注意力，希望透過表達性治療，讓小汪保有對外界溝通的動力，透過玩的過程來協助他練習不同的社交技巧，我希望透過治療的過程，可以讓小汪體驗到爲什麼人與人之間需要對話。我嘗試透過翻譯他的狗語，讓小汪知道語言不單僅有化解衝突的目的，還有傳遞正向感受和情緒的功能。

　　和小汪工作的三年多裡，表達性藝術治療和小汪之間的關係概略分成三個時期。第一個時期是**透過遊戲和塗鴉與個案建立起信任的關係**。藝術的創作本質上就是一個主觀的行爲，沒有對錯，過程中唯一確定就是無止盡的可能性。身爲一位行動治療師，我能攜帶的美術用品很有限，基本上我給每位個案都準備一本A2大小（41cm X 56cm）的畫冊（圖1），一方面是方便我攜帶和整理，另一方面是讓個案感受到「擁有」某件事物的「掌控權」。

　　每次治療結束後，我都會詢問個案今天是否要將作品單獨保存，還是跟其他的作品一起留在畫冊裡面。小汪不定期的會希望將當天的作品留在家裡，如果是他很滿意或喜歡的作品，他會貼在牆上或藏在床下。畫冊通常是交給我保管，等到整本畫完再交還給他。小汪早先做了很多重疊上色的塗鴉，他最早嘗試的是用大筆刷將不同的顏色一層一層的塗抹在畫紙上，從一開始的單色系：藍色、紅色、黃色，然後開始加上不同的混色：紫色、綠色、咖啡色、粉紅色，最後全部的顏色混在一體，呈現出暗咖啡色，乍看之下整張紙就是髒髒的一團，不過，若仔細觀看，可以發現每一道筆觸下都隱約呈現出不同的色彩（圖2）。

　　第一次畫出這樣的畫時，小汪有點擔憂地對我說：「原來全部的顏色混在一起就是髒髒的灰黑色啊。」

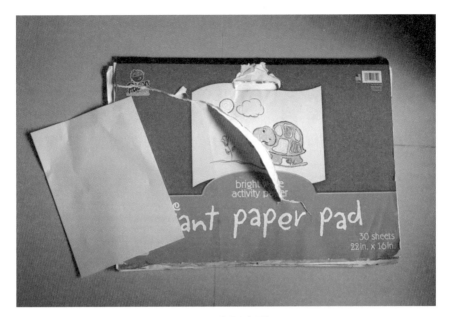

圖1　專屬畫冊

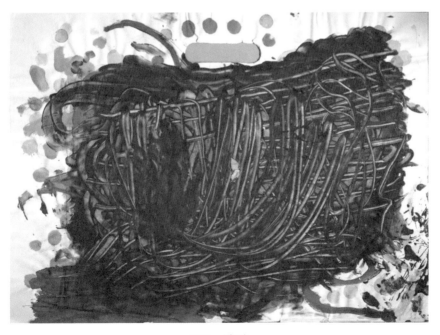

圖2　塗鴉

　　我笑笑地對小汪說：「你仔細看唷！這不僅僅只是單純的暗咖啡色，我還看到很多不同的顏色，那邊好像還有你最早塗的藍色，角落那邊還有一點紫色，在灰色的線條後面還有你剛剛調出的粉紅色耶！」

　　小汪驚訝的看著我說：「你怎麼都記得，你有在觀察我唷！」

　　我對他說：「是啊。我覺得觀察你怎麼創作很有趣，雖然我跟你一樣覺得這張紙乍看髒髒的，可是我發現如果我仔細看的話，裡面有好多顏色。」

　　小汪：「你覺不覺得這好像是龍捲風一樣。呼~呼~呼~一圈一圈的，可是裡面又有很多東西。」

　　我：「真的耶！」

　　在聽過我的描繪後，小汪興奮的說：「我要拿給媽媽看。」

　　我：「好啊！」

　　看著小汪充滿期待的身影跑出房間，我心想琳達應該會隨口讚美他兩句吧。然而琳達的反應卻和我們預想的不太一樣，當琳達看到小汪黑漆漆的塗鴉後，臉上沒有出現小汪期待的驚喜和笑容，琳達當下口氣略帶煩躁地說：「這就是你們今天諮商的內容嗎？畫這個嗎？你有沒有跟你的治療師說，你在學校一直學狗的事，然後在家一直跟你哥吵架、不聽我的話的事。算了，我要跟你的治療師講你這個星期的狀況。」聽到林達不耐煩的回應，跟看到小汪臉上失望的表情，我發現是身為藝療師的我失誤了，我忽略了一件事情，**一件非常重要的事情**，那就是我並不確定琳達對於表達性藝術治療或兒童諮商的想法是什麼？以及她會如何看待孩子的創作？我自認為每個母親都應該會想要讚美自己孩子的創作，我對於藝療師的專業太過於自豪，卻忽略掉了不是每個人都體會過創作的美好，也不是每個母親都知道怎麼正向的回應孩子的創作。

　　當小汪因為琳達的反應而失去了笑容，他黯淡的神情，讓我不禁猜想，現在的他是對自己、琳達，還是我感到失望。看著小汪垂頭喪氣地走回房間時，我的內心充滿了愧疚，我知道這是我事前沒有跟琳達溝通好所造成的後果，因為我帶著**自以為是的態度**期待琳達的表現，我設了一個讓琳達不知所措的局，並且讓我自己和小汪也都跳進這個尷尬的窘境。我懊悔地告訴自己，再也不可以，也不應該用我的認知和標準來要求琳達的行

為和反應。我反省思索著，在小汪這個案子裡，親子教養方式和關係該如何在治療過程中被關照。另外，我開始檢視自己對於琳達的態度，我捫心自問是否給予琳達公平的對待，我有沒有試著站在她的角度看待對兒子需要治療的這件事，以及身為一個母親還要聽從一個小她多歲、也沒生過小孩的治療師，提出關於親子教養建議的心情。

　　相信每位兒童諮商師、治療師都有類似的經驗，父母帶孩子來接受治療，主要的訴求就是希望治療師可以把他們的小孩「治好」＝「變正常」＝「變聽話」＝「方便管教」。想要透過一週一次的治療把小孩改造成另外一個人，這樣看似荒謬不可行的期待，其實是來自於父母在面對自己孩子行為的無助感和不安感，他們把治療師當作溺水的浮木來期待。如果可以選擇的話，沒有家長會希望無法與自己的孩子溝通，甚至還要求助外界協助管教，但即使同理家長的處境，身為治療師的我，還是有向父母解釋「治療」目的的責任。我最常向父母解釋，你的孩子並不是一臺中毒的電腦，每次當機，只要重灌程式就可以解決，我們要想像孩子是一個擁有最先進軟體的AI系統，身為父母，必須學會如何提供這個AI系統一個健全的學習環境，並且教導他（她）在遇到病毒時，要如何自動啟動防禦系統。有時候，我會開玩笑的跟父母們說，如果我們不灌防毒軟體，又喜歡亂開垃圾信箱和東逛西逛一些可能非法的網頁，那電腦理所當然地會反覆中毒，就算重灌系統，某些狡猾的病毒也還是有可能藏在不起眼的檔案裡，一不小心操作，病毒可能又會散布到整個電腦導致當機。在治療的過程中，治療師必須偕同家長去了解孩子行為的原因，與其一昧的期待改變孩子，治療的目的是進而協助孩子和家人，一同找出彼此都可以接受的平衡點。

　　與小汪的治療過程中，我發現，琳達內心深處也住著一個傷痕累累的小女孩，在面對兒子激烈的情緒反應下，琳達的內心也是惶恐、害怕的。在治療的過程我領悟到，主要照顧者也是「治療體系」的一部分，兒童治療與親職教育有著不可分割的緊密關係。身為治療師，只是單一的和小孩建立關係在整個家庭結構中是不足夠的，更重要的是跟兒童的主要照顧者建立起一個互相信任、彼此尊重的互動模式，特別是在表達性藝術治療裡，藝療師會利用不同的媒材，包含：塗鴉、角色扮演、音樂創作、身體

舞動等的方式，來達到心理諮商的目的，這樣的治療方式容易造成家長的疑惑：「你們每次都在玩？到底有沒有諮商啊？」

　　在小汪的案子裡，為了讓琳達跟我站在同一陣線，我開始每兩週撥出一個空檔另外與琳達進行單獨的溝通。談話的內容包括：她與小汪的關係、她對治療的期待是什麼？定期治療目標的更新和進展，以及我對於小汪每一次在療程中創作時的觀察。我期待透過這樣單獨和琳達的相處，可以讓她更了解表達性治療的歷程和目的，更重要的是，我希望可以讓琳達在一個感到安心不被批判的情境下，看到自己兒子塗鴉裡的心理狀態，和他所想要表達的故事和內容。

　　當治療邁入第二年的時候，我與小汪的藝療工作來到了第二個階段：**透過藝術創作表達自我，發展出一個內在自我與外在社會的溝通管道。**這個時期，小汪和我已經建立出一個相互信任的平衡關係，他知道在我們的關係裡（治療師與個案），他享有自主的權力，他不需刻意的討好我，也無須敵視我，我不會因為他的拒絕而對他失望，也不會因為他的配合給予特殊的獎勵，如果他願意說，我便聆聽，如果他不願意說，我則在旁靜靜地陪伴。此時的小汪，更加願意主動用口語來表達自己對於創作和作品的感受及想法。塗鴉時，他開始會在不同空間探索不同顏色的界線跟留白（圖3），相對於初始的塗鴉創作，小汪也願意嘗試不同的媒材。除了用手和大筆刷之外，他開始使用小筆刷，以不同姿態的筆觸去創作。有時候他大筆一揮將顏料潑灑在畫紙上，有時候他小心翼翼的混搭不同的顏色，希望一筆畫可以顯露出多重的色彩。我發現此時的小汪越來越能平靜地享受創作的過程，比起一開始總是皺著眉、咬牙切齒的他，現在的他更能自在地面對創作時的自主和掌控。

　　小汪笑著對我說：「你看，這些顏色，它們在跳舞。」

　　我問說：「你在這圖畫裡還看到了這麼？」

　　小汪一邊誇張的笑著，一邊揮舞的手說：「大爆炸啊！轟！有開心、難過、生氣，全部的東西都爆炸囉！我覺得很爽，哈哈哈哈……」

　　小汪的笑聲充滿傳染力，他先是笑倒滾在地上，然後看著我又繼續大笑。這是我第一次看到小汪笑得這麼開心，笑得這麼不願意停下來，彷彿一直笑下去這幅畫就會變成了這世界最好笑的一件事了，最後我也忍不

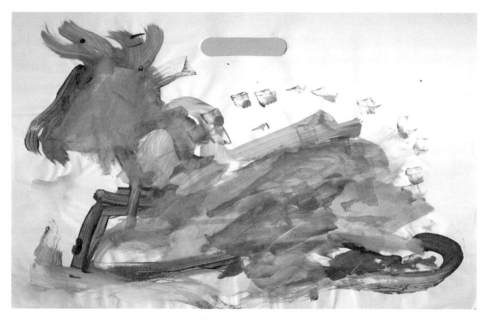

圖3　自主塗鴉

住傻傻地跟著他笑了起來。那一刻，小汪讓我體會到創作裡單純開心的美好，我們兩個人開始放肆的大笑起來，笑變成了一種語言、一個雙向的舞蹈，誰也不願意先停下來。直到最後，我倆幾乎都笑岔了氣，我最終先舉手投降說：「我要休息一下，我笑到累了。」

小汪停了下來，看著我說：「你很好笑耶！你知道嗎？」

我挑眉看了一下小汪（不是很確定「好笑」一詞到底符不符合我的專業性）：「我很好笑嗎？」

小汪說：「好笑很好耶！我喜歡好笑，我希望每人都可以好笑。」

小汪這番話讓我想到打從他從寄養家庭搬回原生家庭後，他的日常生活裡面幾乎沒有可以讓他大笑的人事物。在琳達拿到小汪的監護權後的半年，小汪一家人便被阿姨趕離了原本的住所，他們開始顛沛流離在各類型收容所和臨時旅店之間，一年前小汪一家人搬進了這個由社福單位提供的社區國宅，這是他們久違的穩定生活，小汪的父親也開始固定利用週末來探望他們。但是搬進新家，並不等於一切風平浪靜、雨過天晴，小汪和琳達的衝突逐漸增高，特別是新進的學校認為琳達應該要負起協助小汪寫回

家作業的責任，這讓本來維持穩定生活機能就有困難的琳達備感壓力。琳達時常對我表示，教養小汪比教養哥哥難很多，她不懂為什麼大家要要求她做那麼多事，為什麼小汪不能像哥哥一樣去念特殊學校，這樣她就不用擔心小汪的學業了。為此，我曾經多次向琳達解釋，小汪和哥哥喬治是不同的，所需要擔心的地方和教養方式也會不同。我嘗試著跟琳達討論，要如何提供小汪一個課後學習的環境，以及如何利用現有的社會資源來協助自己跟孩子，但是琳達對於這樣的狀態並不感到滿意，她覺得小汪應該要更努力地適應這個家原有的模式，而不是一味地要哥哥、她自己和丈夫去配合他。

## 告白

　　面對新學校的不適應，琳達的情緒不穩定，小汪開始對塗鴉失去了興趣，我們後期的治療逐漸從藝術創作轉變成小汪主導的角色扮演敘事療法。主角們是每天陪小汪睡覺的七隻填充娃娃，從起初的自我介紹，到後來小汪開始鉅細靡遺向我描述每隻娃娃的人格特質和出生月日，以及它們在看待人事物上不同的觀點。七位角色裡面，最常發言的有四位：一位負責幫助小汪做好夢且會發光的Dreaming、陪同小汪最久的Panda、最勇敢的Doggy、還有愛生氣的Monkey。我們九個「人」經常圍成一圈（有時候是一人一狗七朋友）討論這個星期過得如何？大家覺得新學校好玩嗎？功課難不難？媽媽最近好嗎？跟哥哥為什麼吵架？跟只有週末回來的爸爸處得好不好？會不會偶爾想念阿姨？有的時候大家會七嘴八舌的表達不同的意見。小汪在團體裡面，有時候是男孩，有時候他是一隻只想和我們坐在一起嗷嗷叫的小狗狗。從角色扮演中，小汪透過當「娃娃發言人」，更能自在地表達出他對於目前生活和外界的想法與態度。

　　有一次喬治在沒有經過允許前，推開房門走進來要找電動，看到喬治無預警的打斷他的治療時間，小汪變得安靜，臉上的笑容瞬間收了起來，他瞪大眼睛警覺般地看著哥哥，低聲地發出警示的叫聲。喬治對於小汪的狗化態度則是毫不在意，甚至帶著些許嘲弄的表情，自顧自地找他要的東

西。我發現在這個家裡面，小汪缺乏與家人自在地表達想法的溝通能力，明明前一秒鐘還在跟我侃侃而談的他，因爲突來的焦慮和憤怒讓他無法清楚的向喬治表達他的不滿，一瞬間小汪便失去了用言語表達的能力，他狗化的反應也只是讓家人無視他的情緒和需求。爲了讓小汪了解人與人之間界線的必要性，我出聲提醒喬治：「現在是我和小汪的治療時間，請尊重我們，除非是緊急事件，不要隨意進入我們的空間，就算要進來，也要請敲門。」等喬治離開後，我問小汪說：「你現在心情如何？」

小汪不發一語，拿起Monkey說：「Monkey覺得很生氣，他覺得哥哥很不尊重他，媽媽很不了解他，Monkey覺得他很容易對每個人都很生氣。」

我說：「是唷！那Monkey生氣的時候他都怎麼發洩呢？」

Monkey說：「他不知道該怎麼發洩，所以每天都很生氣。」

我回應：「Monkey可不可以給我一個生氣的表情，或是一個生氣的怒吼，讓我看看Monkey都是怎樣生氣的。」

小汪跟Monkey交頭接耳了一番，說：「Monkey說他不想對你生氣。」

我笑笑地說：「假裝一下可以嗎？」

小汪臉色嚴肅地說：「我們永遠都不想要對你生氣，我們很喜歡你，因爲你願意跟哥哥說，這是我們的時間，並且把他趕出去，媽媽都不會幫我。你願意幫我！從我們第一次遇見你，你就是一個很好的人。我們相信你、信任你，大家都覺得你懂我們。」

我面對這突來的感性告白，一下愣住了，兩個想法同時浮現出來。我的心吶喊著，我也很喜歡你唷、我很感激你的信任、謝謝你願意跟我說你的想法和心情；同時間，我的理性卻思考著，小汪說這些話背後的涵義，思索著我跟小汪的治療關係，有沒有維持在的專業界線裡。小汪的話，讓我感到受寵若驚，在過去兩年多的相處中，我知道小汪是一個心思細膩的孩子，與人相處乍看熱情其實極爲害羞，他對人與人之間的情感關係存著非黑即白的態度，一旦覺得被誤解或是被討厭，他就會退回到自己內心深處的堡壘裡，然後替那個人打上一個紅色的大叉叉，表示老死不相往來。對小汪而言，最困難的就是用口語去表達出情緒，讓他人接收到他的心

情，進而延伸出與他人雙向情感的交流和溝通。小汪的情感交流能力是脆弱的，也因爲這份脆弱，讓外界對他產生許多誤解，每當與他人溝通遇到困難的時候，小汪第一個反應不是逃跑就是攻擊。

　　那狗化的日子裡，小汪最常用哭泣和尖叫來表達他崩潰的情緒，每一次哭泣他都要哭到無法呼吸、哭到乾嘔；如果是尖叫，他就要叫到喉嚨沙啞、頸冒青筋；難得開心的話，他就學狗高聲嗷嗚嗷嗚的叫。對小汪而言，語言是個既危險又陌生的工具，就算在我們的治療過程中，小汪大部分都是利用第三人稱去表達自己的想法和情感。那天是他第一次用第一人稱告訴我，自己的情緒和對我的感覺。在感動之餘，我同時也想著讓小汪了解，他這個不自覺的一小步其實是我們治療裡面的一大步。

　　我說：「謝謝你，告訴我**你的想法**和**對我的感覺**，這讓我覺得很開心，因爲你的表達讓我覺得我又更認識了你一點。」

　　小汪回說：「可是我覺得就算我不說，你也了解我啊。」

　　聽到小汪這麼說，我感到心頭一熱、鼻頭一酸，默默覺得我何德何能讓這個孩子這般相信我，我笑笑地說：「我還是很感謝你啊！謝謝你相信我，謝謝你給我一個機會了解你，在未來的日子裡，我可能還是會問你很多問題，你或許會覺得很奇怪，我怎麼什麼都不懂，到時候還要請你願意跟我一起分享和探索你的想法好嗎？」

　　小汪點點頭，對我說：「好啊！」

　　這個階段，小汪學習到如何透過遊戲、創作去表達主觀想法和個人經驗，更重要的是，他開始願意去思考他的情緒從何而來，又該如何處理。透過角色扮演的演出，小汪逐漸展露出一種自在的態度去面對不同的情緒和感受，他學會人是可以具有**彈性**跟**可變性**，也可以有不同的想法，這看似一小步的成長，大大幫助了小汪與外界的人際關係。他開始接納跟他一起玩的同學，也變得喜歡跟別人玩，不再因爲別人一個不經意的行爲感到背叛跟憤怒。雖然小汪在學校的人際關係有逐漸改善的跡象，但是在治療的最後一年，小汪與家人的關係卻依舊屬於箭在弦上一觸即發的緊繃狀態。

## 祕密

　　小汪曾經問過我一個問題，一個我反覆思索卻始終找不到一個完美答案的問題。小汪的問題是：「我覺得我常常聽不懂媽媽和哥哥的笑話，他們好像跟你們（治療師、學校老師、志工）都不太一樣，到底是我跟他們不一樣，還是他們跟你們不一樣？」

　　這時期的小汪已經從原來封閉的世界走出來，與不同類型的成人有所往來，包括：治療師、學校老師、志工大哥哥和大姊姊、鄰居、同學、同學的家長。小汪開始察覺到琳達似乎跟別人的母親不一樣，小汪在家裡的角色總是有那麼點格格不入。就連他喜歡去圖書館借書，琳達也總是以他會忘了還書而被罰錢為理由，拒絕帶他去圖書館；如果有志工主動表示願意帶小汪去圖書館，並且可以用機構的公用圖書卡借書，琳達也會火冒三丈發怒，認為大家又在評斷她的教養方式，又在暗示她不是一個好的媽媽了。

　　到治療的最後幾個月，琳達時不時會透露出對於我們的治療成效的不滿。一週一次跟小汪的個別治療，琳達總是想要打斷我跟小汪單獨的空間，想要透過數落兒子來證明小汪是個非常難教養的小孩。為了讓我感受到她的無助和痛苦，琳達開始在我下班時間打電話給我，向我抱怨小汪又開始鬧脾氣無法溝通，往往十幾分鐘的語音訊息，背景通常都是小汪哭鬧尖叫的聲音，琳達不斷地在電話一頭抱怨著小汪對她的態度和治療是多麼的無效：「你聽，他又鬧脾氣了。每次你都說他有在進步，但是我覺得一點都沒有。」

　　由於琳達負面的態度，小汪開始對治療感到意興闌珊，甚至表示治療不好玩了。有一週，母親告知我們因為喬治生病了，我們不能在房間只能在客廳進行治療，為了給我們隱私，她會回自己的房間看電視。那天小汪向我表示他想要畫畫，但是他不知道要畫什麼，我跟小汪說：「那我們試一下放鬆身體，深呼吸，閉上眼睛，然後回想一下最近的生活，說不定會有一些意想不到的影像跑出來。」

　　小汪點頭同意。

　　正當我們準備放鬆身體靜觀冥想的時候，琳達從她的房間走出來說，如果冥想可以放鬆，那她也很需要，因為每天跟小汪吵架爭執搞得她很累，小汪每天都不按時寫作業也讓她很頭痛。我從餘光看到，小汪的臉色因為琳達的抱怨開始變得沉重，本來放鬆的身體也僵硬了起來，為了不讓小汪難得想要創作的心情消失，當下我決定用一個比較強烈的態度劃分出與琳達的界線。

　　我說：「不好意思，琳達，我現在需要你給我們一個隱私的空間，如果你有什麼想要跟我說的，我們晚一點可以用電話討論，但是現在，我需要你離開客廳。」

　　琳達當下愣了一下，然後說好，之後便走進她的房間，關起房門打開電視。

　　在聽到電視聲從琳達的主臥室傳出來後，小汪沉默了一會，突然說：「我們要繼續嗎？」

　　我點點說：「讓我們再做幾個深呼吸，然後就是你的自由塗鴉時間，好嗎？」

　　小汪聽從指令，做了三個長長的深呼吸後，便開始專心畫起他的圖。在觀察他畫圖的過程中，我小心翼翼的調整自己的呼吸，不想讓小汪發現我的不安。我其實很擔心自己對琳達的語氣是否太過強硬？她現在是不是覺得我和她以前說的那些自以為是的教育者，是同一掛的？不知道她現在的情緒如何？我一邊深呼吸，一邊提醒自己，我必須快速的把對琳達的情緒放在一邊。現在的我是小汪的治療師，我的主要工作是觀察正在創作的小汪。在小汪的塗鴉過程中，我感覺到自己的目光時不時會朝琳達緊閉房門的主臥室望去，我好奇著此時的小汪是否和我一樣對母親的情緒感到不安？他又是怎麼看待拒絕琳達要求的我呢？

　　那天小汪畫了一幅關於外太空、星星的圖，深藍色的背景代表外太空，散落在四處的黃色是無數顆的星星，角落有一個小小的生物，舞動的四肢彷彿在宇宙中自在的翱翔。

　　小汪：「這是一副充滿祕密的畫。」

　　我：「是嗎？好神奇唷！是關於你的祕密嗎？」

　　小汪：「有我的，有媽媽的，每個人都有祕密。但是，不是每個祕密

都可以告訴別人，你知道嗎？當你把祕密告訴別人的時候，它可能就不是祕密了。」

當塗鴉結束時，小汪緩緩地拿著畫挨到我旁邊，用他湛藍的眼睛看著我說：「我們靜靜地坐一下，好嗎？」

我點點頭。就這樣，我和小汪坐在客廳，享受這一刻的寧靜，一起走進他的內心世界，那個得來不易的自在和安詳的世界。小汪的肢體展現出輕鬆不緊繃的姿態，與我分享只屬於他的祕密空間，在這個時刻裡，我選擇沉默，感受空氣中流動著小汪對於自己、他人、這個世界難得的一份自信。

小汪看著我說：「如果媽媽問你，我們剛剛做了什麼，你會怎麼說？」

我：「你希望我怎麼說。」

小汪：「你可以跟她說，我畫了一幅叫做『祕密』的畫，但是我想她不會懂，其實裡面沒有任何的祕密。但是沒有關係，她不懂也沒有關係，有些事情我懂就可以了。」

我笑了一下，心想我眼前這位6歲男孩，內心住的難道是一個百年得道高僧，還是一個百世輪迴的老靈魂啊。

那晚我離開小汪家的時候，天色已黑。我走向停車場取車，坐在車上我回想和小汪今晚的對話，他望向我時那充滿自信的神情，跟以往總是焦慮、憤怒、不擅於口語表達的他判若兩人，那是一個充滿智慧及歷盡滄桑的靈魂。在繪畫裡，小汪創作出一個屬於自己的王國，在這個王國裡，他不是一個只會惹家人生氣、不能控制好情緒、愛學狗叫、不寫作業的男孩，透過顏色、線條、圖案，他探索著宇宙萬物的奧妙，他學習用自己眼睛來觀察這個世界，用屬於他自己的方法與外界溝通。旁人或許無法輕易察覺到小汪過人的聰明和敏銳，要看到真正的小汪，必須取得他的信任，再通過層層關卡之後，才會發現他如同水晶般璀璨的天分，既堅強又脆弱，小汪需要的是一個支持他做自己的成長環境，讓他有自由發揮的空間。藝術創作不僅是一個小汪表達自己的媒介，也是一個讓外界與自己相互溝通的管道。

透過創作，我察覺到小汪在看待母親和自己的關係上有一個微妙的轉

變，少了一點憤怒和困惑，多了一份同理和認同，就算母親和自己是兩個極端不同的個體，也沒有關係；就算母親不了解自己，也不代表母親不愛我。透過創作，小汪開始願意去思考與家人關係的彈性、與外界聯繫的必要性，以及單純地享受創作的樂趣。創作，沒有批判、沒有標準、沒有評分、沒有一定要完成的規定，也沒有一定要向誰解釋的限制。小汪學會了在創作裡發掘自己聲音，享有創作的絕對權力，了解錯誤也可以是學習的新開端（如何控制力道、水量，可以讓他的畫紙不要破裂）。在表達性藝術治療中，我能做的是提供個案一個安全的空間，協助他放膽探索這個世界，在他的身邊見證他的成長。我是一位傾聽者也是一個記錄者，透過治療師的角色，我正努力的讓他自己、家人、學校、社會，看到他的優點和他的無限可能。

## 總結與反思

和小汪的治療關係最後是在琳達的要求下結束，琳達認為我們的治療並沒有帶來顯著的成效，於是決定幫小汪另尋別的機構的治療師。在治療結束的那一天，我很幸運的和小汪有一個正式道別的機會。我想讓他知道，就跟上學一樣，每隔幾年就會換老師，治療的終止並不是因為他和琳達不斷的衝突造成的，也跟他行為表現優劣無關，治療的結束並不是對他懲罰，只是代表一段關係的結束而已。最後一次的療程，我和他的每一隻填充娃娃擁抱說再見，我告訴他，他是一個很特別的孩子。

我們最後的對話，依舊栩栩如生的印在我的腦海裡

小汪：「離開我，你會想我嗎？你會哭嗎？」

我：「離開你，我會想你。很想你的時候，有可能會哭唷。」

小汪：「我會想你的。」

我：「我知道，我和你一樣。」

小汪是一個深藏在我內心深處的個案，與他進行表達性藝術治療的三年裡面，我多次詢問我的督導，如果我無法改變琳達的教養態度和學校制式化的規範，那「治療」對於這個男孩到底有什麼意義？督導是這樣跟

我說的：「諮商或治療，就如同種下一顆不知名的種子，我們提供水、陽光和土壤，誰也不知道這顆種子需要多久的時間發芽，可能是一天、一個月、一年或者是數十年，我們不一定（通常是不會）看到種子開花結果的那一天。但是，我們曾經給過的養分，會一直留在種子裡，有一天時間對了，等種子準備好了，它會利用當時儲存的養分，一鼓作氣，衝向雲霄。」身為治療師的我，在表達性藝術治療這條路上學會相信，相信個案的潛力，相信自身的專業，最重要的是，相信每個人都可以透過藝術創作，啟發自身療癒的力量。

## 臨床觀點回顧

- **我看到個案／團體主要關注的焦點是：**
  與原生家庭的衝突、情緒管理容忍度低、社交技巧和人際關係的疏忽。

- **我與個案／團體主要的互動方式是：**
  透過創作和個案建立一個信任平等的互動模式。

- **我所採用的取向或模式是：**
  人本取向的表達性藝術治療，主要是以視覺藝術創作和角色扮演作為治療過程中的主要藝術媒介。

- **我嘗試達到的總體治療目標是：**
  減低個案和原生家庭的衝突，協助個案練習正面的社交技巧，以增加個案的情緒控管能力。

- **在整體歷程中，我的感受、想法和期待是：**
  我見證到創作帶給人的無限可能性，小汪在創作裡展現出自信和彈性。兒童治療與家庭結構息息相關、環環相扣。藝術創作是我與個案之間溝通的語言，同時我也必須兼顧如何與外界（系統下的其他個案）做良好的溝通。每一項創作都是無價之寶，每一個願意創作的人都擁有改變現狀的能力。

- **我覺得個案／團體可以從藝術治療療程中獲得：**
  自由歡樂地表達自我的權利和能力：找到屬於自己的聲音。
  增加挫折的忍受度：學習與情緒共存。

面對事物的彈性：可以從多面向來分析自己和他人。

# 參考文獻

孟祥森（譯）（2003）。《愛的藝術》（原作者：Erich Fromm）。臺北：至文出版社。（原著出版年：1956）

# 第二章

# 遇見自閉兒：小明

## 創造不同的可能

黃千千

## 背景

　　心靈的探索是我與生俱來的特質。在過去，與許多不同族群的工作中，每當治療遇到障礙的時候，我往往會先試著去察覺內在的阻礙。

　　治療歷程的許多階段，對我來說是一種向內建構的關係。個案必須向內建構對自我的覺察，並能將其以創作的形式表達，而我每每覺得想進入個案更深一層，首要工作就必須讓自己向內推進一層。慢慢地，我與個案都必須一層層地深入經由創作所共構的世界中，在那裡，不論我的個案有著什麼樣的診斷、有什麼樣的背景、正在經驗著何種生命議題，個案與我相似的連結感總是油然而生。當然，所有的個體及其生命經驗都是獨立且獨特的，我所感受到那似曾相識的共同感，在於面對自我心靈及生命議題時，我們都一樣的脆弱和敏感，我們都一樣的需要被接納、被支持，不論我們的角色為何，每個人都必須面對自我重塑的問題與過程。而治療是一種解構、建構與推進重組的互動，在這樣的互動過程中，議題如何自然地出現，思緒如何保有它自然地流動，又不會失去方向，我們怎麼樣去尋找那偶然的相遇，同時又讓它形成自己的命定，是我經常在治療中思考的議題。

　　我這幾年的專業服務多半是與自閉症者、他們的家人，以及復健病患一起工作，我的哲學觀並沒有改變太多，但在實務經驗裡，更常使我去思考所謂的障礙所在，以及真正的阻礙從何而來。在我接觸的兒童個案中，以自閉症障礙者為大宗，發展與行為取向的藝術治療成為我較常接觸並廣

泛應用的系統和架構。然而，儘管我們殷切地期盼他們不受到歧視，希望
每位自閉症兒童都能與一般兒童一樣受到平等的對待，但也因此更需要切
實地了解，他們的發展不僅僅只是身體上需要協助，在心理發展上，同樣
需要我們找到適切的介入方式。這種同時有著來自於內在心理、外在身體
以及環境結構的挑戰，是幾乎所有在復健科的病人，不論兒童或大人、腦
傷或中風病患，都無法避免必須正視和因應的。種種的困難究竟是來自於
個案本身，還是來自於外在的文化，或是習以為常的期待與想法？從內而
外的阻礙、障礙，需仰賴各種專業去協助和釐清。

　　事實上，隨著時空場域的變換，目標、需求與焦點不同，我必須能適
時調整自己如何運用藝術治療的技術及理論，來符合不同對象的需要。我
與不同個案之間經驗的過程及互動方式都是個別而獨特的，治療的內容會
因應個案的需求而形成。即便是泛自閉症族群，他們每一個人的治療過程
和方式，也都是相異其趣，而接下來要分享、描述的是眾多的個別藝術治
療經驗中，令我印象深刻的一個。

## 偶然相遇的命定

　　早年的個人生涯中，我並沒有與自閉症者接觸的經驗，但隨著專業工
作的開展，偶然地我開始有機會利用藝術治療，來服務自閉症譜系障礙者
（ASD）不同階段的需求。之後，像是命定一般，我的工作範疇開始集中
於這個族群，從早療到國小、國中的情緒、行為輔導，乃至大學及青年族
群的人際問題和社會適應，都是主要的治療內容，而我與他們的相處，感
覺是如此的自然與熟悉，不會感到不自在或侷促，或許這就是我的專業召
喚。

　　我很快就在我的工作中感受到他們的障礙特質對心理發展的影響，
同時也理解到創造性的歷程與他們的核心障礙有著很大的關聯。通常泛自
閉症者在較年幼的階段，普遍會被鑑定出發展障礙，但他們的障礙如何影
響心理發展，進而影響這個族群對世界及自我的感知並不常被提到；相對
的，較為人廣泛知道的，多是他們典型的刻板、固著、具有重複性的「行

爲特質」及「情緒問題」、狹隘的興趣表現，以及不論所謂的「功能」高低，都常在各種情境中欠缺的社交能力。除此之外，對大眾來說較陌生的，但影響這個族群最大的，還包括「心智理論能力」【註1】、抽象性思考、執行功能、中心整合能力等的缺乏或不足，使他們在理解自體和環境訊息有著程度不同，但一致有障礙的情形。

　　這些心理能力在各種功能的各個層面帶來影響，包括：學習、思考、溝通、理解與表達；再加上因爲普遍卻具有個人差異，包含：個人特質、家庭及環境教育、個人經驗等的影響，所產生的社會情緒、行爲表現或問題……這些因素總合加在一起，自閉症障礙涉及的層面其實是相當廣泛而複雜，不侷限於單一專業領域或僅在自閉症者的「早療」（或兒童）階段而已。

　　在5、6歲的自閉症兒童當中，許多都有著抽象能力發展嚴重落後的情況。抽象思考能力是將一個現象或一個概念的資訊量縮減，將其廣義化（generalization）的過程，這個思維過程是將事物具體細節保留並轉化成含糊、廣義、更本質的意涵，以傳達一種直覺或共同經驗訊息，而這正是繪畫功能中一個重要的核心能力。於繪畫行爲能力表現上，在自閉症兒童身上所謂的「不會畫畫」是沒有進入前圖式期，甚或尚未有視覺引導塗鴉出現。這些兒童儘管有肢體塗鴉，卻未能順利發展出有意識的視覺引導來變化身體動作，並依不同的意圖來形成不同的圖像或圖塊，所以常常只是反覆同方向、同區塊的肌肉動作，或反覆地部位刺激，如指尖、手掌或某些媒材溼黏感受的刺激，難以在繪畫活動中表現出意識活動。

　　另外，自閉症兒童受到語言、認知發展的落後或固著性的影響，少有與認知發展結合而呈現的命名繪畫或圖像聯想表現，而這些能力一般在兒童3、4歲時就已經可以表現出來。因此，在進入到我所謂的「典型藝術治療」的過程之前，有時候我甚至必須先處理自閉兒更基礎的問題——「個人心智」的形成與表現，以及發展「繪畫能力」。

---

【註1】　心智理論能力——心智理論（theory of mind）爲推論他人心智狀態的能力，
　　　　　例如：想法、信念、慾望和意圖等，並運用此能力去解釋他人的想法、知
　　　　　覺及預測他們的行爲（Hollin, Baron-Cohen & Hadwin, 1999）

　　再者，針對所謂的高功能自閉症障礙者或年紀較大的自閉症者，他們的困難表現一開始往往不在於技能或知識學習（許多亦有協調性或學習障礙），而是雖然有口語表達能力，但在社會情境的理解、表達及他人情意的理解上有困難，導致無法有良好的「溝通」能力。另有一些則可能在長年的「訓練」及「判斷對錯」下，意義理解發展長期不足，對抽象性的事物與抽象性的目的，缺乏自我的表現與思考反應能力。對這個族群來說，凡是需經由自體整合處理來產生理解或訊息，就像是一個盲區，自己難以展現，他人也看不到他們內在的障礙與困阻處，常常被「沒有興趣」、「沒有反應」、「他不想說」掩蓋了交流的可能性，而這些都與藝術治療中創作歷程會涉及的能力有很大的關聯。

　　這兩大範疇的自閉症譜系障礙兒童，在繪畫活動上的表現及遭遇的困難不盡相同，藝術治療的介入方式也完全不同，但是對我而言，與他們一起走的路都一樣深刻、一樣充滿火花，也一樣充滿故事與驚喜！小明，是我早期工作時所遇到的一位個案。對他進行治療，就當時的經驗來看是相當「非典型」的，但是他不但打破了我內在的自我阻礙，我們也攜手突破了自閉症帶來的挑戰與障礙，我與個案的家長更一同見證並確信藝術治療對自閉症者的價值。

## 不能？或是創造不同的可能！

　　小明的媽媽在治療室的走廊看到了宣傳藝術治療的海報，帶點不安地向我詢問：「什麼樣的兒童才能接受藝術治療？是否需要喜歡畫畫？」我回答她，「任何兒童都能夠接受藝術治療，並不需特別地喜歡畫畫，但需要釐清的是父母對兒童接受藝術治療的期待是什麼。」她似乎放心地點了點頭，我和小明的藝術治療歷程從此展開。

　　初次見面，小明側坐地背對著我望向治療室左方的窗戶。根據母親的描述，我了解到小明的診斷為典型自閉症，有簡單的口語能力、能做簡單的回應，但沒有互動式的對話語言能力。小明個性溫順，有學習障礙，國小一年級上普通班，在繪畫方面並沒有表現出特別的興趣。由於近日他會

拿著筆在桌子的邊緣畫線，學校老師表示，會不會是想要畫畫，因而想讓小明嘗試藝術治療。

　　當我拿出彩色筆和紙張時，小明盯著紙張的邊緣瞧，看到一旁的彩色筆，主動拿出一隻彩筆，不斷地在紙張的邊緣及桌面畫下像是刻度的線。待他畫完，我給小明一些讚美和回應，等待了一會，卻不見他接下來有任何動作。似乎是完成了？我換了一張紙，請他這次是否能試著畫在紙張上面，他看了看我在紙張上方揮動的手，接著用單手側身在紙張的幾個部分揮動手腕，掃出幾條線後，就把色筆放下，望向窗戶。

　　我一邊給予正增強鼓勵小明的行動，一邊詢問他，是否願意再多畫一些？治療室內一片寂靜，他背對著我，好一會都沒有動作。我輕聲叫了幾次他的名字，他快速往我的方向瞟了一眼，「嗯！」了一聲，但並沒有動作，我只好拿出不同的媒材做誘因——水彩，希望繽紛的色彩，能吸引他的注意力。受到我的動作吸引，小明往我的方向瞟了瞟，表現出並不是特別有興趣的樣子，在我輕聲半哄半強迫地將筆放進他手中後，他才拿著水彩筆，興致不高地在一個小區域揮了揮，然後把筆放下來，並用手摸了摸剛剛畫下還溼潤的畫面，在紙張上留下手指抹過的痕跡。他感受著手指上的溼潤感，但似乎，對畫紙上的痕跡並不是特別有興趣，像是不太理解著色這件事。我在旁，默默地加了幾筆，而小明只是靜靜地望向窗戶，若有似無地用眼角的餘光，偶爾撇向有東西在動的方向。後續，我又拿出一些媒材，並示範一些操作方法，小明偶爾會翻動一下那些媒材，有些漠然地看著我的手，學著我的動作做一兩次，然後就把手中的東西放下。對他來說，似乎這些都只是動作，沒有什麼開始的意圖、沒有行動中的關注，也不在意動作結束後的成果。

　　在逐次的治療中，我了解到小明其實很有服從性，很多時候「沒有回應」是因為他沒有意識到，我是在跟他說話，即使治療室中只有我和他。有回應的時候，小明會看著我的手「嗯」一聲，比較好的狀況是他會「試著」模仿我的動作，或者仿說我說的話裡最後一個詞來表示回應。我之所以說「試著」，是因為小明並沒能透過「觀看」來模仿我「畫」一個形狀、一個圓圈甚或一條線，他的視覺注意相當短暫，常常手才剛動起來，眼睛卻會在中途「望」向遠方某一處，所以畫一個圈，跟寫一個阿拉伯數

字6，並沒有差異。又由於協調性不佳，控筆對小明來說並不容易，所以與其說照著畫，比較像拿著筆揮動，再加上似乎是平常養成的習慣，以及低張的影響，「把身體保持立起來」這個姿勢對這類型的兒童來說，總是有點吃力。小明老是想省力地半側臥，將身體一側壓在桌上或用手臂撐在桌上，所以一條線是手腕揮一下，一個圓，也是手腕揮一下。可想而之，這讓與繪畫相關的動作更顯得困難，儘管桌上的媒材越堆越多，我們之間的聯結卻好像並沒有增加，我感覺自己像是一個推銷員，而這位「客人」對我要「賣」什麼或對「產品」本身都並沒有太大的興趣，當然也就自然不會對產品有所「想像」。

面對這樣的狀況，我感到有點棘手。一來，小明對繪畫似乎沒有什麼概念，肢體上，即使簡單的圖形，對他來說都有些困難，也對概念式的簡化圖像（非寫實：如火柴人、汽球）也並不認得；二來，在過程中，小明並沒有表現出對什麼感官刺激的偏好，能使媒材對他產生吸引的作用與效果，以引發探索。如此說來，我有點懷疑的是，他能在創作的過程中享有樂趣嗎？如果在創作的過程中，他並不具有主動性，那麼這件事情對他而言，還能產生個人意義嗎？不過可以確定的是，小明對影像是感興趣的。他喜歡看DM，具象的東西如動物模型，他也有固定模式的遊戲。

在之後幾次的治療，我嘗試了不同的方式。偶爾小明能頗有興致地隨性在紙張上勾幾筆或畫下幾個十字，偶爾他能在紙張上做較大範圍的塗色，偶爾他會以手指勾著海棉滾輪在紙張上做一些拖拉，對於治療室中的我及會發生的事，似乎有了一些概念與適應。小明大部分的時候都是側對著我，顯然互動的存在本身就是一種壓力，所以當他能以較短的時間，回應我所提供的物品時，我了解那已經是一種關係建立的形成。

只是，十字的記號並未在多次重複畫寫或隨著治療的進程，而在方式上或形態上自發地產生什麼不同的變化，它們始終都是隨機的。況且，除了十字，並未有任何其他的自發性圖像或動作線條出現。當小明使用其他的媒材時，所謂的「自發性」創作，幾乎不存在，因為我若提供像是棉花、色紙、泡棉圖形的材料包等，小明並不會對這些媒材有特別的觀察，並感受其差異，或者因為我的「介紹方式」而有不同的反應。能有的「隨意」，常是當我試著在示範或說明時，小明才會順著我手部揮動的位置，

把物品放置其下，或者他在「哪個地方」接到那個媒材，媒材就會隨之自然落下固定在「那個地方」。若我沒有用手，只有用口說，他並不會有任何反應，若我只有示範一次，那麼小明的動作就僅會有一次。

　　經常，我在工作上看到這是個案生命經驗的一部分。成長的過程中，在他所經驗的學習和教育的這條路上，小明大部分的時間都必須依賴聽、看指令、照著做來學習，那還是他能反應、能理解目的與意義的動作。很多選擇在表達的限制之下，成為只能順從或是抗拒的二分，而抗拒很多時候不是他能選擇的，溝通或目的的建構則完全不在個人的自主經驗裡。像美術創作這樣抽象性的活動，其產出的結果、意義，對小明來說很模糊，因此，要有意識地發展其個人創作活動的意義與目的，建構是更有難度。

　　那我究竟能跟小明一起建構什麼樣的目標呢？在我自己認為的「典型藝術治療」的活動中，我習慣尋找活動或藝術作品中浮現的象徵性內容或資料，但是，當「自我」尚未足夠能在社會互動中展現，那麼「治療」要怎麼建構出個人意義的產生，就必須要重新思考它的方向了。我知道治療能有無限種可能性，可以因著目的和施用的形式，產生不同的內容結構和意義。當個案具有主動性時，治療師引導個案隨著其中的「流」，往某個方向前去，我如何能讓太習慣「跟著別人」的小明，來指引我，讓我跟著他呢？

　　於是，我開始訓練小明對我說「不」。**首先，他可以自由的選用他要的媒材**，當我提供一項新的選擇時，我會先詢問他，好或不好、要或不要。一開始，小明對這樣的詢問沒有概念，他常會不經思考的仿說、重述對方語尾最後一個詞，於是我刻意把「不要」放在後面，只要他不經思考就仿說「不要」，那麼我就不會提供那項媒材。起初，因為小明並沒有什麼特別強烈的興趣，所以這對他來說，似乎不具有什麼特別的影響性，直到他開始對治療室會「發生的事」有一定的理解和習慣了，他才突然發現所有的選擇都被他拒絕，轉而伸手想要拿取剛才被他「說不」的物品。此時，我便會介入，再一次請他表達「要」或「好」。雖然，有時候我會感覺這是多此一舉地在刁難（他不是都已經伸手了嗎），不過，「要」與「不要」著實在我與小明的工作中，難能可貴並且至關重要。

　　慢慢地，小明開始會透過要或不要，有意識地做一些選擇，儘管仍然不是完全清楚或明確，不置可否的情況也是常見，但透過一些較具象性的美勞或美術活動，像是剪貼DM來拼貼一間大賣場、一個房子，或用黏土來黏合成一個他熟悉的繪本角色，用「點」的動作來畫出色彩繽紛的動物（圖1），小明逐漸對不同形式的創作產生了一點興趣。在這個階段，由於協調性、程序概念及圖像概念障礙等問題，小明仍需要我許多的協助來幫助他進行創作，但透過這些活動刺激，小明可以對創作中的元素累積一些經驗，他偶爾也開始會在望向遠方的時候有一些笑容，嘴裡說著我聽不懂的語言，在我聽來，那似乎是一種快樂的語言！

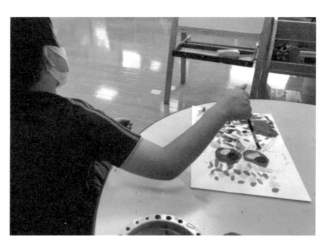

圖1　背對著我，側身用單手畫畫的小明

　　我同時也透過重複的分享儀式，讓小明在創作完後，邀請母親進入治療室見證他的作品。剛開始，只是一個觀看的動作，搭配用簡單的名詞來描述創作的內容，這樣的表達僅限於具象的圖畫，若是抽象的圖像，小明則尚未有命名的表現及概念。不過逐步地，我們仍嘗試在一些空間位置加上十字，或是增加一些線條，即便那些斜曲的抽象線條尚不具有特定的意義及目的，但我們一起向自發性創作，更往前踏出一大步。

　　小明的線畫動作，大部分都還是重複且單一的肌肉動作，我不斷思考，如何協助他利用這些動作來進行繪畫。於是，我們從「互動繪畫」開

始，一起畫汽球──我畫球他畫線，畫人──我畫圓他畫眼睛。光是這樣
的過程，如果缺乏想像力，幾乎不會有樂趣，尤其對手眼協調有困難的小
明來說，要他去注意球在哪，線就要畫在哪，是一件相當困難的事情（圖
2），若欠缺主動的觀察注意，對小明而言，就是一個過分簡易枯燥的手
部動作而已。因此，有時候單單只畫條線，也會是件壓力大到讓他大叫的
苦差事，況且，小明經常是真的什麼都不想做，與人互動並非樂事一樁。
這樣的互動，涉及「心智理論能力」，是一個人推論他人的意圖、了解他
人想法知覺的能力，這樣的障礙使自閉症者有困難判斷他人的意圖、表意
和動機，自然更無法去做回應。因此在互動的過程，我「想要」小明畫一
條線，想要他看的是線，是我的手的動作，還是那張紙，為什麼要畫？那
條線代表什麼？最後又成為什麼？這樣的互動對一般人理解僅在一瞬間，
並不需要特別用意識去「做判斷」，對小明而言，卻是必須用額外的注意
力進行判斷的。

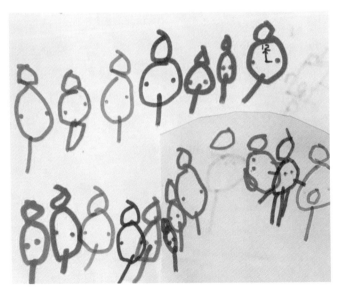

圖2　反覆練習後畫下的圓與線

這時候的我，就會陷入困境。小明若身處那樣的情境，會呈現像是
與我分屬兩個不同時空的狀態，他會中斷互動，轉而享受在自己的內在世

界，自言自語，想著也許是卡通臺詞，也許是廣告片段，或是一些不太明確的內容，即便我與他互動，也無法請他利用創作的方式表達出自己的所思所想，反倒像是我為了滿足自己想與他溝通的需要，而打擾了他。

　　在這個階段裡，我不禁反思「藝術治療」到底是什麼？與小明工作有許多的「功能」問題，我必須注意並且找到方法克服，創作才有可能進行，但是，這樣的歷程有時也讓我對自己所扮演的角色感到不確定，對自己是否已「出軌」？是否仍走在藝術治療的道路上感到懷疑。如果藝術的形式與內容在這個階段並不是小明要表達自己的語言，我又該如何才能保有那個對彼此都「有意義」的歷程呢？小明挑戰著我去思考這個所謂的「意義」又是什麼，究竟是對誰有意義呢？

　　「自閉症」在中國甚至被翻譯成「孤獨症」，點出了這個族群在社會互動上的弱點，也經常可以看到他們單純被視做「不喜歡」和人互動這樣的說法，點出了社會對這個症狀的不了解。對小明來說，他的快樂、滿足、他的壓力、他的憂鬱或焦慮，都並非透過一般人所熟悉的表情、眼神、語言（語氣、語調、內容用詞）來表現，肢體動作也許有一些，但多半只能表達需求並無法用以溝通，小明的內在世界如果不去刻意地挖掘、理解、培植，就是一個封閉的世界。只是，在我和小明的互動中，這樣的封閉絕對不是「自閉」，更大部分是，我看到小明被困在障礙症中。神經心理的特殊性，讓自閉症者產生了對某些事物或特殊行為的偏好，而這些偏好也與他們的心理需求有很大的相關聯。

## 家長也是關鍵：We Are In This Together

　　為了安撫小明，我也會陪著他做一些「遊戲」。我們之間的遊戲常常只是反覆地把玩偶，從桌上推到桌下，讓東西掉下去，我有時會用聲音、語言去添加一些動作描述或情境，讓這樣的動作有些接近想像遊戲。有時這些對小明一點也不必要（更不用說其他更大的變化），但有時也可以把小明逗地略略笑。至於變化，對小明來說是一件非常容易「超負荷」的事情，此時，重複性的圖像活動（例如，用黏土或剪貼製作簡單的他所熟悉

的繪本人物）便能帶給他一些安全和愉悅感。只是，在親子分享時間裡，我跟小明就必須一起面對母親表達「今天又～是做這個嗎？」的小小壓力。不過，小明的母親也展現對孩子的包容與信心，她總是面帶笑容的看著小明每次治療後的作品，有時候小明不置可否，母親還是會很有耐心的一件一件詢問他，僅管作品有著大量的重複圖像，小明的母親仍會傾聽他的表達，再給予肯定的回應，若是小明表現拒絕，我或是小明的母親，並不會強迫他做表達，而是由我來做治療說明，協助小明的母親理解治療進程，以及小明的需求與努力。

就這樣，隨著時間的流轉，小明與我的治療來到了第二年的尾巴。小明已經可以利用簡單的圓、點、線來表現一個人形，也會用簡單的語言表示要畫車子，而且能夠理解部分的抽象圖像。在一次的互動繪畫中，我畫了一個大圈，代表一池水，並畫了一些魚，說了一些物體詢問小明我們來畫好不好，小明會回答「嗯」或「好」來表示可以。過程中，小明忽然有了聯想，說出「游泳」二個字，這是小明第一次在創作中，主動從自己的記憶、經驗或想像來表達一個自發性的主題。我接著協助小明利用已經熟悉的線畫動作來加上局部，如：人、水波紋等的細節（圖3）。這個

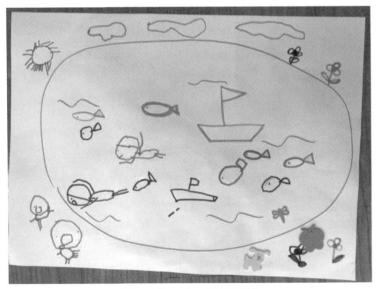

圖3　魚、人、游泳和船

階段的小明，在每次的親子分享時間，總是愉快地伸直兩臂，臉上掛滿笑容，奔跑出去尋找母親。我可以深刻地感覺到，作品為他的自我延伸出意義，已越發具有明確性。

　　我聯想起與小明的背景相似的一位青少年個案，也是典型的自閉症者。在治療的初期，他的圖像總是一個方塊、一個方塊的，上面寫著文字描述，請他畫「人」，則像是有著翅膀和三爪的雞；若請他描述曾經去過的地方，除了地點的名字外，會出現的就是那裡的交通號誌。我也曾懷疑我們之間的工作是否能像一般的治療一樣，產生替代性的經驗世界？直到有一天，他創作出一隻有著較小雙鰭的大魚，並在我描述「這隻游泳比較辛苦哦！因為它好大，但它的鰭好小」時，他竟指著魚對我說出自己的名字，而這中間，是經歷了好幾年的交流與創作。我確實見證自閉症者，即便在症狀的影響之下，仍有著絕對與所謂的神經正常人相近的感情思緒。這位年輕個案甚至在治療結束與我別離之時，自發性地選擇畫下電影Wall-E中的「瓦力和依芙」，似乎象徵著我與他之間的關係及移情，當時的我，看著那片閃著銀色光點的深紫色宇宙星空，感動不已。

　　小明的進展並沒有為故事畫下句點，反而是一個通向無限可能的開端。我們在那之後，又做了許多的嘗試與努力。有時候我們所經驗到的，讓彼此都感到振奮、滿足且開心；有時候一個簡單的動作，也會讓小明感到困難而生氣不已，表現出討厭創作想逃避的樣子；有時候我因此刻意讓他看到愁眉苦臉、傷腦筋的我的樣子，他也會因此靜下心來，再盡力地多試幾次。常常有過這樣的嘗試後，在親子分享時刻裡，小明總會在治療室外的走廊開心地高舉雙手跑向母親，像是迫不及待地想跟媽媽分享自己的成就與努力。

　　在以上的敘事中，我自問了不少問題，卻沒有回答，因為很多時候，我和小明的藝術治療歷程並不是在尋找某個特定的答案，而是希望和他一起創造那個一起前行的路徑。在治療室內，我、小明和創作，形成三角關係；在治療室外，另一個相當重要且關鍵的角色便是個案的家長。在特殊需要兒童的藝術治療中，除了確保治療的獨立性不受干擾外，能夠協助家長理解治療內容，得到相關資訊來協助兒童個案是相當重要的一環，畢竟小明母親的理解和信任，亦是催化小明能穩定的來到治療並持續進步的重要推力。

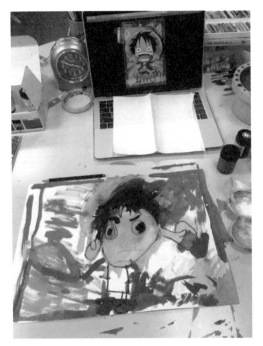

圖4　在部分的協助下，小明仿畫的動漫圖畫

## 總結與反思

　　回顧這幾年的藝術治療工作，我一再地發現，要協助自閉症兒童有效的利用繪畫來「經驗」並「引發自我學習」，而非讓他們單單只依賴聽指令，或記憶指導者的教學步驟來產生技能，因為這樣的自主創作歷程，更貼進兒童早期的自然發展。而青少年、成人也能應用這樣的方式，來練習內在整合、情緒的覺察，並且在與藝療師的互動引導下，學習理解他人的感受、意圖，進而調整自我表達。

　　這些「能力」的培植，藝療師對於創作歷程的各個階段與方式的利用和判斷是重要關鍵。即使我讓兒童對一個刻板圖樣或色彩技能進行嘗試，其中的意義與目地的傳達，絕對不是在於模仿或背誦圖像，而是在於對圖像意義的建構及意圖的理解，進而能發展出自主活動的基礎能力，並整合到一個自我意識的發展過程，幫助他們透過自我表達來做情緒的調節，建

構出一個正向的自我矯正、引導的能力與經驗。

在此，必須提醒家長讀者的是，藝術治療是以「心理性」的需求為目的，並非只以功能發展為主要的目標。對於基礎能力，如：生活自理、握筆、剪貼、認知學習等訓練，有時確實並不是最有效率的選擇，若孩子本身確實有功能上的障礙，建議仍需配合其他治療，來給予他或她更完整的支持。不要心存孩子接受某些治療，障礙程度就是較輕的幻想，或者接受了某些治療就表示有較偏重的執見。障礙的所在，以及真正的阻礙，往往並不是在於孩子的「肢體功能」和「症狀障礙」，而是來自於我們習慣的框架以及設定的侷限，像是圖象創作在臺灣的文化中，常被當做一件「拿來消遣」或是「技能學習」的一件事，重結果（成品）而不重歷程與自發性的思考，都讓藝術治療的成效常被放置於錯誤的焦點上。父母本身是否能接受不同類別的協助，並願意嘗試理解治療內容，而不是只期待孩子做某個治療就會「變好」，才是孩子是否能獲得適當治療支持的關鍵。

總體來說，隨著這個群體的個別能力差異，從典型意象式地創作引導、測驗（https://integratedlistening.com/blog/2015/03/12/drawing-test-reveals-evidence-of-autism/）或象徵式的討論解讀，到單純嘗試教導畫畫，都有可能是藝術治療師採用的介入模式。要取得關於自閉症孩子們內在的訊息，需要深入了解這個族群的功能與障礙特質，並常常思索檢核藝術治療的方向。可以確定的是，自閉症譜系障礙者，跟所有的人一樣，亦會經驗解構、建構，再重組的過程，一樣需要被接納、被理解，遮蔽在症狀後面不易被理解的情緒行為表現，是和每個人遭遇自我挑戰時一樣脆弱敏感的心。

藝術治療在現今的世界面臨著很多需要繼續努力的挑戰，藝術治療師們需要持續推動大眾對藝術治療的理解。有部分深具遠見的醫師、不同職類的治療師、行政人員等，正在這個傳統的醫療和心理治療大框架下守護著病患，協助藝術治療的發展，讓有需要的病患能受到藝術治療的幫助，社會各處，逐漸出現了觀念改變與進步的種子，「全人醫療價值」的實踐不流於口號，重視心理與健康、康復之間的關係，藝術治療的需求在這樣的風氣及氛圍下，相信會愈來愈普及。身處在時代觀念轉變的動態中，藝療師既要盡力保有藝術治療在傳統價值上的專業及探究心靈的深度，同時

也要考量主要工作族群的階段性需要，以及工作場域的組織特性與目標。期待未來的助人路上，會有更多有心之士的投入與扶持，讓更多的自閉症兒童、青少年、成人都能在創作的世界找到內在自我，並且展現於外在世界被見證，進而被關照。

## 臨床觀點回顧

- **我看到個案／團體主要關注的焦點：**

  「心理經驗」如何影響小明的自我發展，自發性活動的能力（autotelic）必須因應小明的障礙特質及個人偏好，與心理發展及需求間的平衡去培植。

- **我與個案／團體主要的互動方式：**

  原則的確立與規範的明確，同時針對小明的壓力調適給予協助與彈性。我注重小明對「自發性活動」概念的理解與建立，並協助他能依循規範發展出選擇主題或媒材，以及自主規劃行動的能力，並輔以理解程序、引導觀察、思考自我相關訊息，來發展富個人心理內涵之創作活動。

- **我所採用的取向或模式：**

  心理動力、發展心理學、應用行為心理學、支持性心理治療。

- **我嘗試達到的總體治療目標：**

  心理意識及社會互動能力的鼓勵與培植，並藉由符號圖象做為情緒、情感、個人特質之社會性表達。了解小明心理能力發展及主要情緒問題，澄清目標、建立期望、針對個別需求擬定治療計畫。協助小明藉由創造性活動增進自主思維、行為彈性及情緒調節等各項心理能力之發展。

- **在整體歷程中，我的感受、想法和期待：**

  藝術治療師們需要持續推動大眾對藝術治療的理解，也要克服大眾對於藝術治療的想像和迷思，帶來期待落差與誤解而可能造成的一些困難。更甚者，還有來自於工作環境的歧視跟資源的不足。我堅定看到藝術治療的價值及其專業性及能力，使我更迫切地希望讓有需要的病患能受到藝術治療的幫助。

**˙我覺得個案／團體可以從藝術治療療程中獲得：**

大部分的人會誤解「自閉」意即過度「自我」，但事實上，自我需要流動、需要整合才會成長，才會形成，才會有方向。在我的工作生涯中，我一再經驗及驗證發展障礙、自閉症兒童在藝術治療中，非常明確地獲得正向自我發展、個人自主意識及社會能力的進步，並在治療中獲得個人表達及人際、社會互動的成長，以及需求之滿足，而此並不止限於文中的小明，更包括了所有的自閉症譜系障礙者（包括過去稱作亞斯伯格症者）。

# 第三章

# 遇見浴火天使
## 受傷人人受傷

吳明富

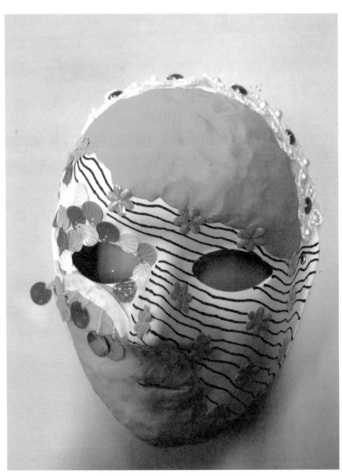

回應性創作 —— 受傷人面具

## 背景：Carefree傷疤

　　青春期，自然而然加入「外貌協會」，小心眼的關注自己與他人的長相。粗濃眉、寬下顎是父親家族的標記，高顴骨、丹鳳眼是母親家族的特徵，結合兩個標記特徵的我，年少時並不特別思考這樣的臉孔會為我的將來鋪陳出什麼道路，倒是相當在意左眉角額頭上的那道近兩公分像「毛毛蟲」的傷疤，看起來既礙眼又莫名其妙，顯然是小時候頭部曾受過重傷，而且還被技術不怎麼高明的醫生縫了好幾針，才會醜不拉嘰。可是，再怎麼想破頭，就是記不得到底發生過什麼意外，搞到如此「破相」。

　　憤憤不平的質問母親，傷的源頭、疤的成因，她輕描淡寫的說：「猴囝仔的下場。」細問傷事經過，才知道自己在3、4歲時，父親開車載著一家六口出遊返家，我為了搶快進家門，從尚未停好的轎車上摔了下來，頭先著地，破了個大洞，血流如注，戲劇化的暴哭慘叫，來不及送大醫院救治，緊急趕往臨近的一家診所包紮縫合，從此留下這麼一道「創傷情境性遺忘」的疤痕。因為措手不及，選擇自動刪憶，或許太過疼痛，才會全然忘光。

　　曾經透過「面具」創作來面對自己的臉，探索這張獨一無二的臉延伸建構出何樣的自我。借助他人之手，將一片片浸溼的石膏繃帶鋪在臉上取模（步驟：先敷面膜，再覆蓋一層保鮮膜，鼻孔部位打洞以利呼吸，接著從額頭到下巴疊上兩層石膏繃帶），「做臉」的過程並無不適，刺激的卻是取下臉膜的那一瞬間，有種解脫的快感。仔細端倪捧在手心尚未著色的「素顏」，乍看之下著實震撼，那張石膏塑型的「小白臉」，沒有表情、沒有生命，沒有介意的斑點、痘疤、皺紋和那道carefree的傷痕，感覺回到原點，也預見終點。待其乾燥，用剪刀「修修臉」，再用壓克力顏料「畫臉」，彩繪下的面具，多彩霸氣，鏡映出三、四十年物換星移後，不再無憂無慮carefree的「我」（圖1）。

　　如今，照著鏡子，審視自己的臉，發現隨著年紀增長，額頭上的傷疤，不仔細看已難辨識，倒不是淡化退卻，而是自然而然與抬頭紋合而為一，不易區別何者是意外的傷、何者是歲月的痕。年少時的介意，已不在意，轉而留意這薄臉皮下裝的是什麼玩意，更值得注意。

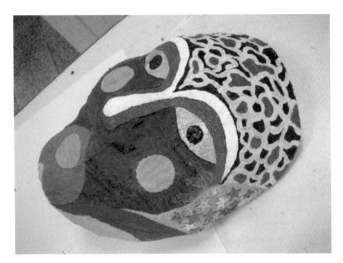

圖1　彩繪面具「我」

　　同樣是身體的傷，同樣是「慘痛」的教訓，我倒還隱約記得腳踝上的那道疤從何而來，只能再套用媽媽的話「猴囝仔的下場」。中秋節（九月）出生的我，傳統上屬「冬尾囝仔」（年底誕生的小孩），而我的哥哥名義上大我1歲，但他是三月出生，標準的「冬頭囝仔」。在那個還沒有所謂「幼幼班」的年代，足歲才可以上幼稚園，倒楣的我只能眼睜睜看著哥哥，早早穿著可愛的圍兜兜上學，然後痴痴等他放學吹噓「幼稚」園有多好玩、點心有多好吃、老師有多棒棒。為了滿足「我也要」的慾望，只好不擇手段，使上煩人招術，軟（撒嬌）硬（吵鬧）兼施的逼迫媽媽與園長取得共識，同意我提前入園──猴囝仔的技倆終究得逞。

　　正式上課的那天早上，母親把我打理得乾乾淨淨，也穿上古錐的圍兜兜，異常興奮的我被她輕輕的抱上腳踏車的後座，準備載我前往離家有段距離的幼稚園。為了怕遲到，母親腳踩踏板的速度加快，我則開心地坐在她後面「手舞足蹈」，手舞不礙事，足蹈變慘事，右腳被後車輪給捲了進去，當場又是一陣的血流滿地和痛哭流涕，最終沒得玩、沒得吃、沒得吹噓，徒留深刻的皮肉傷痛和另一道難忘的失落疤痕。

# 浴火天使

　　每個人大概都曾經歷過那段carefree的「猴囝仔」時期，無心、無畏、無知的去經驗這個充滿潛在危險的世界，受傷難免，留疤正常，是成長的印記。可是當我開始接觸燒燙傷的兒童與青少年，開始運用繪畫、摺紙、拼貼、書寫和攝影和他們工作時，深覺自己過去「從頭到腳」大大小小的傷，相對於這些不幸的孩子身上凹凹凸凸的疤，實在顯得微不足道。對於中、重度燒燙傷的兒少而言，無論起因是大人的無心或有意所造成的憾，還是小孩的無知或大意所闖的禍，生理的疼痛會過去，心理的傷疤難癒合。爛膚、毀容、截肢的痛，恐怕不是我三言兩語就能同理，更不是我五言六句就可以形容的遺憾。

　　因為朋友的引薦，在我留美返國的第一年（2007年），與兒童燙傷基金會開始了合作關係，才了解臺灣1到14歲兒童死亡的原因，排行第一的是意外事故，其中燒燙傷發生的機率竟是最高。在1995年健保尚未開辦前，燒燙傷病童所需的醫療費用往往不是一般家庭所能負擔，有些孩子在缺乏社會資源的情況下，被迫自動出院或轉求其他品質堪慮的治療方式。有鑒於此，馬偕紀念醫院與中國美生總會慈壇社，於1988年11月共同成立「財團法人中華民國兒童燙傷基金會」，與設有燒燙傷中心的醫院合作，協助不幸受創的兒少獲得適當的醫療，同時促進社會倡議對這個族群的關懷。

　　2021年的春天，我帶著一群臺北市立大學藝術治療研究生去參訪「兒童燙傷基金會」，執行長黃惠芬熱情的分享基金會成立三十多年來，推廣「沖、脫、泡、蓋、送」急救五步驟，倡議「燙傷是可以預防的、別讓錯誤的觀念害了孩子」（例如：仍有長輩認為尿液和蜂蜜可以療傷），以及援助和服務燒燙傷兒少與家庭的心路歷程。她強調創傷療癒是一輩子的陪伴，也感慨在現今整形興盛、過重外表的社會文化下，直接或間接地讓顏面受損、肢體受創的孩子們，更加難以調適，必須遮遮掩掩，全身包好包滿，就怕眼光和耳語的壓力，擊潰虛弱的底氣和自信。

　　黃執行長亦表示：「一路以來從服務孩子們的過程中，深刻感受到他

們的難處與困境，也著實心疼他們所承受的這些挑戰，進而督促基金會協助傷後心理重建的工作上更加投入。」從1996年開辦至今的「燙傷兒童夏令營」，已陪伴許多兒童、青少年（18歲以下）走過受傷的歲月。對燒燙傷的孩子及其家屬來說，完整的療傷解痛是一條相當辛苦且漫長的歷程，因此營隊的創設聚焦在傷後的心理重建，冀望能協助傷者回歸日常生活。更進一步，基於提供夏令營畢業的大孩子們（18歲以上）對於成長身分轉換，以及即將進入社會等銜接上的需要，基金會從2012年開始著手規劃「浴火天使成長營」，期待能達成延續夏令營畢業生之間的情誼、增強社會適應及開拓視野、催化更多不同的生命體驗，透過邀請多元領域的專家現身說法，開啟大孩子們對於學習不間斷的熱情，也藉著與同儕良性的互動和支持，探索生涯走向，緊密與當前大環境接軌和融合。

　　2007年和2017年相隔十年，我先後與幾位藝術治療師和藝術治療研究生，分別策劃與執行五天四夜的藝術治療夏令營，「藝術繪本列車」和攝影育療成長營「心相攝影紀實」。雖然當時營隊課程的規劃不脫離藝術治療的精神，但我們的目標不著重於去「心理治療」這群受過嚴重燒燙傷的孩子們，而是希望善用繪本故事和不同的藝術媒材為介質，輔助參與者探索身體意象，並接納傷疤已成既定事實，關照他們的受傷經驗及引發的情緒盪漾、意識受創的身心如何衝擊現在和未來的生活、強化彼此同是天涯受傷人的社群聯結，最終能重建生而為人受傷後的自尊自信。

## 受傷从受傷

　　參與燙傷兒童夏令營「藝術繪本列車」，真正體會到自己的「不夠」。精力不夠、耐心不夠、應變不夠，還好幸運的是，自己並不孤單，有三位具活力、夠耐性、能善變的伙伴來彌補自己的匱乏，才成就出這臺可以馳騁的列車。

　　當初接洽「繪本列車」計畫的負責人是藝術治療師Sandie，因為她之前參加過兒童燙傷基金會每年舉辦的夏令營，也與基金會的人熟識，順勢成為列車長，而我與另一位藝術治療師Tiffany及繪本譯者Fan則擔任副

座，各司其職、分工合作一起運用繪本故事作為閱讀的引導，激發參與營隊孩子們的好奇心與學習動機，探索身體、情緒和認同等議題，並且透過回應性的藝術創作，涵容、賦能和轉化這些藉圖文書的討論所催化出與受傷經驗相關的主題，同時體驗不同藝術活動所帶來的美感與成就感。

　　在夏令營正式開跑的最後一次行前會議中，總召集人特別提醒大家，這一次的營隊預計要帶孩子們去中部某個水上樂園玩，所有參與的老師、志工和工作人員都必須穿上泳衣，大大方方的展露身體，以身作則地鼓勵燙傷的孩子能不懼怕異樣眼光，自自然然的脫下外衣，盡情享受玩水的樂趣。說完，身材適中的召集人還不忘自嘲一下：「像我這麼胖，都敢穿泳衣了……」話都還凝滯在空中，豐腴的Fan早已嗤之以鼻，上臺吐嘈召集人：「臺灣人對身材的計較，實在是變態到不行，你這叫胖，那我這算什麼。那天我就要給他穿露肚臍的二截式泳衣，要露就要露得有自信。」說完，全場鼓掌叫好，我在臺下也心生佩服，保守到骨子裡的我，大概就是那種會遮遮掩掩的肉腳。

## 反觀自鏡

　　當了近六年（2001-2006）的New Yorker，看盡紐約人對曝露身體的自信，不管身材好壞，大都能自在地透過穿著打扮，展現獨具個人特色的身體之美，我多少感染上那種屬於紐約客自信自在的氣息，跟著蓄鬍，掩飾臉上的那股「陰」氣，衣著品味也不吝展現「我行我素」的風格——同化與融合。在這崇尚自由的國度與城市，我第一次感受到對外在形象的開放，以及對身體意象的解放。不過，這也僅限於有穿衣服的前提之下，要我刻意光著半裸的身子，在眾人面前大刺刺的走來走去，以「身」作則去示範所謂的自信，仍是一個待克服的挑戰。事實上，「挑戰」不在於秀身體，而是在於健康的心理，刻意或故意，難掩欠缺的隨心所欲。

　　一個小小的提醒，讓我產生大大的反省：如果我連自己的身體都感到不「光明磊落」，那我如何引導營隊參與者去正視身上的燒燙傷？如果我不好好耙梳那個「待克服的挑戰」從何而來，我又有何立場期待孩子們能無拘無束地呈現那最真實的一面—自覺醜陋的傷疤？當時覺得這是個「誠

信」問題，現在想來則是一種「自由心證」。基因是父母給的，成長發育順利與否，依仗天時、地利與人和，造就出身體最終是自己的、是自主的、得負全責的。

食大如牛是我在國中快速發育時難以自控的現象（天時），身高一百七十公分，體重卻逼近九十公斤，現在拿起當時的照片一看，還會搖頭傻笑，真的壯得像頭牛一樣。上了高中，身材就像洩了氣的汽球，不再橫向發展，而是向上抽高，到了大學還很神奇的繼續長高，衝破一百八十公分。父母都不高，卻生出一個「躼腳」（長腳）囝仔，因為我有個挺拔的爺爺，所以應該是隔代遺傳吧！只是，體格佳並不等於自信高。在那個還是刻板「男剛女柔」的古早時代，又適逢雄性荷爾蒙暴漲的高校時期，頂著一張紅潤的蘋果臉，搭配溫順個性和「輕聲細語」的我，常被同學嘲笑像女生，而且還是個漂亮的女生，與我那粗勇的身軀，形成強烈的對比。越被嘲笑「娘」，越發感到自卑，不怪當時的同學輕狂懵懂，只怨自己退縮不夠成熟，甚至日漸養成駝背的習慣，壞了這身好骨架。

上了教育大學，面貌與體態的落差所造成的彆扭仍糾纏著我。我留了較長的頭髮去校外實習，竟被學生家長誤認是女老師，還質問孩子：「你們那個女老師，怎麼那麼高大啊？」在成功嶺服完短期的義務兵役之後，總以為理了個平頭，多少能增添一點粗獷的男人味，沒想到當時的導師一見到我，劈頭就說：「去了一趟成功嶺，剪了短髮，反而更斯文秀氣了！」對此，我竟無言以對。就這樣在外人有意或無心的評判下，我對自己的外表總是缺乏信心。種種似是而非無傷大雅的調侃、取笑或諷刺，日積月累形成了有待克服、挑戰和不易抹滅的心上傷疤。

受傷從受傷，身傷引心傷。療身傷，仰賴外敷藥，療心傷，倚靠內增能。在「繪本列車」的營隊裡，冀望的就是藝術增能，由內而外的在孩子們既有的本質上生長出「安內攘外」的能量。即使我們無法堵住他人悠悠之口，卻可增長自身之底氣，雖難以迴避異樣的眼光，但可選擇坦然忽視或無畏直視。或許在這麼一個特意安排，能自然而然裸露身體的水上樂園情境下（圖2），促使燒燙傷兒童坦蕩地正視自己看待不完美自己的眼光，跟一般的孩子一樣carefree的玩水同樂。為了增添樂趣，基金會還準

備了一疊刺青貼紙，讓孩子們貼在手臂上或身體較顯眼的地方，同一時間，大方秀出酷斃了的刺青圖案，以及傷疤（圖3）。

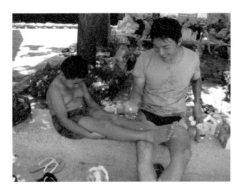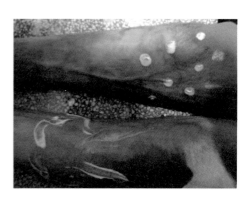

圖2　幫孩子塗上防曬霜　　　　　　　圖3　燒燙傷疤

## 情緒繪本

　　兒燙基金會於2017年出版了一本繪本《大象亮亮》，故事中的主人翁是一隻被火燒傷的大象，雖然他的名字是亮亮，卻只敢待在暗暗的地方。因為身上的疤痕讓他欠缺自信和過度敏感，促使其他同伴不敢靠近。然而，藉由與一隻充滿活力的小花雞相遇和帶領，亮亮才慢慢敞開心房和周遭的人事物連結，最後獲得珍貴友誼，並且創造美好回憶。燒燙傷兒少的成長歷程中，如同大象亮亮一樣，因自卑造成人際孤獨，也可能會因為外在環境未能給予無條件的正向關懷和接納，而必須承受他人的閒言閒語、取笑嘲弄，甚至關係霸凌，導致自我認同低落，退縮畏懼、自慚形穢的行為與態度，體現的是內在冰山下逃避的應對方式及沮喪、憤怒和無助的感受。因此，除了身體意象，情緒工作是「藝術繪本列車」夏令營的另一個核心目標。

　　在夏令營中，我們引導孩子們在OK繃上用麥克筆寫下能相互「惜惜」（疼惜）的字眼：love、痛、安……，並為彼此貼上（圖4），象徵性的撫慰受傷的心情，也期待在未來的日子裡，大家一切都能夠OK（圖

5）。或許現實世界仍不盡理想，距離集體「眞心接納用愛包容」的目標還有一段距離，但至少在這個由基金會經營累積多年的營隊社群裡，「LOVE」能帶走「痛」、迎來「安」。

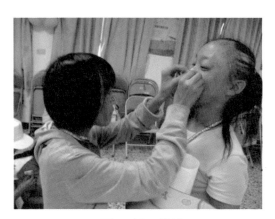 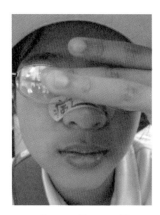

圖4　相互惜惜　　　　　　　　　圖5　「OK」繃

　　繪本的圖文並茂，能同時滿足「知」與「美」的需求。繪本是經過設計，以圖爲主、以文爲輔，具體且吸引人的圖像能幫助讀者聚焦。圖畫中蘊涵引人入勝的故事性和發人深省的教育性，可以增加想像力並提供學習刺激，豐富兒童的體驗和感受力。當繪本被運用於藝術治療中，導讀的藝療師成爲第三者來「點化」孩子，使其自然而然將自己投射於繪本的脈絡裡，跟隨故事主人翁的經歷，覺察和表達因相同或類似的生活、生命經驗，所引發的情緒和感受，同時也透過對話討論，釐清造成情感反應底下的觀點與想法（吳明富，2010；陳凱婷、陳慶福，2008）。把繪本當作觸媒，催化出的不只是口語和認知上的表達與思考，也可以用接續的藝術創作來回應這樣的所思所感，進一步面對和消化對相關議題的負向情緒。

　　繪本《我變成一隻噴火龍了》讓孩子投射成爲愛生氣的主角「阿古力」，而配角蚊子「波泰」剛好喜歡吸愛生氣人的血，一旦被叮上，就會立刻染上「噴火病」，它象徵的是會惹孩子發脾氣的外在刺激。在營隊中，藝療師帶領燙傷孩子閱讀一些像《菲菲生氣了—非常、非常的生氣》、《消氣的飛船》、《我變成一隻噴火龍了》等跟負向情緒相關的繪

本，借力使力開啟話題：情緒是什麼？當情緒一來，你會有什麼生理知覺和心理感受，情緒為何產生？現實生活中有什麼情境會引發你的情緒，情緒如何處理？你可以做些什麼去調節和管理情緒，然後再帶領他們進行一些可以表達、涵容和轉化情緒的創作活動：

### 憤怒三部曲

一、讓孩子們選擇數支顏色不同的彩色筆或粉蠟筆（以手心可以握住之數量為原則），在一張八開圖畫紙上使盡力氣的塗鴉，時間為一分鐘。塗鴉過程不中斷，心中想著一件讓自己憤怒的人事物，將情緒藉「亂畫」釋放出來。塗鴉完成後，提醒孩子即時即地覺察自己是否手會酸、心跳快、喘氣急、臉脹紅等，敏感地意識到負向情緒對其生理的衝擊和影響。

二、請孩子們將塗鴉大力撕成碎片，做進一步的情緒導瀉，隨著撕紙的動作，慢慢收拾和平穩情緒，直到自然停止動作。

三、運用撕出的碎片在另一張圖畫紙上進行拼貼（可以依個別需要調整碎片的大小和形狀），結合其他的媒材，創作出一幅讓自己覺得賞心悅目或感到平靜的作品。

　　活動結束後，我們引導孩子們分享和討論關於情緒釋放的真實體驗，以及釋放之後的收合與轉化過程，統整這個活動的意義和目的：更加了解和探索自身的憤怒、負向情緒及其根源；學習適當的情緒發洩、表達方式；見證情緒的傷害力（透過媒材的破壞現象）；為情緒創造涵容空間和出口管道，不被情緒所綁架；將負向情緒轉化為正向的視覺力量。然而，繪本的「藝療點化」最終還是要鼓勵孩子們回歸現實，從日常生活所遭遇的不悅經歷開始嘗試，練習調整情緒管理作為，成為自己情緒的主人。

　　根據我在營隊中帶領「憤怒三部曲」的經驗，有幾個操作細節值得關注。第一部曲的「用力塗鴉」和「不中斷」：先讓「生氣」的能量特意外化，再拉回孩子們的感官知覺（sensory），以深刻覺知身心一體的事實；第二部曲的「撕裂」：提醒孩子們留意從大到小、從快到慢的撕紙動作，

體會情緒放收、能量散合的現象；第三部曲的「拼貼」：從情緒解構到行動建構，強化孩子們於創作中看見碎裂的憤怒一一被收拾，最後蛻變成一個「賞心悅目」的畫面（圖6和7）。

　　不過，我們也必須依照現場情境狀態和團體心智程度，細心觀察每一位營隊成員的表情與肢體變化，審慎評估在畫、撕和貼的歷程中，是否會引發情緒崩潰而波及同儕的潛在風險，同時思考如何駕馭、如何切換，以及如何掌握時間和氣氛。基本上，能營造出支持和包容的氛圍，孩子們不難從藝療活動中做到情緒釋放、接納和轉換。有一些管理情緒的技巧和方法，也會於歷程中歸納整理出來，例如：(1)**自我調壓**，利用深呼吸舒緩放鬆，想像一些平靜的畫面轉換心境；(2)**改變環境**，若一直身處於高壓或緊急的局面，火氣不知不覺會上升，不妨暫時離開現場，冷靜並緩和怒氣；(3)**改變想法**：把原本不喜歡的人、事，換個角度看待，往好的意境、寬廣的面向設想，情緒就有了轉圜的餘地。

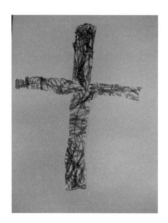 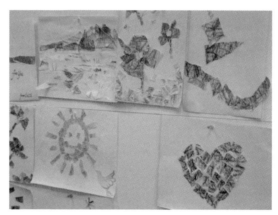

圖6和7　憤怒三部曲轉化後的撕貼圖像

## 危機減壓

　　在「藝術繪本列車」裡的乘客，都是受到輕、中、重燒燙傷的孩子，他們的外觀有著不同程度的傷疤。因為是夏令營，孩子們穿著短袖、短褲，頭髮、臉部、手臂、膝蓋、小腿上令人觸目驚心的疤痕一覽無遺。說

「觸目」，是因爲視覺上的不習慣，已習慣看到平滑健康皮膚的我們，對於凹凸暗沉的傷疤無法忽視，儘管身處受傷人列車，眾人都有傷，但有些孩子實在傷重，毀容截肢，需要調適一會兒才能坦然直視；說「驚心」，是因爲內心不免震驚：傷事如何發生？爲何會發生？以及怎麼會如此嚴重？從視覺（眼）到聯想（腦），再到同理與共情（心），不禁想像孩子受傷的情景，體感當時會有多痛、多難受。生理的痛、心理的苦，孩子的悲、大人的悔，以及一輩子的憾，心疼的是，他們如何走過來？還能開心的來到營隊，與大家共讀繪本、共同創作、共哭共笑。

在營隊中，最讓我「觸目驚心」的是翔翔。初次見面，站立在我眼前的是一位白皙清瘦的男孩，稚氣的臉孔有一半以上的面積被疤痕占據，已分不清是燒燙傷還是手術後植皮留下的痕跡，鼻孔上插著兩根短管輔助呼吸，顯得十分突兀，只是鑲在這麼嚴重的傷容上，卻古怪的合理，讓人感到不捨。或許翔翔已習慣別人異樣或同情的眼光，當他與你雙眼相視的時候，因厚疤而沉重的眼皮下，閃爍的是羞怯夾雜堅強的神情，彷彿在告訴你「我很好！」當我把目光轉移到翔翔左手的斷掌時，腦中忍不住浮現好幾個問號，到底是什麼樣戲劇化的意外，迫使他面目全毀，還必須截肢保命。私下探問工作人員，才知道是攀爬電線桿惹的禍，一個在他仍carefree的年紀時發生的危機，也是在他急著探索這個充滿危險的世界時，不幸烙印在身體上無法抹滅的創傷。

提到危機，燒燙傷事故成爲孩子們絕對會影響當前生活品質和衝擊未來生命進程的一個重大阻礙。如同大多數人面臨重大危機一樣，他們通常一時間不知道該如何去處理這樣突發的情況，難以用慣用、習得的應對策略來解決或克服，導致容易處在停滯或解離的狀態，失去自主力與控制感。在此沉重的創傷壓力下，促使受創孩子無法有效發揮正常功能，而短暫陷入混亂與崩解的存在處境中。助人工作者及時的危機介入，能提升孩子們的因應技巧，減少不適應或後續可能的自傷行爲，讓他們恢復心理平衡，調適危機過後的身心改變。

一般來說，危機處遇（crisis intervention）牽涉到結構化的減壓過程（debriefing）。若採用團體模式，能激發人際交流而產生普同感，透過回顧意外事件開啟敘說，表達彼此生理、情緒、行爲、認知的變化，也認

識與理解創傷後壓力反應（知情），並且運用正常化技術和機會教育，校正部分扭曲的歸因，幫助孩子自我洞察與接納，同時設想調適因應的行動計畫。如果適時適地，可以進一步引導他們逆向思考，從危機中獲得某些啟示與祝福。當然，審慎篩選出需要進行追蹤輔導或轉介的特定孩子，亦是危機減壓的主要目標之一（黃龍杰，2008）。

## 描身畫

關於身體工作，最「親密」的藝術活動，除了先前提及的石膏面具製作外，描身畫是另一個常用的技法：

### 描身畫

一、將一大片白布或兩張全開牛皮紙，用紙膠帶拼黏成一張長方形大紙，正念靜觀過去的受傷經驗（引發覺察），包括有形的（割傷、跌傷、燙傷……）和無形的（背叛、鄙視、嘲笑……）。

二、口語分享或書寫描述曾經受過的傷（提升意識）。

三、躺在白布或牛皮紙上，由另一個人協助進行描身畫下輪廓（刺激深感，felt sense）。

四、當「受傷人」的身體輪廓完成後，用粉蠟筆以不同符號標示出自己曾受過傷的部位（聚焦指認）。

五、最後將受傷人具體彩繪畫出（視覺見證）。

記憶中的傷痛，藉藝術外化，用口語消化，讓「我的問題不等於我——全部的我」強化，尤其在團體「正常化」（normalizing）的情境下，更能使「受傷從受傷」的真相內化。

繪本書《大腳丫跳芭蕾》（故事開頭：貝琳達很愛跳芭蕾舞，每天都很認真練舞，她跳舞時的姿態優雅，腳步輕巧靈活，可是卻有個大問題，就是她的左腳和右腳……）探討的是劣勢與歧視，也是轉念和優勢。在營隊裡，我們透過繪本，開啟和孩子們談身體、說自信的話題，也藉由

描身畫來視覺化身體意象，並透過創作來轉化心理印象。結合一些動作的暖身，讓孩子們認識肢體在空間中的各種可能性，並且自我介紹、彼此認識。分成小組後，由每組成員集思廣益「合身」出一個人體雕像，繼續探索肢體與空間的關係，同時培養合作默契。接著，每位孩子分得一塊白布，躺在上頭擺個姿勢，分別由組員沿著身體外圍畫出人形，最後用布料、顏料和其他現成物來裝飾「受傷人」。

　　我來不及參與翔翔療身傷的過去，只能將危機減壓和創傷知情的概念放在心上，在主辦單位兒燙基金會長期經營出來安全、溫暖、開放的社群氛圍下，利用藝術，即地即時的陪伴他與其他同樣受創的孩子們療心傷。「受傷人」這個活動，給了營隊伙伴一個機會，協助將躺臥在布條上的翔翔，用彩色筆把身體輪廓勾勒出來（圖8和圖9）。「描身」（body tracing）的過程會提升翔翔對當下身體的敏感度和知覺，也能強化自己和他人（描身者）間能量交流的覺察，並且對描身時所引發的內在感受和想法更有意識，同時對於外在環境，如：空間、聲音、其他組員觀看等影響的感知，相對深化。

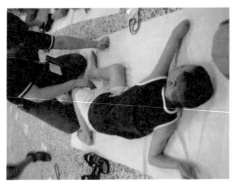 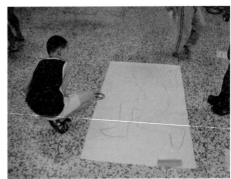

圖8　翔翔的描身歷程　　　　　　圖9　翔翔的身體輪廓

　　從「完形」的觀點來看，人形（figure）在布條（ground）上因色筆的描繪有了輪廓、界線，整體的描身畫初稿成為場域（field），提供翔翔一個涵容的創作平臺去表達自己。當他如其所是的接受這個「不完整人形」，並透過壓克力顏料和布料拼貼來彩繪裝飾時，像是在跟象徵不完美

自己的受傷人進行深層對話，無形中也在安慰自己、激勵自己和完成自己。我不知道他跟受傷人「說」了些什麼，只看到一個即使少了左掌，單靠右手吃力的操作剪刀、水彩筆和熱熔槍的男孩，仍然能沉穩安靜的進入心流，專心一意地將單薄的形體化身為他心目中渴望成為的NBA籃球隊員（圖10），從中，我見證到翔翔豐沛的內在轉化力量。「生命自會找到出口」這句話在這樣的見證裡，似乎可以調整為「生命自會在藝術創作裡找到出口」。

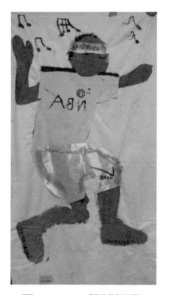

圖10　NBA籃球隊員

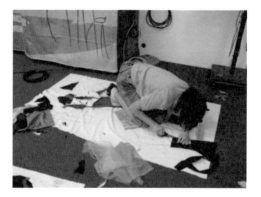

圖11　孩子專注的投入創作

## 受傷众受傷

　　在現場，我關注的對象從翔翔逐漸成形的描身畫，轉向其他小小受傷人的創作上。同樣的專注、同樣的投入（圖11）、同樣的能量在活動場地裡流動，超越語言地相互激盪，彼此共融。因為沉浸其中，所以忘卻時間，因為在意作品，所以忘情創作。當大伙完成各自的受傷人旗幟（banner）後，將其掛在會場四周的牆壁上，放眼望去，像是一群充滿活

力、熱愛跳舞的小孩正在派對上盡情狂歡，各式姿態、各樣神情，彷彿集體的藝術賦能讓受傷人的生命力活化（圖12）。儘管接下來孩子們對於各自所在意的身體創傷，並沒有用言語著墨太多，或許在療傷復原的過程中已消化不少，也或許營隊成員於現場展現出真摯誠懇的同理和關懷態度，讓具體的視覺影像啟動了轉化機制，盡在不言中。

不過，能為受傷人發聲，是這個活動的另一個重點。「**我宣言：我是……我看見自己最勇敢的地方是……我感覺自己最與眾不同的是……我希望……**」這個引導式寫作，讓孩子可以從對受傷人的想像或「願景」創作，回到此地今時（here and now），用文字書寫看見自己的勇敢，感受自己的不同，並且表達自己的希望。當孩子們將「我宣言」完成後，我充當「主播」拿著麥克風，請他們一一上臺朗讀各自的「我宣言」，而臺下所有的人藉由傾聽，給予最大的支持：

> 我是……翔翔。
> 我看見自己最勇敢的地方是……自理生活。
> 我感覺自己最與眾不同的是……手。
> 我希望……和大家一樣有雙手。

> 我是……強強。
> 我看見自己最勇敢的地方是……我的手，因為在家會做家事。
> 我感覺自己最與眾不同的是……燙傷，因為不好看。
> 我希望……不要再受傷。

> 我是……容容。
> 我看見自己最勇敢的地方是……我的雙腳，雖然腳趾頭截肢了，但我還是喜歡跟家人、朋友去游泳。
> 我感覺自己最與眾不同的是……我的個性非常開朗、搞笑，跟大家都不一樣。
> 我希望……我以後可以成為整形外科的doctor。

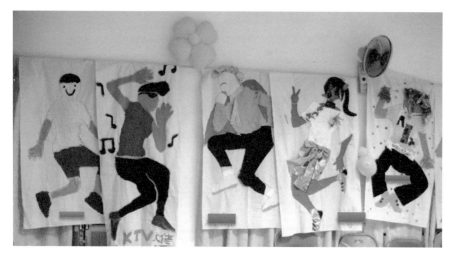

圖12　受傷人派對

## 臨床觀點回顧

- **我看到個案／團體主要關注的焦點：**
  聚焦在傷後的心理重建，探索身體意象、表達負向情緒、促進賦權增能，進而回歸日常生活。

- **我與個案／團體主要的互動方式：**
  以夏令營的型式，藉由繪本藝術與創作活動和兒童建立一個開放、信任和對等的互動方式。

- **我所採用的取向或模式：**
  人本─完形取向和藝術本位模式。

- **我嘗試達到的總體治療目標：**
  輔助參與兒童探索身體意象並接納傷疤已成既定事實，關照他們的受傷經驗及引發的情緒盪漾、意識受創的身心如何衝擊現在和未來的生活，以及強化社群聯結和提升自尊自信。

- **在整體歷程中，我的感受、想法和期待：**
  看到燙傷孩子們在生理與心理上的辛苦，讓我感到不捨與心疼，同時給了我在

身體意象及外表形象上反觀自鏡的機會。我認為兒燙基金會長期用心經營夏令營，才使得參與的兒童有充份的信任感和向心力，直接提升了藝術治療運用於此營隊所要達到的目標與作用，這一切並非一蹴可及，仰賴的是團隊的共識與合作。

- **我覺得個案／團體可以從藝術治療療程中獲得：**

激發好奇心與學習動機，探索身體、情緒和認同等議題，並且透過回應性的藝術創作，涵容、賦能和轉化與受傷經驗相關的主題，同時體驗不同藝術活動所帶來的美感與成就感。

# 參考文獻

王文華著，黃祈嘉繪（2017）。《大象亮亮》。臺北：小天下出版社。

艾美‧楊著，柯倩華譯（2004）。《大腳丫跳芭蕾》。臺北：臺灣東方出版社。

吳明富（2010）。《走進希望之門：從藝術治療到藝術育療》。臺北：張老師文化。

陳凱婷、陳慶福（2008）。〈繪本團體在喪親兒童輔導上之應用〉。《輔導季刊》，*44*(4)，1-11。

黃龍杰（2008）。《搶救心理創傷：從危機現場到心靈重建》。臺北：張老師文化。

賴馬（2003）。《我變成一隻噴火龍了》。臺北：和英出版社。

# 第四章

# 遇見聽障生：小蝶

## 羽化成蝶的我們

吳欣容

## 背景

　　當我還是個小女孩，覺得不知所措、情緒低落或是需要靈感的時候，創作會讓我產生一些奇妙的感受。藉由畫一些小塗鴉、進行藝術的創作，能使我的情緒回歸平靜、思緒得到整理，這股柔軟的力量陪伴我走過困頓的青少年時期，也支持著邁入成年的我。在生涯路上，經過一段時間的學習，我成為一位特教老師。雖然走進特殊教育的領域，但仍很想知道小時候常常陪著我的藝術創作，是否也能運用在特教工作中。得知母校臺北市立大學有藝術治療的碩士課程，決定前往進修，期望在往後的職涯裡，將藝術治療整合運用於各類型特殊需要的兒童身上。

　　修研藝術治療讓我獲得更多的助人知能和操作技巧，於是我開始嘗試在工作中融合使用這股藝療的力量。身處特教場域，我面臨的對象是一群失聰的孩子，為他們進行所謂的藝術療育，是我此階段專業上新的挑戰。這群孩子有著共通的特質，無論是先天或後天的因素造成耳朵器官的受傷，都需要佩戴助聽輔具才能與他人溝通。聽障孩子的耳朵功能相較一般兒童更為弱勢，對其溝通能力造成重大影響，但是，他們仍同樣期待被愛與關懷，享受生命的美好。

　　與聽障學生長期工作，我發現大部分的孩子會經歷一段對自己聽障身分不知道該如何是好的時期，以及不知道該怎麼面對自己殘缺的階段，對於自己耳朵要配戴輔具的狀況無法接受，有些甚至會自怨自艾為什麼要配戴輔具，它就像是一個標籤，標記這是一個我與他人不同的印證。不過，

殘酷的現實是，他們確實在接收語音的部分會有一些限制，需要配戴助聽器，幫助他們清楚的接收訊息。儘管有助聽輔具的幫忙，仍可能會有一些頻率的語音無法聽清楚，或是因為容易受到噪音干擾，造成訊息聽辨不清，而產生誤解他人的意思或是影響到自身的發音狀況。雖然他們能做的事情和一般孩子幾乎是完全相同，但不可否認仍會在一些小地方發現到他們與眾不同之處。有不少的聽障孩子對於自己的聽障身分，傾向不希望被辨識出來，索性將自己的助聽器遮蔽掩蓋，儘量讓自己的外觀看起來和一般孩子差不多，並且對助聽輔具的話題會敬而遠之，不願意輕易的向他人解釋或提起。

## 毛蟲蛻變

　　本章節的主角正是一個對自己的助聽輔具不會主動提起，並且會用頭髮遮遮掩掩的女孩，我稱她為小蝶，期許從我們相遇時的「毛毛蟲女孩」，靜待將來的成長與蛻變。

　　我第一次見到小蝶，她是一個乖巧溫順、開朗大方、喜歡學習各種新知識的小女孩。從外表上，你很難覺察她和一般女孩有什麼不一樣，可是當她開口說話時，你會馬上發現自己難以聽懂她發的語音。在溝通上，小蝶需要口、手語並用，讓旁人更加理解她的話，那時候的她才國小二年級，理應是下課就和同學玩在一起的年紀，她卻需要花額外的時間練習與他人溝通的技巧。慢慢到了五、六年級，經過多年的學習和助聽輔具的更新，她的口語有明顯的進步，可是在校園中，孤單似乎如影隨行，因為小蝶的溝通能力增強，代表著她損失了不少與同儕建立友誼的時間和機會。

　　偶爾小蝶會遇到有人對她耳朵上配戴的助聽器感到好奇，她一開始不太介意別人的眼光和詢問，只是當遭遇有意或無意的取笑，或是感受到他人異樣的眼光時，小蝶會將聽障的身分掩蓋起來，躲回自己安全的繭中。我注意到她的笑容越來越少，即便在學習上仍然相當努力，人際方面卻似乎出現裂痕，這道與他人的隔閡很隱晦，因為小蝶平常的表現是溫順、合群的，幾乎沒有人會察覺到她的孤獨，以及對聽障身分的不接納和不認

同，就像是一團隱形的迷霧，罩在小蝶的頭上。當她面對大眾時，這看不見的迷霧，盲目了所有人的眼睛，或許唯有用心去感受小蝶，她的本真才會顯現，或許這團迷霧，連小蝶本人都沒察覺！基於此觀察，我邀請這個「毛毛蟲女孩」參加一系列的藝術治療課程，希望能藉由創作增加她的自我覺察，促進她對聽障身分的接納與認同。

　　毛毛蟲要蛻變之前需要大量的養分，在沉潛蟄伏過程中累積能量滋養自己，讓自己有力量產生變化，創造新的自我，這段羽化成蝶的歷程需要時間的等待，以及充滿安全感的環境。也許藝術的彈性與涵容，適合成為毛毛蟲做繭的溫床；或許創作可以讓毛毛蟲激發靈感與獲取形變的養分；也或許把可能沒有說清楚或難以表達的情感，藉由藝術創作，得到一些抒發和梳理。當毛毛蟲越來越了解並增能自己，奇妙的改變就容易發生。

　　這一系列的藝術治療課程結合繪本閱讀，每次上課一個半小時，結構化的步驟如下：(1)我們會先共讀一本繪本，作為一種和意欲探討的主題連結的開端，引起小蝶的注意，同時讓她在創作之前心裡先有一個心象；(2)我們接著討論一段繪本內容，談談彼此的想法，或是從繪本中的圖像出發，說說自己的聯想和感受；(3)我們在一個安全且涵容的環境和氛圍之中創作，透過媒材盡情揮灑自己的想法；(4)創作完，我們互相分享自己願意吐露的感受，並將之記錄下來。我知道要在九十分鐘內完成這些任務可能會太匆促，因此我保留一些彈性，視情況將時間加長成一百二十分鐘，畢竟要讓小蝶的真實感受好好浮現出來說話，需要足夠充裕的時間。我和小蝶的繪本藝術療程總共進行了十一次，時程並不算長，我的意圖著重在小蝶的自我探索、自我認同和自我賦能的啟蒙。

## 繪本藝術療程

　　第一次的藝療課程，我們閱讀了《神奇變身水》：描述一隻老鼠意外獲得了沒有標籤的變身水，過程中牠不斷思考自己是什麼？自己想成為什麼？自己該有什麼改變？直到明瞭自己原本的能力就是最適合自己的樣貌。讀完繪本後的藝術創作，我採用雜誌拼貼做為媒材，讓小蝶用剪貼的

方式，從舊雜誌中尋找一些關於自我的意象。我鼓勵她儘量用直覺去選擇
圖片。經過四次快速來回翻閱，小蝶找到了幾張與自己相關的圖像，拼湊
出一個「我」的模樣（圖1）。

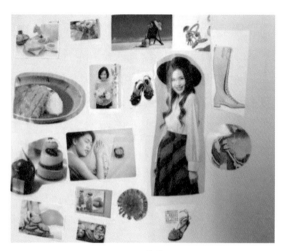

圖1　「我」

　　圖像中左上方有少女喜愛的甜點和美食，中間有舒服的睡眠和海景，
右邊有各式服裝、飾品，反映出小蝶的慾望，而下方出現的病毒和健康食
品則是她比較不喜歡的東西。這樣拼湊出來的圖像，是她目前最願意呈現
給外界知道的自我形象。即便沒有深談太多，小蝶在拼貼過程中已進行了
與自我內在對話的第一回合。

　　第二次藝療課程，我們閱讀了《有什麼毛病》：和身體意象相關的圖
畫書，內容提到青春期的身體改變歷程和成長的生理證據，並且解釋生理
變化會影響心理起伏的一些原因。從這個主題延伸，我選擇藉由毛線引導
小蝶創作「生命線」（圖2），回顧她從小到大有關「長大」的感受和經
驗：什麼時候覺得自己變得不一樣？何時有成長的感覺？透過毛線創作將
這個經驗具象化，並且聊聊對這個經驗的感受與想法。小蝶用顏色紀錄歷
經青春期的進程，並在對話中回顧自己的身體變化，也試著分享對未來的
展望，期許自己能變得更成熟。

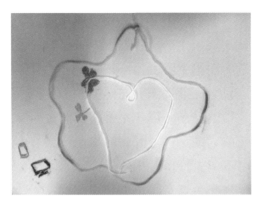

圖2　生命線

　　第三次藝療課程，我們閱讀了《短耳兔》：故事的主角是一隻耳朵短短的兔子，它很努力的想讓自己的耳朵變長，最後卻發現自己的短耳朵救了自己，並找到短耳朵也能做的事情。我選用這本繪本作為討論與耳朵相關議題的媒介，以引發用黏土捏塑耳朵（圖3）的後續創作，讓小蝶有機會與「耳朵」好好對話。小蝶選擇了紅色的黏土來塑耳形，剛開始她有點粗略的對待這塊黏土，然而在慢慢與耳朵「無聲對話」的過程中不斷調整，整體樣貌逐漸清楚，最後還用黑色的黏土做了一個愛心耳環來裝飾。小蝶從這次的經驗裡發現自己和耳朵其實是可以當朋友，並與之同在，傾聽它的心聲。她還在過程中吐露出不捨耳朵被別人嘲笑的難過情緒，希望自己能鼓起勇氣向他人宣告：我要勇敢地保護和珍惜耳朵的存在！

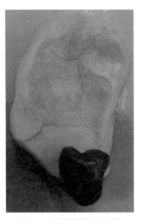

圖3　耳朵與耳環

　　第四次藝療課程，我們閱讀了《大鯨魚瑪莉蓮》：描述一位因為身材而對自己沒有自信的小女孩，透過正向思考來面對一些負面情緒的過程。藉由延伸這本圖畫書的討論，我引導小蝶聚焦在比較難過的情緒經驗，在現實生活中，要她在別人面前揭露負向感受並不容易，因為小蝶總是習慣在人前呈現乖巧、喜悅的樣子，為了不帶給其他人困擾，將難受與不舒服藏起來已是長久下來的習慣，亦是固著的防衛機制。小蝶一開始有困難用口語表達，但透過畫筆在紙上畫了一張桌子（圖4），呈現桌面上雜亂的不舒服感覺，再用深咖啡色畫背景，加深那個不悅感受，之後，小蝶再用色紙，剪了一個禮物盒，表示要將這個不舒服的感覺裝進盒子裡，為它找到一個涵容的空間。

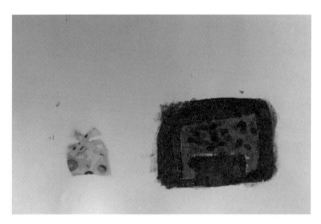

圖4　桌面與禮盒

　　第五次藝療課程，我們閱讀了《蜜糖與細雨食譜：25種奇思妙想的魔法情緒配方》：這是一本很有「味道」的繪本，裡面有許多關於情緒的食譜配方。我引導小蝶發揮想像力創作，調製出一種關於情緒的魔法配方：運用膠水、小蘇打粉、隱形眼鏡液，以及亮片和色素，調和成一道有趣的情緒史萊姆（圖5）；同時，我讓小蝶將近期的情緒變化做了一個整體性的探索，她有了一些不同以往的覺察：自己最想要呈現給他人開心的那一面，但內心其實有不少程度不一的正、負向情緒存在。

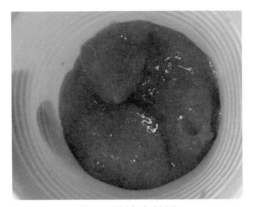

圖5　情緒史萊姆

　　第六次藝療課程，我們一起共讀了《小芙烈達》，藉由認識芙烈達（墨西哥畫家Frida Kahlo）的一生，對於與苦痛的相處有了一些初步的印象和啟發。我接著引導小蝶試著將自己與苦痛有關的經驗創作出來（圖6），小蝶藉由圖像記錄了一些過去身體或心理上的疼痛，並且試著用不同的角度去觀看，增添一些物件加以調整改變，讓畫面產生變化去撫平這些痛苦的經驗。小蝶似乎從這樣的「改造」過程中，獲得某種掌控和領悟，進而得到一些撫慰。

圖6　撫慰苦痛

　　第七次藝療課程，我們閱讀了《烏鴉太郎》：主角是一個害羞的孩子，在學校因為老師發現他獨特的地方而結交到朋友。這本書探討他人怎麼看待自己，以及自己如何看待自己。我在後續的創作中引導小蝶彩繪立體面具，試著讓她在面具上外化出她自己認為的別人眼中的自己。小蝶用顏料在面具的正面畫了一些代表開心、關心、重視友誼的文字和色彩，呈現出她期許要給別人帶來的印象。

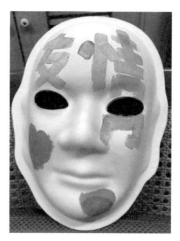

圖7　別人眼中的我

　　第八次藝療課程，我們一起閱讀《我的名字叫葉子》：描述小女孩因為名字被同學取笑而與同學失和，經過母親的解釋，了解自己名字的意義，也重新和同學建立友誼的故事。從名字帶給自己的聯想出發，延伸到隱藏自我的想像，並延續上一次的彩繪面具活動，思考在面具底下，他人比較沒有覺察到的自己會是什麼模樣，探索不為人知的面向。在這一次的活動中，小蝶首次主動提起她的助聽器，並將它畫在面具的背面，面具背後的凹面就像是一個容器，承接了她不願主動被他人發現的那些隱晦情緒（圖8）。

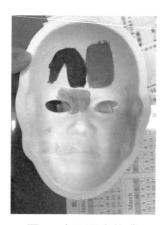

圖8　自己眼中的我

　　第九次藝療課程，我們一起閱讀了繪本《朱家故事》：提及家庭中母親角色的辛勞，並藉由家人的關愛改變整個家的氛圍。我意圖讓小蝶藉由這本繪本去思考自己與家人的關係。其實從一開始到現在，小蝶不只一次提到她與家人的互動，尤其是與弟弟相處時的不愉快，因為弟弟比較年幼，家人對弟弟的態度會比較關注，小蝶心裡在意卻較少表現出來，對她來說，仍然難以處理和消化自己被家人關愛減少的失落，藉由黏土捏塑出代表家人的動物創作（圖9），並排列整理與家人的關係，似乎讓小蝶更理解自己對於家人關愛的需求和渴望。

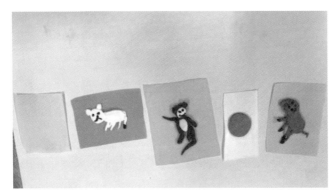

圖9　家庭動物園

　　第十次的藝療課程，也是我們最後一次的繪本共讀《GUGI GUGI》：主題也是圍繞在家庭，主角是一隻被鴨子養大的鱷魚，懷疑自己到底是鱷魚？還是鴨子？最後他決定當一隻獨一無二的鱷魚鴨。延伸上次探討與家人相處的經驗，我引導小蝶使用彩色鹽巴去創作，一開始，小蝶可能不習慣新的媒材操作，有點緊張不知如何是好，我提醒她放寬心，先從撫摸鹽巴顆粒的觸感中，去感受和去聯想，然後再隨心隨性的去創作。療程最後，小蝶覺得她與家人相處時，那些粗糙如鹽巴、難以言喻的磨擦，似乎獲得某種釋放。我同時見證到小蝶借助彩鹽可揮灑又可收攏的特性，統合了第一次到第十次的藝療旅程，探尋、發掘和成長出許多看似微小卻踏實的力量，全部收集在玻璃罐子中。藉由這個聚合收藏的過程，一邊回顧旅途的點點滴滴，一邊像是作繭般編編織織，慢慢的被不同面向

的自己圍繞，融入小小的玻璃罐子，裝載著回憶與力量，屬於毛毛蟲女孩獨特的「繭」，歷經十次的藝療課程最終成形。

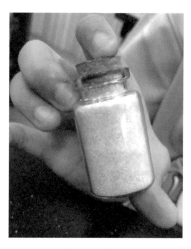

圖10　砂繭

　　第十一次，也是最後一次的藝療課程，我們從繪本的閱讀者變成繪本的創作者。我引導小蝶將前面十次的歷程命名，並用這十次的命名編撰出一個小短篇的文本，再請她依文本內容創作一本繪本。小蝶的繪本書是與耳朵有關的故事，她將自己如何與耳朵成為朋友，以及如何與耳朵一起進行遊戲，並且相互陪伴與了解的過程，用簡單的文字書寫出來，最後在圖畫紙上繪製。「毛毛蟲女孩」經過一次次的梳理和洞察，反映出她內心關於耳朵的感知與想法，繪本的產出就好像自己蛻變羽化成蝶的過程，需要巨大的能量與時間等待。

　　小蝶的故事沒有結束，而是她認同自我的開始。這十一次的歷程，對我而言，也像是走過一段去認同自己是一名藝術治療師的旅程，新的嘗試、新的挑戰、新的看見。特別的是，我在每一次療程期間會運用直覺性繪畫，記錄此次歷程的感想，以及我對小蝶進展的回應，這些回應性創作比較即興、不加思索，很純粹的反應出當下的狀態，同時以自由書寫的形式用文字記錄。

# 直覺繪畫

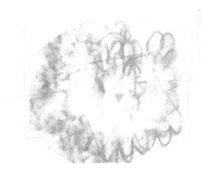

第一次的直覺繪畫，我命名爲「種在迷宮的種子」：

種在迷宮的種子
好像有一層迷霧
圍繞著
走不出標示著複雜路線的迷宮
殷殷的期盼
溫柔的
包圍希望

我感覺到小蝶很直接、很單純。對於自己，某方面有點迷惘、某方面有點清楚，好像有一團霧壟罩著迷宮，若細膩沉浸其中，似乎又能看見一條指引的路，我將她畫成一顆種子，代表將要萌芽的希望感。

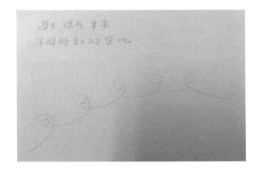

第二次的直覺繪畫，我命名為「跳華爾滋的星星」：

我知道我要什麼
我不知道我要什麼
我開心之外呢？
過去 現在 未來
不同時刻的變化

　　我將小蝶訴說生命歷程的五個顏色畫成五彩星星，不同時期的生命故事中間，圍繞著一顆代表未來的黃色愛心，我認為在「五彩星星」以外的空白，似乎還有著等待發掘和洞見的星球。雖然她看似知道自己要什麼，但對於自己不要什麼，卻不清楚，而我自己對此次歷程的感受好像少了什麼，就像五彩星星中間的「黑洞」，似乎還有進一步深入探索的空間。

　　第三次直覺繪畫，我命名為「輕撫備受呵護的耳蝶」：

掌中溫暖的蝴蝶
帶著力量前進
敲醒閉上雙眼的耳朵
聆聽著點點滴滴
輕撫備受呵護的耳蝶

　　我感受到小蝶對耳朵的體貼之心，藉由與耳朵的對話練習，她變得更

有力量去呵護自己的耳朵，耳朵就像一隻蝴蝶，綻放美麗且需要被保護與尊重。我也感覺自己好像開啟了一扇神祕的耳朵之門，成為一位聆聽者，去傾聽小蝶內心對於耳朵的真實情感，而這次的歷程似乎讓我們之間的信任關係多了一點，也激起不同以往的漣漪。

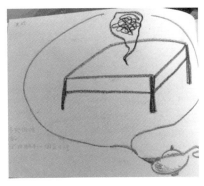 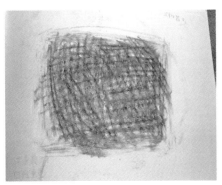

第四次直覺繪畫，我命名為「黑煙跑到沉重的盒子裡」：

不喜歡的那些麻煩
全部收納到盒子裡
不喜歡的困難重重
全部掩埋到籠子裡


我看到小蝶的不舒服、不喜歡，就像是一團黑煙，充滿混亂，這些負向感受隱藏在神燈中，如果沒有觸碰不會輕易顯現。要深入討論小蝶對於聽障身分以及應對他人的異樣眼光，所造成的負面經驗，感覺困難重重，雖然如此，我們還是一起經歷、一起探索，最終她願意吐露壓抑已久的情緒。

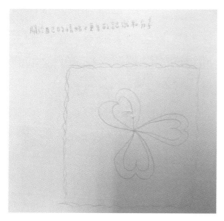
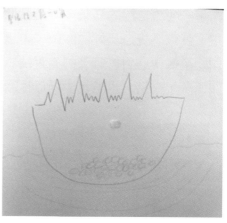

第五次直覺繪畫，我命名為「新寶藏的發現」：

亮晶晶的幸運草
閃耀著微小的光芒
發現了
緊張之後　鬆一口氣的
藏在水底的寶藏

我看見小蝶有更多不同層面的分享，好像對自己有了一些新的認識。儘管這次出現一個未能完善準備藝術媒材的小插曲，引發自己的焦慮和不安，反倒能帶給歷程一點不一樣的刺激和動力。

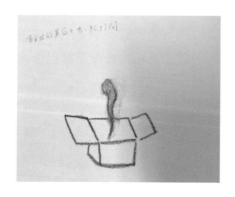
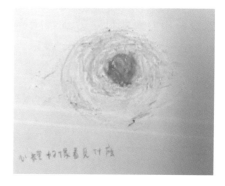

第六次直覺繪畫，我命名為「心眼看到的光與暗」：

心裡的眼睛
打開了
潘朵拉的盒子
光與暗同時存在著

　　我認為小蝶從療程中的對話內容產生自我覺察，不再只是讓「光明」
（外表的乖巧溫順）跑出來，而是願意讓一些「黑暗」（內心的壓抑自
卑）能有舒緩的機會，在明與暗之間尋求調節。我自己益發體會到當我用
藝術去回應、用心去走近，便能漸漸地與小蝶的內在貼近，也越能理解她
的內在冰山。

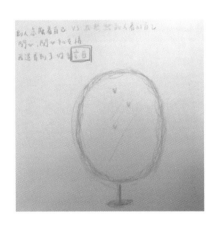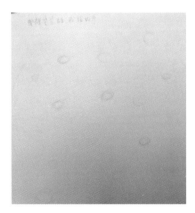

第七次直覺繪畫，我命名為「心鏡中隱形的煩惱」：

心鏡之中有三顆愛心
關心　開心　友情
是願意顯現給他人觀看的樣貌
心鏡之中存在著空白
是還沒被自己覺察的透明泡泡

　　我認爲小蝶所創作的面具，就像是一面鏡子，鏡映出她的思緒，也反映出她的情緒，不過，還是有滿大部分的空白，帶點空洞和摸不著邊際，彷若是一顆顆的透明泡泡，輕飄飄地漂浮著，抓不到具體的模樣。

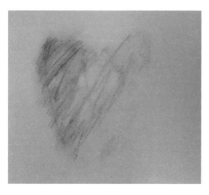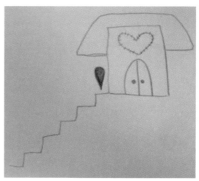

　　第八次直覺繪畫，我命名爲「就快到了，只剩一層薄霧」：

被薄霧蓋住的心
朦朧的
就快到了
只差臨門一腳

　　我發現小蝶的分享，不管是視覺的，還是口語的，越來越豐富，像是一顆快要袒露於外的心，即將被看得清楚。而我則像是快要走到門口開啟心門的那團黑影，陪伴她覺察別人未知的自己，有了更多不同的自我認識與接納。

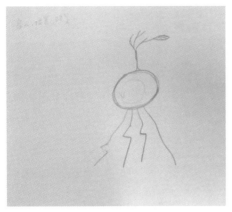 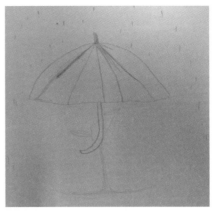

第九次直覺繪畫，我命名為「顛倒樹支持的力量」：

顛倒樹　顛倒人　顛倒家
閃電翻轉
希望改變
成為支持
為希望撐傘

　　我看見小蝶的家人或許帶給她一些困擾，但翻轉過來其實可以成為一股力量。小蝶陳述著與家人日常生活的點滴，乍聽之下好像關愛減少了，實際上她與家人仍用自己的方式關愛和保護著彼此。

　　第十次直覺繪畫，我命名為「繽紛甜蜜的整合」：

> 軟綿綿鬆軟軟的
> 五彩繽紛的
> 棉花糖
> 聚集在一起
> 成為甜蜜的繭

　　我感受小蝶的整合，像被一種甜蜜的光輝包圍著，也像是毛毛蟲的繭，蘊含生命，透出光芒，這樣的希望感是給小蝶，也是給我自己階段性結束的祝福。

# 耳蝶

　　第十一次的繪本創作，我也編寫了一段故事來回應小蝶，故事的主角是一位備受呵護的耳蝶，它是一隻長得像耳朵的蝴蝶，正前往未知的旅途冒險。途中經過一個迷宮，找到了一顆被光與暗包圍的種子，耳蝶卻沒辦法靠近種子。在苦惱之際，它發現了一顆正在跳「笑容華爾滋」的星星，於是它向星星詢問後得知，需要找到一株亮晶晶的幸運草，可是，幸運草被黑煙罩頂，必須仰賴水中的寶石才得以淨化，原來幸運草心中有潛藏的煩惱，深鎖在沉重的盒子裡，因此造成了黑煙繚繞。耳蝶最終取得寶石解救了幸運草，為了答謝耳蝶的救援，幸運草把自己守護的心眼和心鏡，送給了耳蝶，有了這兩樣法寶，耳蝶就可以靠近種子。就當耳蝶觸碰到種子的那一剎那，種子突然急遽長大，成為一顆很大的顛倒樹，樹上有一個小門，耳蝶就在離小門一步的距離敲門，卻突然被樹木給吸收，與樹合為一體，成為顛倒樹成長的養分。

　　當我反覆閱讀這個故事，更加覺得情節內容彷若象徵著我與小蝶一起在藝療歷程中的探索與冒險：我自己對療程的高度期待，反倒造成緊張焦慮，直到順利完成後才舒緩放鬆。小蝶與我一起突破彼此的困境，於歷程

中累積的互動、陪伴和關係，成爲相互滋養的一段記憶，小蝶對自己有了新發現，除了接納原本想呈現給他人完好自己的自己之外，也更加勇敢對他人展現自己眞實的情緒和樣貌，對外的溝通表達變得比較清楚，同時看得見自己對於歸屬與關愛的需求。我期許變成蝴蝶女孩的她，能帶著新長出來的能量，更自信開朗的向前持續探索與冒險，畢竟，蛻變不是一時，而是一世的掙扎與堅持。

## 總結

　　藝術治療的歷程有時候順順的，看似沒有發生什麼，但在創作以外，其實有很多現象正在發生。藝術創作就像篩子一樣，會將意識層次或是比較能體現出來的樣貌，呈現在作品上；相對的，亦有更多下意識層次，會悄然在畫面中展露。我認爲小蝶的思緒與情感，其實比作品表象還要豐富，因此會好奇她沒有說出或分享的「深感」，這種難以捕捉或難以言喻的內心戲，頗適合用直覺繪畫的回應性創作去釐清。

　　透過即興、直覺、不假思索的簡單線條、形狀和顏色去回應療程，不僅記錄當下與小蝶的互動和對話，還藝術化難以捉摸的移情及自己在治療現場的內在冰山。直覺繪畫或回應性創作很難只針對療程進行一、兩次就能有所「看見」，需要累積、統整和梳理，才可能有「啊哈！」恍然大悟的洞察。赫然發現當時的即興創作，可能蘊含更深層的意義，是一個有趣的過程。藝療師與個案透過回應性創作「同在」，雖然彼此創作的內容不同，但互相有牽引、相互有激盪，就像我們用口語聊天以了解他人的想法一樣，回應性創作即是用畫畫在「對話」，同樣會產生一種陪伴、安心、穩定的力量。

　　我在這次的藝術治療課程裡，也融入繪本的元素，治療師與個案「共讀」一本繪本，也是治療同在的某種表現。尤其繪本中有許多圖像潛藏著一些細節和言外之意，可以透過治療師的點化，幫助個案多方探索並促進自我覺察，同時能提供較聚焦的主題進行創作聯想。繪本的使用有點像是提綱挈領，可以讓個案在短時間內抓到此次療程的核心概念，運用在兒少

族群更爲合適。

　　挑選適當的繪本一起共讀，也可以引導個案從「插畫」中去做聯想，跳脫文字的框架，直觀的用圖像思考。讓個案在整本繪本圖像中，選一個最感興趣或能代表當下感受的圖，有時也會「迸出」一些跳脫繪本原始意涵而更貼近個案內心眞實感想的議題。儘管整體活動是經過預先設計，藝療師仍需保有創作的彈性，允許個案在其中肆意揮灑的安全空間，因此有時引導個案單從圖像出發，不受繪本原定主題的限制，反而更能幫助他們獲得對自身議題不同面向的洞察。

　　此外，使用繪本除了被動的閱讀外，還能主動的去創造。正如內文所介紹的，將一系列的繪本藝療歷程統整起來、加以編撰，可以讓個案進一步製作出專屬自己的繪本，也可以是藝療師回應療程進展的統合記錄；或是在每一次的療程後，以回應性創作和寫作來形成繪本的一個片斷，都能成爲促使個案進一步覺察梳理，或是治療師內觀自省的藝術表現型式。

## 臨床觀點回顧

- **我看到個案／團體主要關注的焦點：**
  小蝶在歷程中能表達出隱而未現對自我認同的非語言訊息，而她在療程中累積能量以面對自我的聽障身分和缺陷。
- **我與個案／團體主要的互動方式：**
  繪本共讀，並從繪本中延伸出創作主題，同時以彼此的回應性創作來進行藝術本位的治療模式。
- **我所採用的取向或模式：**
  繪本藝術治療與藝術本位治療模式。
- **我嘗試達到的總體治療目標：**
  結合繪本的功能運用於藝術治療中，讓小蝶能減輕抗拒，自然的碰觸心中的議題，從中探索自我並聚焦問題的目標。
- **在整體歷程中，我的感受、想法和期待：**
  因爲是初步的嘗試，對於未知的新事物，有許多想像和期待，隨著與小蝶的互

動越趨核心，漸漸對自己的方向有一些信心，但這也考驗我的經驗與技術的應用，在過程中有許多突發狀況或是當下未察覺的事物、感受。互動歷程結束之後，也需要許多時間沉澱與不斷的反思、映證，才能真正地從歷程細節中回應最初的目標。

- **我覺得個案／團體可以從藝術治療療程中獲得：**

能在一個安心的環境中，讓小蝶自然的抒發自我、探索自我、與自我對話，以及發現自己未能觸碰或覺察的核心議題。

# 第五章

# 遇見少女：LUCY
## 愛與愁

陳奕宇

## 背景：跨越對立，存在於「之間」

　　在剛成爲藝術助人工作者時，我常問：「什麼是療癒？是人病了，還是社會環境及歷史的共業？藝術又能承擔什麼？」

　　我從小經常接觸各種美術比賽，浸泡在九年的美術班與大學四年的藝術教育體制裡，這十幾年的藝術學習歷程並非一帆風順，因爲父母親總擔憂讀藝術未來有前途嗎？許多父母想法雷同，學齡前學畫多是爲能增添孩子的才藝、激發潛能，我們的喜歡僅止於當作興趣，長大後藝術不能再成爲「正職」的選項。我理解父母的憂慮與不允許其來有自，他們甚至也這樣壓抑自己的喜好與專長，選擇社會接受的路。青春期進入美術班體制，同樣發現學校的藝術環境仍常被壓縮，美術資優班希望學生們以美術專業見長，但學校更著重發展的是學業成就，美術老師常反映自己的專業不被尊重，常被借課做爲考試之用，或是不被學生重視。在不同學習階段美術體系裡，都存在著共通現象：藝術僅是某種形式的表徵，或是通過考試的門檻，藝術並未眞正進入人心，美感並未能使我們成爲有感覺的人，反而成爲主流標準的包裝紙，追求的是有條件的、被社會認同才有價值的美。有形的體制結構、無形的價值意識，疊床架屋地催化出我們在社會各種學習活動上的偏頗，不禁令人思考的是：「如果不符合社會的主流標準，那麼我就是不夠好的人嗎？」

　　有用與無用的價值信念在我身上並存，且使內在長期矛盾衝突著，體制內的教育情態與我最原初的藝術經驗——在藝術裡創造的自由、獨特的

表達與涵容，看似迥異與對立。

在藝術認同經歷了分裂對立之時，我走往藝術助人領域，梳理了社會心理與歷史，並拿起畫筆真切的凝視內在的斷裂與矛盾，來來回回牽繫起眾多的碎片，佇留在那若有似無「之間（in-between）」，感知已知與未知之間，看似矛盾衝突的於是有了共融共存。我意識到原來兩極的存在並非「對立」，皆是事物的本質，但若看不清這一點，就容易受到對立面所產生的接受與不被接受而擺弄。

我漸漸明白藝術的「無用之用」正協助我穿越，整體社會過度偏頗於有用、數據、效率，反之則被視為無價值、需淘汰，無論在何種年齡層、何種專業領域，工作中、生活中、消費中早已使身在其中的我們，深受「偏執的有用」巨大的圍困（孟森祥 譯，2003/2014）。當強調有用、成效的社會集體意識過度膨脹，不被接受的個別差異越是遭受潛抑，更容易促使兩極化與分裂，難以被接納的不會消失，反而成為陰影、社會集體潛意識，或是以疾病方式顯現（易之新 譯，2017）。

若療癒意指「完整」，無用的藝術帶來對我們而言最有用的東西—就是不恐懼渾沌、敞開感官的創造，而這些足以讓我們越過社會所編造的幻影，與真實的本質相會（陳奕宇，2015；吳俞萱，2016）。當我們能辨識、跨越對立的邊界，體會「之間」的存在，我們終將能活出生生不息的獨特性。藝術所能承擔的，我想是穿越對立，讓兩極相遇，創造那充滿可能的「之間」，讓你我邁向完整（易之新譯，2017）。此刻，藝術反而能成為對自我生命最有用的形式，最有意味的存在，使我們找回重心，承接自己的真實（陳奕宇，2015）。

## 徬徨少年與受傷大人

我擔任學校心理師的工作，實務場域涵納了學齡兒童至青少年階段的校園輔導。校園三級的學校心理師，經常與校園系統、家長、社政單位等多方溝通，建立三級輔導網絡互通合作，共同守護學生的心理健康。

我所輔導的這群學生們在成長發展過程中，經常伴隨著多重創傷。

「創傷」指的不僅僅是嚴重的肢體或性虐待，還有像是照顧者對孩子的疏忽、對孩子的身心需求沒有回應；照顧者不斷指責、貶低和嘲笑孩子，讓孩子覺得沒有價值感；或是孩子生活在暴力的成長環境中，主要照顧者可能有酒癮、心理疾病等狀況，環環相扣的環境下，孩子時常覺得不安全，需要時時保持警戒，觀察周遭是否有威脅，擔心自己的安危，生活的日常就像是處在不定時炸彈中。光是不斷應付這些威脅感與擔憂，讓孩子的大腦與身體不斷處於高壓，長期「毒性壓力」（toxic stress）下會導致大腦前額葉失調與杏仁核過度活化，容易讓孩子無法掌控思考、自我控制、調節情緒，進而導致一些情緒和行為上的問題，像是攻擊或自傷等。譬如，因長期處於警戒狀態下，孩子可能會將「不是威脅」的訊號視作危險，例如別人看自己一眼，將其解讀別人帶有敵意、意圖攻擊自己，孩子因此出現攻擊行為；抑或遭遇到學業壓力、情感失落、人際摩擦等狀況，為逃避壓力事件所引發的痛苦，選擇以自傷方式宣洩情緒（留佩萱，2020；陳思含譯2020）。這些都是我所接觸的三級輔導學生們在校園情境中層出不窮的現象，慢性且長期的毒性壓力使得他們在情緒、行為、人際、學習等表現上，較難遵循普遍的社會價值觀念。其身心狀態多半相當脆弱，甚至易產生複雜的共病現象，而周遭環境的支持度與保護因子的缺乏，往往再度惡化了孩子們調適與復原能力。

　　有時照顧者本身可能也帶著身心受創的歷史，而創傷經驗往往與社會文化密不可分。同樣帶著受創經驗的照顧者們，可能也難以適應社會體制，無法在社會活動中積極投入，不易滿足社會中對產能的期待，也難以從群體中獲得支持與正向回饋，一再受挫的複雜情緒又再反饋到家庭生活中，如此的惡性循環在家族裡代間傳遞，在進入校園體系後，若系統中的人未能創傷知情，抑或建構強健的支持與合作網絡，就有更大的機率使得創傷漫延，擴及更多師生等身心失衡。

　　孩子活著的，是大人建構的世界，什麼樣的社會系統使這麼多人受苦呢？社會對於健康的信念，又是如何反映在各個角落呢？（林宜汶譯，2020）而大人們長期在被過度要求著有用、成效，被迫以麻木、疏離、無感的方式生存，並建構出生產線式的求學與職涯鏈，孩子們成長中的困惑與徬徨將如何得到回應？

　　若疾病、創傷來自於社會長期的對立與斷裂，不光是孩子，連大人們也難以擁有處於模糊渾沌「之間」的能力，經常不知如何吞納各種情感與要求，進而更嚴重影響價值觀的建立與養成，特別是對這群多重創傷孩子的修復而言，又會更加的辛苦。因此，我們往往需要有更多的時間與空間，試著帶領這群受傷的大人和徬徨的孩子們來辨識自己所處的世界，需要更多能理解他（她）的「關係」來協助探觸自我身上的傷痛，重新與失聯的自己找回連繫，使他們在「有理也不一定說得通」的創傷經驗裡嘗試寬容自己，一點一滴喚回內心的溫度。

　　我帶著藝術教會我的與他們連結，和他們一起待在模糊、矛盾、複雜的感覺裡頭，拼湊自己的認同，當他們感受到我沒有評斷的意圖，知道我是真心尊重他們的現況，他們就不會再武裝自己、傷害自己，能耐心等待成熟，慢慢找回生命的重心。一個擁有重心的孩子，自然能夠愛惜生命、愛惜這個與他們相連的世界（吳俞萱，2016），就如同Lucy一樣。

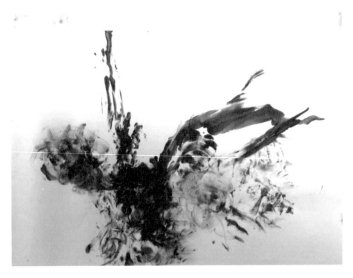

圖1　陳奕宇（2019），〈回應性創作 ── 徬徨少年時〉。綜合媒材，76cm×52cm。

「一隻鳥出生前，蛋就是他整個世界，他得先毀壞了那個世界，才能成為一隻鳥。」

《徬徨少年時》

## 遇見

在這章節，有鑑於保護當事人，我將以融合方式描述以降低辨識程度，並擷取治療歷程中的片段為喻；同時，也將以我和當事人藝術治療歷程中或後的回應性創作，來取替當事人作品的呈現。

## Lucy

在我見到她之前，Lucy就已是學校輔導室有名的人物，她以「距離感」聞名，高而清瘦，伴隨著一套彬彬有禮、乖順的笑容，私下的行為卻經常逆著身旁的大人而來。師長們難以靠近相談，卻需要時時因應她在校外發生的那些令人毫無頭緒，也彷彿打不完的地鼠般的連環問題。Lucy也熟透了醫療體系，長期憂鬱、無數次自傷，與網友發生性平事件，多次進出醫院，嚴重影響本來就相當疏離的家庭關係與師生互動。師長們都覺得Lucy來到學校都沒有顯著的異樣，安靜入班聽課，她只是喜好沉默而不易與人紛爭，學校老師們總狐疑著，Lucy為何反差如此之大？

她歷經多次轉學，好似個到處流浪的旅人，這間學校已是她的第三站了。Lucy是如何帶著肩上的行囊、心中的故事輾轉來到這裡，儘管校園間有轉銜系統，事實上卻有太多糾結與複雜的故事，是怎樣在這學生心中發酵，在未能取得她的信任之前，我們不得而知。什麼使她這麼樣堅定地拒絕信任學校體制，給老師們貼上標籤，她的排斥有什麼緣由，在她內心裡與學校間的裂縫何時積累成斷裂的，那似乎是她早已鎖上的潘朵拉盒。於是，漸漸地，這些包裹著她的，讓她越來越困難出門而拒學。

幸運的是，她願意給我機會一起工作。只是，對學校輔導體系熟識的人都會明白，她的答應不一定表示她同意進行諮商，非自願的孩子經常在校園學輔各種不同條件要求之下，選擇一條他們認為可能比較好「通關」

的路，尤其是具有複雜性創傷且困難議題的學生更容易如此。Lucy過往的成長經歷，也讓她相當知道師長們普遍期待的是什麼，在此結構的僵持下，諮商經常被當作兩方角力下的「交換條件」，而這背後常有股要勸導、說服的隱流，這「不純粹的關係」是校園輔導情境中常見的現象，也是校園諮商的現實困境。因而在初期，關係建立這條路往往相當崎嶇。

　　Lucy在諮商前期，無論是跟家長、導師、教官、輔導老師、醫師、社工師與我 ，她清晰轉換不同張臉虛應故事，充分掌握語言、對人性與校規瞭若指掌、鋪設縝密的網絡圍堵眾人的勸退，並且豎起自我防線的同時，用語言綑束自己，把她和世界的距離推得更遠，唯獨無法接住的是自己。當我想進一步靠近，她便會細數著多年學習歷程裡已被定義好的標籤，每撕下一張，就說出一串彷彿早已寫好悔過書般的勵志結尾，「心理師，我已經知道自己要什麼（微笑）……」，說完的同時清楚地劃下對話的句點，那笑容卻又彷如輕薄的塵埃，風一吹就被驅散。

　　「就讓她的手流動吧，我們朝往那無用的邊際來探索，釋放身體的枷鎖，以媒材作為引子，從混沌裡捏塑那些模糊不清的臉，品嚐暗夜裡的夢。」

　　　　　　　　　　　　　　　　　　　　　　　　　　　　陳奕宇

　　起初，為了逼退語言，我和她摸索了好一陣子。在臺灣聚斂型教育體制的環境下，孩子們看到了粉彩、蠟筆、圖畫紙，會先感到畫圖將受到評價的懼怕，也懼怕創造，Lucy亦然。於是，我與她一起進行身體各部位的感知、覺察與想像引導，例如：從指頭的相互輕、重觸動來強化當下體感經驗的連結，透過觸覺跟溫度等增加體感的覺知後，由身體覺引領自己走往個人獨特的藝術語彙。有些身體覺知到的片段與混亂能使Lucy有所共鳴，有時候她難受的不知如何自處，我透過輕質土的質地輔以呼吸調節，誘引Lucy將痛苦與難以言喻的感受外化。她一開始搓揉著黑色的輕質土，喃喃自語說起內心的憂慮與不安，一連串黑色碎片帶出她覺得自己好沒有價值的負向信念，接著，我邀請她拉開距離，從不同的視角看此景象（圖2），她望向那塊黑色的土說：

Lucy：我覺得那很像我

Lucy：（沉默）

Lucy：沉重的、髒髒的、沒有價值的我

Lucy：（沉默）

Lucy：她怎麼會變成這樣（哭泣）

Lucy：是我把自己搞成這樣

Lucy：（沉默）

Lucy：但我知道她為什麼存在

我：噢？為什麼呢？

Lucy：她還在掙扎……在那些人事物裡面掙扎

Lucy：（沉默）

Lucy：我知道她想保護我，我感覺的到她很愛我

Lucy：她很愛我……可是我卻沒有保護她（再度放聲哭泣）

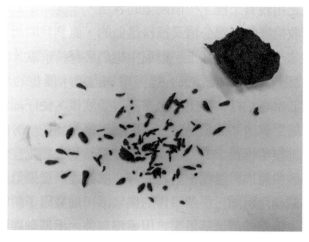

圖2　Lucy（2019），〈歷程創作〉。綜合媒材。

　　後來，我們逐漸深入這塊黑色，她又做了一個黑色的圓球，同時也用黃色、紅色還有綠色的土作為黑色的內在核心，她邊流著淚也有些自責的說：「這是我的裡面，有我想保護的，有我覺得重要的，也有還沒有辦法說清楚的東西，可是……我一直沒有好好對她。」她邊說邊看著黑色

Lucy：（沉默）

Lucy：有時候會很憤怒地想把自己毀掉，可能也是想報復我爸媽吧，如果他們不想照顧我，為什麼要把我生出來……為什麼要讓我這麼痛苦。

我：其實你很希望他們可以好好照顧你，不要讓你這麼痛苦。

Lucy：可能我就是要把我自己搞成這麼極端，我爸媽才會注意到我吧……如果他們夠痛的話。

我：你這麼說也讓我想到，好像常常都是發生事情了，學校約談了，爸爸才會有機會知道你在外面發生什麼事了。

Lucy（話說到嘴邊，斗大的淚珠滑落嘴角，哽咽著）：我就是希望我爸媽也會因為我感覺痛苦，我就是希望他們可以多在意我一點，可是……可是……結果……結果……什麼都沒有……我只是把自己搞得更骯髒，他們不但更討厭我，根本沒有人會愛我，連我自己都不想要自己了……。

　　內心深處發出劇烈嘶吼的Lucy，為自己懺悔，她能真真實實的感受到內在的痛楚與渴望，在混沌又深邃的藝術通道裡，她與最隱晦的自己相遇了。那天她哭得無法自己，甚至累了在輔導室休息了一陣，要臨走前我再次確認她的身心安全，看著她走遠的背影，我想，當她更能覺知身心的感覺，說出的是更伏貼心聲的話語，她越發能連結起媒材、意象與內在的斷裂，Lucy則越能自行決定該何時啟程，前往那似乎「隱約在那的事」。

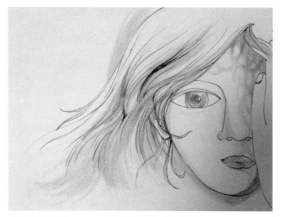

圖4　陳奕宇（2019），〈回應性創作 —— Lucy〉。綜合媒材，
　　19.5cm×26.5cm。

「你要像一個原人似地練習去說你所見、所體驗、所愛、以及所遺失
的事物。」

里爾克《給青年詩人的信》

## 融合

　　有好一段時間，Lucy只有在諮商時間到校，於現今校園輔導情境
中，為了因應各種因素懼學、拒學的孩子，需要具備相當的彈性。從學生
能做到的一小步開始，讓他們慢慢累積能出門或是到校的動能，Lucy的
拒學有部分來自她透過傷害自己的行為，與學校體制抗衡，渴望獲得父
母的關注，這不僅沒有讓Lucy得到她希望的關懷，反而加深父母與學校
間的劇烈衝突。父母沒有因此面對與女兒關係的斷裂，反是認為女兒的問
題行為與校方的關注，在在威脅到身為父母的社會角色與自我價值感。這
不僅只出現在Lucy的家，在輔導二、三級學生，處理其學習議題時，這
也是常見的現象。當孩子為了因應無適當情感回應的照顧者時，便會發展
出各種方式渴望獲得關注，若過長時間沒有適當回應，就會增加孩子的無
助感，也容易促使孩子使用更極端與激烈的手法想辦法自我調適，並伴隨
著自我價值感的扭曲。當他（她）的能量與注意力匯集在痛苦的滿足與平

撫，將無法真正面對自己的成長學習與獨立的發展任務。

因此在輔導Lucy的歷程中，除了個別諮商外，我也與家長、社工、學校、醫療等系統持續地工作，孩子的議題在各處顯現，也一一映照系統網絡中的問題，帶著系統合作的觀點與網絡共同著力，是我們駐校心理師更著重的焦點。

在我與學校輔導老師長時間，積極尋求不同的方式與家長諮詢、溝通，討論為什麼孩子會有這樣的行為表現，她的行為背後的動機有著渴望被家人接納的意圖時，Lucy的父母親逐漸有了轉變，減少了激烈而偏激的語言暴力，甚至在面對女兒哭鬧與爭吵時，他們願意試著聆聽。在此同時，Lucy也因著她一次次良好的諮商經驗，越來越能與學校老師們建立多層次的關係，到校的意願與頻率逐漸增加。總是單打獨鬥的她有了夥伴，願意試著信任我們，信任嘗試的歷程，信任自己是有力量的。若說過去她的高度防衛是求生的機制使然，那麼現在的她更感受到身心的平安，也明瞭在保護自己的同時，可以擁有多樣化的選擇與因應策略。

重要的支持系統提升之後，Lucy也意識到，自己在學業成就上的躲逃，同時她也面臨到長期以來課業上的空缺，以及她長期自我放逐的後果，導致她回到班上與同儕共處時，總顯得格格不入。這回，正面臨生涯選填的此時，她再度用膚色的輕質土做了一個方塊象徵自己，方塊的六個面大小均等，面與面互相垂直，邊界稍微圓滑。做完後，她心情低落了下來，Lucy說這就是現在的她，無法符合一般人的樣子，不夠銳直，不夠符合規則，擺在一起就是會格格不入。她生氣地說：「一看就是一個不理性的人做出來的。」原來，她看似輕視社會規則的眼神底下，積聚著濃濃的挫折。我反映她失落的心情，問她現在能做些什麼讓自己感覺稍微好一些，於是，她又拿了一塊厚重的黑土做為棉被，由下而上把自己的方塊包裹，說：「這樣比較好，感覺在這裡可以完全做自己，讓棉被完全屬於自己的形狀，雖然覺得很安全，但……也覺得自己在逃避……。」

Lucy此時從生氣轉為憂鬱。「除了這方式之外，還能怎樣更貼近自己想要的呢？」我問。她想了想，動手做了五個色彩、長寬高各不相同的大小方塊，Lucy說：「如果這時候，旁邊增加其他同類型的方塊會好些。」看著做出來的方塊略顯高興的神情又低沉下來的她，帶著淡淡沮喪

說：「雖然我也知道每個人就是不一樣。」沉默了許久後，我問：「還是
會渴望融入，想要有被認同的感覺，是嗎？」Lucy一邊聽著，一邊把那
個象徵自己的方塊從棉被裡拿出，卻因手指沾染了黑色以及土的黏性導致
方塊的顏色更為混雜，在取出來的同時很難保有原來的形狀，此畫面又更
加引起Lucy的挫敗，各種生氣、懊惱、恐懼錯綜複雜的感覺匯集，將她
的身體推向了新的動能。於是，她放棄堅持方塊一定要回到一開始純粹的
樣子，而是把大部分可以取下的黑色土挪開，剩下的膚色跟部分的黑色留
起來，她加入了旁邊的白色輕質土，將三種土混色，創造新的花紋方塊。
接著，她把原來也放在一旁高高低低的方塊，有些也加入不同顏色的土，
做的差不多的時候，她點點頭回應我剛剛的提問，同時將眼前的重新上色
的方塊排列組合，並且描述著她和朋友們（她目前的朋友們多半難以進
班，但願意與輔導室有所連結）：「一群人在逃避的時候相遇，一起努力
想著怎麼不逃避，有時候還是會想一起逃避算了，可是逃避的同時，心理
的壓力就越大，自己也不喜歡這樣。」

　　我邀請Lucy回到當下看著眼前這些不同形色的方塊，邀請她說說與
每個人互動的體會與感想，她提到自己雖然能理解他們，但也不一定認同
這些朋友的逃避。我反映：「你體認到雖然是一群朋友，每個人狀態是不
同的，有人有時想逃，有人有時不想逃，有人則會停滯，就像你自己有
時候不想逃，想往前試看看，但又需要夥伴的支持；有時候自己也不太
認同他們的逃，雖然覺得自己是屬於這個團體的，但自己在團體裡仍然
想要保有自己的想法跟行動的自主性，是嗎？這蠻不容易的耶！」Lucy
說：「對啊！我努力想讓自己更社會化一點，試著進入群體，雖然自己也
選擇認同的團體進入，但有時候，就算是認同也不一定會想進入群體啊
……。」她邊說邊把所有的方塊依照大小疊合成一個高塔，然後慢慢揉整
混合，在微低沉的身心頻率中將土拉長，再將土以水平方向撕成小塊後，
置於掌心拍打成團，反覆慢慢向外拉成輪狀，向內縮小成長條形後疊合，
再混合，持續重複直到弄成一塊拍在桌上。過程中，她逐漸專注地走入心
流，不急不徐，不言不語。

　　Lucy手勢溫柔，力量均等，彷彿把全身上下的心思意念都梳整了一
遍又一遍。我把觀察到的現象反映出來，她對待土是這麼的溫柔，撕開黏

土再疊色混合的方式相當獨特，手勢、力道與方向及撕開後的疊合也十分一致且條理分明。我問她這種撕裂，像是分開、分離，有原則的疊合、再混色、持續混合等動作，生活中是否有類似的身心經驗。Lucy連結到自己與原生家庭間的溝通與觀念的傳遞，她以土做比喻，把原來弄成一塊的膚色土象徵家人，上面另取白色土意指自己，「自己也會摻入家人的想法與價值觀。」她說，白色土疊在混色的土塊上，然後打平，她邊說「現在會更想讓彼此想法更密合」，邊用手指從白色土的部位劃開，延伸至灰色土塊，接著說「也會想讓家人接受自己的想法，現在也持續在做，自己其實也會受家人的觀念影響（指著白色摻透混色土的部位），但現在會想讓家人覺得自己真的長大了，像是這次考試自己真的有用心準備，成績表現也好，也讓家人覺得自己真的有在為自己努力，不是只是說說而已。」然後，一邊推土說：「現在的關係其實蠻理想的。」我們相識而笑，我心想，這是個新的「開始」。

　　如今，Lucy已能勇敢面對內在真實，聆聽內在心聲，耐心建立自我的責任感，不再如以往用最敷衍的方式放棄溝通，不再那麼輕易卸除自己和他人的關聯，也不輕易卸除與自己的關聯，而這將能讓她平安的「回家」，回到自我有根的歸屬，找到自我的認同。

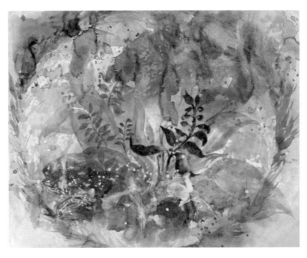

圖5　陳奕宇（2021），〈回應性創作──Lucy，Becoming〉。綜合媒材，99.1cm×78.7cm。

# 離家，是爲了回家

就如Lucy一次次在藝術治療歷程中的頓悟，她覺察到自己一連串的叛逃、在情愛關係裡糾纏、傷害自我、與世界隔離，每次離家，都是爲了返家，爲了返回心中的家。

無論她曾在失序混亂的家庭環境中適應了多久，無論曾經傷害她的人是自己最親近的人，受了傷的孩子們仍往往不計代價，殷殷期盼著，渴望有人愛、渴望被認同，她們的痛苦、脫序、混亂都是一種呼救，祈求被重視的人全然愛著。在愛之前，我們都是一樣的，無論自覺或不自覺，我們都渴望愛是純粹、沒有條件、不證自明的，完全不需要仰賴任何外在或個人的成就（易之新譯，2017）。如果愛是這麼的理所當然，她們又何需透過如此極端扭曲的方式來表達呢？在Lucy心中，得到父母的擁抱，受到照顧者的尊重是種奢望，回到校園遇上與人心疏離的學習令她更加迷惘，她常要壓抑與扭曲意志以求生存，只有社群媒體裡的人才能體會，彼此共享著不被愛的挫折，共享著逃避社會的罪惡感，在幽暗底層深刻的交流，相互慰藉感到歸屬，日子久了，她也對自己失落的人生逐漸失焦。

樹有了根，便能向上生長。遇見Lucy時我想爲她尋根，並陪著她向下扎根。藝術成了我倆間的橋梁，我引導她連結藝術與身心，領著她慢慢走往內心，她依循感知挑選了輕質土，成爲她迷茫時的指引，作爲探索真實感受時的容器。她曾描述「覺得輕質土的質地溫柔，好像能懂她」，在質地上與當事人的身心經驗能有所共鳴，也能使Lucy在脆弱無助的時刻，願意以輕質土來取替自我傷害的行爲。在輕質土的混色歷程中，她亦能從中覺察到內在的多層感受，與外在經驗是如何逐漸混爲一團的，從覺知到分化，梳理出自己積累的歷史經驗，找到了追尋自我的線索。

媒材促進了Lucy與內在自我、與社會連結的意願和能力。使得在面臨威脅迫近時，她的生理機制能從麻木、僵呆，逐漸有移動的彈性，增加願意求助的選項。媒材對感官的觸發與實作體驗，使得當事人延展上下層腦的連結，她對於「危險與威脅」的辨識能力漸增，不再時時刻刻警鈴大響，有如驚弓之鳥，同時也習得與自己眾多感覺與心思共處。本章節雖側

重她在輕質土的深化，但在實際工作中，我們亦嘗試與不同媒材的磨合，每次的落筆，都在反覆練習著與世界接觸的方式，從固著到有彈性，從疏離到連結，在藝術創作裡她重拾了對內在斷裂經驗的掌控感，對外在世界的安全感漸增，有了「接觸」的勇氣，實現了與世界連結的渴望。她數次創作中合一與心流歷程，不斷歷經著經驗、感知與思考上的滔洗、梳理，發散而恍惚的精神落了地，焦慮與好惡的衝突也有了安置。此時的她，說的是益發伏貼內心的語言，踩著的是穩穩當當的返家之路。

　　孩子彷如社會的明鏡，警惕著我們需要思考他們行為背後映照著什麼樣的社會問題。此外，每每在三級輔導的實務場域中，無論是與個案、家長、校園師生互動中，不禁令我思索，是什麼限縮了社會中彼此「理解」的能力？「理解」其實是需要學習，且持續練習的一種能力，不僅只於課程內容、字面上的理解，而是如何能真正有耐心、不急著下定論，包容著對自身的好奇與不明確的感覺，並且仍能試著走往彼方的一種能力。反觀現今的教育現場裡，我們往往過於匆忙的產出可見的成績，而缺少了涵容渾沌的指引，我們沒有時間「理解」自己，更不用說如何解讀與消化社會中他人的言論。當解讀過於單一、扁平，就容易走向對立與極端，「渴望理解」才使我們有機會從角色責任的困境中解套，像是當我試著讓Lucy的父母意識到，嚴厲極端的管教下，其實藏著「完美父母」的非理性信念，當他們感受到我的理解時，也漸漸得放下了僵化的角色束縛，願意試著採用不同的方式陪伴孩子。

　　「想要理解的心」帶我們穿越框限走往多元豐富的風景，也引領我們走往真實的彼岸。就如同發生在Lucy身上的，唯有從生命體驗中淬煉出來，才可能真正開啟與他人的交流，而在「嘗試理解」之時，藝術所帶給我們的愛、創造、情感、經驗、感知、生長、獨特將能為之準備，作為一種生活的可能（吳俞萱，2016）。只有當人能從各自生命的中心相互溝通，因之也就是每個人從他生命中心體驗自己，愛才可能產生，只有此處是活潑潑的生命，只有此處是愛的基礎（孟森祥 譯，2003/2014）。

「致Lucy，
　　你要相信你自己和你的感覺，萬一你錯誤了，你內在的生命自然的成

長會慢慢地使你可以隨時認識你的錯誤，把你引到另外一條路上，讓你的判斷力靜靜的發展，發展跟每個進步一樣，是深深地從內心出來，既不能強迫，也不能催促。一切都是時至才能產生。讓每個印象與一種情感的萌芽在自身裡、在暗中、在不能言說、不知不覺、個人理解所不能達到的地方完成。以深深的謙虛與忍耐去期待一個新的豁然貫通的時刻─這才是藝術的生活，無論是理解或是創造，都一樣。」

里爾克《給青年詩人的信》

## 臨床觀點回顧

· **我看到個案／團體主要關注的焦點：**

個案關注自己所在意的人是否也足夠在意他，正值青春期的青少年更是透過原生家庭、周遭環境中的人事物的互動，敏覺自己身處於什麼樣的價值體系，並在此歷程中建立自我的認同與自我價值。

· **我與個案／團體主要的互動方式：**

藝術是青少年的語言，而青春期的身體感受往往更加難以言喻，我透過藝術媒介連結個案的身心感受，將非語言的訊息轉化為讓個案能所感知到的體驗，也從身體感知的覺察，進一步帶領個案找到自我安定的內在力量。

· **我所採用的取向或模式：**

藝術創作的當下療癒即發生，透過身心覺知方法，並本著人本與存在取向融合進與個案的歷程當中。

· **我嘗試達到的總體治療目標：**

可望青少年透過媒材與身心的對話中，對自我能所釐清，當身心經驗不斷反映回到個案身上，其個體化的程度漸增，他將能為自己的選擇有所理解與承擔，進而產生更適合自己的因應之道。

· **在整體歷程中，我的感受、想法和期待：**

當面對非自願又充滿敵意的青少年時，我思考著什麼原因成為現在的他，什麼樣的累積讓他需要時時刻刻帶著刺來保護自己。我想讓他看到他的周遭有著「危險或威脅」以外的其他種可能，而這是需要經過「試煉」的過程。我時而

扮演他的鏡子，時而成爲他的容器，時而是他的夥伴，讓他長出更多力量後，來來回回的辨識與摸索自己與外界（社會）的關係將何去何從。

**・我覺得個案／團體可以從藝術治療療程中獲得：**

我覺得青少年特別適合透過藝術治療方式，協助內在難以言喻的感受與雜亂的思緒有所沉澱與釐清，透過創作經驗將情緒具體化，同時也增加了對自我的掌控感，亦能在相對「安全」的創作歷程中，反覆嘗試、犯錯、冒險、創造，透過經驗中更了解自己多元的面向與可能性。

# 參考文獻

陳思含譯（2020）。《第一本複雜性創傷後壓力症候群自我療癒聖經：在童年創傷中求生到茁壯的恢復指南》。臺北：柿子文化。Pete Walker, *Complex PTSD: From surviving to thriving: A guide and map for recovering from childhood trauma.*

陳奕宇（2015）。《藝術，關於生存的第三隻手》。http://artistastherapist.blogspot.com/。2020/3/14瀏覽。

馮至譯（2004）。《給青年詩人的信》。臺北：經聯。R. M. Rilke (1929), *Briefe an einen jungen Dichter.*

留佩萱美國職業心理諮商師，個人部落格。https://counselingliu.com/。2020/4/4瀏覽。

易之新譯（2017）。《疾病的希望：身心整合的療癒力量》。臺北：心靈工坊。T. Dethlefsen and R. Dahlke (1983), *The healing power of illness: The meaning of symptoms and how to interpret them.*

吳明富，周子涵，黃俊勇，姚力元，周大爲，林正寰，徐玟玲，陳奕宇，王蓉瑄（2019）。《從相遇到療癒：自我關照的藝術遇療》。臺北市：張老師文化。

吳俞萱（2016）。《居無》。臺東：吳俞萱。

孟森祥譯（2003/2014）。《愛的藝術》。臺北：志文。E. Fromm (1956), *The art of loving.*

林宜汶譯（2020）。《創傷照管：照顧別人的你，更要留意自己的傷》。臺北：究竟出版。Laura van Dernoot Lipsky, Connie Burk, *Trauma stewardship: An everyday guide to caring for self while caring for others.*

朱光潛（1994）。《談美》。臺北：書泉出版社。

# 第六章

# 遇見春暉少年：阿輝與小威

## 投契關係與投射對話

黃瑛鑅

# 背景

　　學習藝術治療是一條持續進修精進的旅程。我主修心理學，基於對藝術治療的興趣前往英國進修藝術治療、群體與跨文化治療。回國後於非營利機構社工體系工作、參與研究案、從事校園輔導諮商，以及行動藝術治療師的斜槓生涯。

　　我所服務的工作主要在學校領域，包含：國小、國中、高中職與大專院校，以及長者藝術治療團體和個別諮商工作。校園最早接觸的族群是青少年，當時擔任兼任輔導教師。輔導對象包含：春暉專案學生，也有特殊教育的學生、情緒困難、高關懷及性平事件的個案群。我的治療取向傾向於折衷式藝術心理治療介入，以當事人為中心，藉由藝術治療師全然的臨在、深度積極地傾聽、不帶批判的覺察與真誠一致的回應，如同園丁提供給植物適當的土壤環境與養分，使其在自然的氛圍裡成長。在藝療過程中，我著重治療師、個案和藝術創作三者之間的交互關係，透過藝術創作與對話，引導個案藉由投入創作進而談論自己，增進對自我覺察，並從中產生領悟，透過營造一個夠安全且安適的空間氛圍，讓個案可以和自己的問題和情感工作，也安排一個具刺激性的「遊戲空間」，讓個案藉由參與創作或遊戲來探索、表達與呈現自我，同時因為我（藝術治療師）的臨在，能和個案積極互動與同在，啟動藝術遊玩的療癒能量。

## 投契關係

　　藝術治療是一種「專業治療關係的藝術」，結合藝術創作與心理治療，除了可以對話，藝術創作的過程提供了當事人與治療師，對當下創作的看見與感受經驗。我認為治療，最重要的是投契關係（良好的互動關係）的建立，還有在過程中利用藝術引導個案投入、增進自我覺察，而其中最重要的就是治療師本身的臨在。

　　本章節以春暉輔導個案為例，除了考量當事人轉介來談原因（如：協助戒毒或降低再度使用毒品的可能性），我首要思考的是如何與個案建立投契關係，以及如何讓個案訴說接觸毒品的經驗（如：使用毒品的感覺、如何取得等），若有販毒行為，會進一步引導個案訴說交易的情況與可能的交易場所，晤談過程中也會嘗試了解個案的近況（如：學業表現、學習情況、家庭互動關係、支持系統和人際關係等）。一般來說，了解個案的依附關係如何（如：他和母親或重要他人的關係），還有當事人對毒品的看法，都能提供治療師去評估當事人的脆弱因子（例如：容易導致當事人再次接觸毒品的原因）。

　　治療性互動與一般人際互動最不同的地方是，治療師會關注當事人的權益。從事治療工作，我對當事人全然專注，那種當下被在乎的感受或許是當事人所缺少或未曾有過的。療程內容常常因著個案狀況而彈性調整，我通常會先有一個方向、基礎晤談架構（時間、地點、輔導目標與策略），並容許有足夠的應變空間，這樣的空間是要依據當事人的回應，再調整互動的方向，進而提升他（她）的配合度跟我一起對話和工作。藝術治療師在療程中協助當事人開始創作、投入創作，讓創作透過作品的呈現，回饋給創作者本身，促進自我覺察。藝術治療師的專業催化出這樣的藝術對話歷程，促使個案從治療投契關係，與創作和作品的互動，對自我狀態能深入理解與洞察看見。整體而言，藝術治療師扮演治療歷程的催化者與個案故事見證者的角色。

　　我通常在幾次療程後，就會感受到個案的進步或危機度降低，尤其在校園內從事青少年春暉輔導工作，需要在短期三至六次晤談後結案。因

此，將晤談結構化（即上述所陳述的思考邏輯），才能夠針對目標行為（如：協助個案遠離毒品、避免再犯）做有效處理。

相較之下，青少年輔導工作不乏有比較長時間陪伴關懷的個案，例如：特教學生、有憂鬱自傷傾向的高關懷個案，還有家庭功能薄弱、人際支持系統不佳的高風險個案陪伴、輔導或需要社政系統合作等。短期晤談雖然能夠協助春暉個案降低再犯的可能性，卻無法全然的保證，若能夠有後續的追蹤輔導（如：半年或一年），以確保個案轉介問題已達到穩定可結案的程度。

對於藝術治療師來說，與個案的互動不單單只是言語，還有圖像工作。像是透過主題式的創作（如：自畫像、生涯拼貼、家庭動力線畫等）引導個案去塗鴉與訴說，以搜集更多對個案情況的了解，進而幫助治療師在過程中對個案形成更佳的處遇方式，其中，建立關係與引導個案開始創作為短期輔導晤談的關鍵。本章節將針對一位短期晤談即有明顯輔導效果的春暉少年的故事進行述說，包含藝術治療介入的方式與輔導歷程。希望這個案例能提供見證，即便是短期輔導，助人工作者對個案的關注與付出，是能夠讓案生從受挫經驗中重新思考個人經驗，看見生命不一樣的可能性。

## 與阿輝相遇

在青少年輔導工作中，有一個讓我印象深刻，僅透過三次晤談即有成效的春暉個案。這個經驗深深鼓舞著我，讓我知道只要用心投入於輔導工作，對當事人會產生正面影響力！而這也是輔導有成效的關鍵因素：因為有人在乎他（她）的生命。這裡所呈現的個案故事皆已經過匿名方式改寫，如有雷同純屬巧合。

與春暉個案接觸主要是透過學校的轉介，我需要在一定期間內，跟當事人有固定次數的短期輔導互動。高中生阿輝由學校教官轉介，他因為接觸毒品並有販毒事實而需要接受協助。我和阿輝在輔導中心的晤談室初次相遇。學校的輔導室內有一張單人椅、一張長形沙發，還有兩個大小茶

几，擺設有溫馨物件和許多心靈、投射牌卡，包含：生涯卡、愛情卡、情緒卡、聊心卡、天使卡等。首次晤談知悉阿輝除了需要出席安置機構一系列的課程，校內也啟動輔導機制，由教官、導師、輔導教師每週分別和阿輝定期諮商，並每週驗尿，引導阿輝脫離毒品。

　　雖然我本身是藝術治療師，但當時的身分是輔導教師，因此在這段期間我主要是將藝術治療的概念融入輔導工作中，而非純粹以藝術治療師的角色與當事人互動。我與阿輝需要進行兩次晤談，但僅僅兩次，我思考著如何能夠有效的協助他？初談時，從治療關係切入，我也同時評估在阿輝的生命中，他可能缺少或需要的會是什麼？我意識到或許對個案無條件的正向關懷，是他在生命歷程中少有的經驗，因此想藉由專注於當下的關係互動來協助阿輝，並且於過程中運用治療室內的牌卡媒材，以輕鬆的方式破冰，啟動阿輝對自我的探索、覺察與理解，能更全面梳理自己在求學、家庭和人際間的挫敗經驗，思考對於未來可以有不一樣的選擇，朝個人嚮往的未來前進。牌卡，被我視為是一種媒材，因為它的圖像與文字，成了一種當事人可以透過牌卡，投射對話與自我內在連結的媒介。

## 藝術治療個別歷程

　　首次見面，阿輝坐在晤談室戴著耳機，顯得興趣缺缺、完全不在乎，而且直接告訴我，這個（輔導）沒有用的，要取得他的注意，詢問他在聽什麼，是我當下直覺性的作法。阿輝簡單回應是音樂，和他開聊了一下他的興趣，他提到喜歡聽音樂，覺得聽音樂比上課有意思，接著，他也透露自己還是需要到安置中心上課，不過阿輝覺得他只是配合出席，不認為會有什麼效果。於是，我坦誠地回應阿輝，兩次的晤談很短，或許不一定會有幫助，但是「**我們的相遇不是偶然！**」至少我很珍惜能有這樣的機會可以和他聊聊。也許我們可以利用這個時間透過回顧或是討論，來了解發生了什麼事情，同時想想我們可以做些什麼，不會只是無所事事的打發時間而已。我也讓阿輝知道，如果他願意，我有藝術治療專業訓練背景，可以讓他體驗一下不同於一般的畫畫，透過創作來自我探索。我當時這麼說

明，其實是想告訴阿輝，在這段時間，我會專注於盡可能地協助他，雖然不一定會有特定效果，讓阿輝感受到他是被重視的，對於我，這不只是一個行政的工作，更是個生命遇見生命的珍貴時刻。

　　透過行政的安排，給予阿輝一個機會去體驗與治療師互動，即便可能是出於他的被動，甚至被迫，都是不同於一般的人際互動經驗！我透過多年所學的藝術和心理治療專業，在初次晤談時，嘗試用心和阿輝溝通我們可以怎樣善用這樣的緣分，讓彼此皆覺得有收獲，對他而言也不會只是為了應付而配合，或是成為一種說教和指責，而是嘗試去發現、打開生命的另一扇視窗，當然也可以很有趣，玩玩牌卡或是畫畫抒發心情。透過溫和且明確的說明，我試著引導阿輝去看見安置機構課程與他的關係，促使在之後的歷程裡，他也逐漸發現課程對自己的助益。

　　**首次輔導互動**，我透過牌卡（生涯卡與愛情卡）帶領阿輝探索目前對他最重要的生涯價值觀。他選了10張卡，包含：安穩的工作、錢夠用、親密的家庭、孝順父母、幫助別人、勤奮努力、獨立自主等。我發現他所選出的卡片內容和一般學生會挑選的沒有特別的差異。就阿輝的個性，他也無需透過挑選治療師想看的牌卡，來讓他順利完成輔導階段，即便阿輝特意討好，這也是他即時即地的選擇。若阿輝有認真投入選卡，我相信他可清楚透過牌卡看見自己重視的生涯價值觀，思考當下的生活與未來如何達成自己的期待。

　　會談結束回顧時，阿輝表示：「安置機構有一系列課程、輔導與戶外教學觀摩活動。」一開始他覺得安置機構的活動頗為無聊並無特別興趣，只是配合要求參加，並表達比較希望可以自由運用時間來聽音樂。但透過初次輔導互動的牌卡自我探索，我帶領阿輝進一步去看見自己重視的生涯價值，以及在親密關係中，他選擇伴侶最看重的是什麼，促進更深層的自我了解。初次晤談後，阿輝回顧安置機構的活動表示：「透過安置機構的課程，我發現自己在情緒管控上有明顯的進步！」

　　**第二次輔導互動**時，我嘗試利用「色彩情意象徵」與「家族彩色筆動漫」帶領阿輝探究家人的關係，並運用「情緒經文卡」邀請他選出當下有的情緒：壓力與疑惑（圖1）。

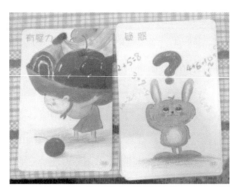

圖1　壓力與疑惑

「情緒經文卡」是一副牌卡，卡片的一面有文字與圖像能讓個案去檢核自身狀態，促進個案對當下情緒感受的覺察與梳理，牌卡的另一面是與該情緒相關的聖經經文。有時候，我會邀請當事人翻過來看看上頭的文字，說說他所認同或是特別有感覺的部分。此歷程主要是啟動當事人願意去接觸且意識到自己的內在冰山，並嘗試說出來，透過對話，治療師可以用較輕鬆的方式，讓當事人開始與自我內在經驗連結並強化覺察，同時提供輔導工作者一個入口，具體理解當事人的心理狀態。

「色彩情意象徵」是請當事人選擇自己喜好與不喜好的色彩，來了解個人對色彩好惡與感受間可能的關係；「家族彩色筆動漫」是了解當事人如何用色彩來代表不同的家族成員，而色彩與彼此之間關係品質的關聯性為何，作為藝術治療師對個案藝術創作歷程在用色、對家庭成員主觀感受的反思與覺察的參考。阿輝用墨綠色代表他的哥哥（標註：死氣沉沉），用灰色代表自己（標註：模糊），用桃紅色代表他的母親（標註：憂傷，還畫了一滴淚），用白色代表他的姊姊（標注：純潔），畫面中沒有出現案父，他表示沒印象，和家人之間的關係也蠻疏離的。對於個案家庭的探索之深淺程度，能依據可互動的晤談次數、輔導目標和必要性，彈性調整。

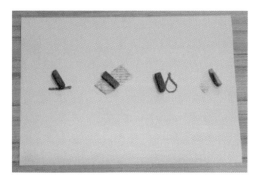

圖2　藝療師仿畫阿輝的「家庭色彩情意象徵圖」

具體而言，在第二次晤談結束前，我把握有限的時間邀請阿輝進行創作，他選擇了一張黑色的砂紙，並拿了一隻白色的蠟筆，在紙的四周隨興地進行塗鴉，線條顯得紛亂、流線、無特定的形狀，而在紙的正中央，卻出現一個明顯封閉的橢圓形，成為畫面的主體。

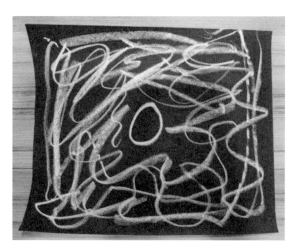

圖3　藝療師仿畫阿輝的塗鴉

阿輝當下並未對此圖像做進一步的描述，不過，我對圖像的詮釋為：或許阿輝正藉由這兩次的輔導晤談，引發他對自我狀態的覺照，即便目前的他仍處於一個混亂過渡的狀態，圖像中央鮮明的橢圓形，是否意味著阿輝慢慢探尋生活的重心和焦點。

　　第二次晤談結束後，我觀察到以下現象：阿輝一開始否認晤談可以帶來效果，直到過程中與藝術治療師產生互動，開始願意配合創作，或許平行反映出阿輝起初對安置機構活動的抗拒，進而參與其中體驗學習的意義，那樣需要時間的催化和外在資源的介入，阿輝才能有所準備去整理自己。另外，藝術治療師運用投射性圖卡和創作的引導下，開啟阿輝主動投入對自我內在的連結與探尋，後續的自我關照才有可能漸漸成形。我相信，互信的治療關係潛移默化地對他產生了影響力。同時，他快速塗鴉的線條或許代表自己目前的混亂狀態，但在帶點困惑的亂畫裡，也從畫面中央的封閉橢圓形狀看到一種篤定與清晰。阿輝似乎可以看到周邊的雜亂無序，也可以覺察到中央的鮮明穩定，雖然他當下未透過言語多做表達，也可能代表他對自我的一種掌控和選擇，這需要時間去沉澱才能更見清晰。

　　由於阿輝除了有使用毒品經驗，也坦承有交易毒品，兩次晤談的確不足以有足夠資訊進行結案評估。兩個月後，我有了機會再度與他晤談，終結和阿輝的短期輔導歷程。

　　**在第三次結案回顧晤談時**，我探問阿輝的近況與在安置機構的情形。他表示開心，並面帶微笑地訴說：「目前狀態還不錯，在安置機構也只剩下兩個多月就結束了，在班上也擔任幹部與小老師。原本因為曠課與記過，導致有很多科被扣考，覺得過完二年級的機率很小，也不想來學校，因為春暉輔導緣故，加上安置機構規律作息與輔導，逐漸覺得學校沒有那麼無聊，到二年級也沒有被扣考的情形，而且成績都有通過。」聽到阿輝這些自述的進步，我感到很大的鼓舞！他的轉變，讓我深刻感受到輔導的效果！也看到春暉專案工作對青少年帶來的正向影響！我深信會有這樣的成效，**系統的分工合作對當事人的成長，扮演極其重要的關鍵角色**。

　　我把握第三次晤談時間，邀請阿輝說說他接觸菸、毒品的感受。當時他平靜地側躺在晤談長椅上，看著天花板，緩緩說著他接觸檳榔、吸菸與第一次接觸毒品的感覺，還有使用的感受。我也進一步了解他是如何從事毒品交易，還有如何判斷路人是否有接觸毒品的經驗，以及他對接觸毒品行為的想法，過程中，我進一步嘗試去評估他再吸毒的可能性，還有可能的脆弱因子。我發現阿輝對我的詢問能給予回應，也願意去創作，並表示希望不要再被警察追，也不希望再與司法有關聯，我當時也分享了一位教

授的勵志經驗，鼓勵阿輝朝積極人生發展。阿輝於晤談中也提到，未來想當講師在臺上授課，甚至分享自己過來人的經驗與故事。

綜觀三次晤談，從第一次晤談時知悉他被扣考7科、不想上學，到後來結案晤談，得知他沒被扣考且成績都能通過、想完成學業，有繼續就學的意願，甚至想擔任講師分享他的經驗，讓我深深感受到，身為一位治療師，透過輔導工作對一位素昧平生的當事人呈現真切的關注時，是可以激發影響力，並且讓一個年少的生命產生自我覺察，進而促進改變的可能。兩、三次的輔導互動，看似短暫，但小小的漣漪也能推波助瀾，種下一顆良性的種子，等待過程中可以發芽、成長、茁壯！協助當事人的過程，治療師也被個案的改變鼓勵了！而這也是激勵我能保持熱忱，並持續投入助人專業的良善反饋。

## 與小威相遇

和個案小威的相遇，也是透過高中校內春暉輔導轉介。首次碰面是在輔導中心的辦公室，印象最深刻的是，他身上一整片的刺青和大剌剌的坐姿。初次晤談主要在建立投契關係，小威坦白道出接觸毒品的經驗，談及群聚鬥毆的場面，以及從事法律邊緣的相關活動，與金錢交易等讓我替他捏把冷汗的非法事件，同時也得知一些他沒有讓家人知道的故事。

然而，才與小威晤談一次後，就聽到小威到校出席率不佳，有時候他在班級的態度讓導師不知如何進行班級管理，接著就傳出小威辦理了休退學。因為實在覺得可惜會來不及有機會和小威透過輔導工作，讓他可以對個人生命有更多的思考，做更好的選擇與決定，我立即把握在他離校前約了第二次晤談。第二次晤談離去前和小威道別，印象最深刻的是他對我說了一聲：「後會有期。」短短的一句話，當下內心OS：「對於助人工作者來說，不太確定短期輔導對個案是否有助益，也不知道他這麼說是因為感受到輔導者的用心，希望未來有機會可以再見面，還是只是江湖上用語？」

沒想到事隔多年後，為了回顧曾經輔導過的春暉青少年，和取得個

案同意匿名呈現輔導過程的緣故，有機會與小威再相遇。我決定寫下與他的互動歷程，理由是有部分類似小威的學生接觸毒品後，尚未完成春暉輔導，就因為其他因素離校，之後也可能未有機會再就學。我相信即便僅是短暫的兩次面談，一位輔導工作者非批判式的關懷互動，與青少年生命成長階段的遇見和工作，對彼此都是十分珍貴與難得的經驗。

　　電話中和小威家長聯繫時，取得他們的同意。根據案母關心小威的口吻，希望我可以透過晤談協助她的兒子，我能清楚感受到一位母親對孩子的愛和關懷。我與小威約在一個戶外空間見面，因疫情期間戴著口罩，小威遠遠走來，我格外感動我們真的「後會有期」了！

　　小威表示，自高職離校後，就沒有再升學，雖然曾經有再就學念頭，但年紀大了，目前也在朋友那邊工作，就沒進一步考慮。他坦誠地聊著個人的經歷，也透露許多不會、也沒讓父母知悉的事。小威表示，後來不再碰毒品主要還是出於個人意願，雖然當時離校後偶爾還有再接觸毒品，但發現錢來得快、去得也快，漸漸成熟的小威，慢慢也就離毒越來越遠。

　　青少年的可塑性高，能把握時機協助春暉當事人，成效是可能出現的。尤其對於未能在就學期間完成春暉輔導的學生，若有轉銜機制可以由相關社福或衛生所等機構，協助當事人離校後的輔導結案，或是離校後給予相關的教育課程、生涯輔導，或許可作為針對春暉青少年族群再犯的一種預防策略。

## 反思與總結

　　阿輝的例子讓我看見即使短期輔導，也可讓案生對輔導的作用產生正向感受，給予他們重新思考生涯決定與方向的機會，亦在他們生命裡埋下一個希望與可能的種子。前兩次的輔導晤談著重在：關係建立、了解案生接觸菸與毒品相關的經驗、脆弱因子與如何預防再犯，第三次的延伸晤談，與結案大約相隔了兩個月的時間，可評估與再增強輔導效果，讓輔導的歷程更完整。雖然短期輔導介入對於能夠有多少程度降低再犯的可能，無法有全然的保證，但後續的追蹤機制或透過班級輔導活動進行宣導與防

治，相信也可做為加強與確認轉介議題已達到某種程度的效用和穩定。

　　晤談期間的某些時刻，我留意到阿輝偶爾會在輔導室外面出現，似乎對於這個空間裡的互動，讓他印象深刻，提升了他到校的意願，還有對自己的期待。從事戒癮輔導工作的成效，或許不容易判定和被評估出來，因為常有復發的可能，只是在輔導過程當中，曾經累積的付出，相信對當事人的生命都是一個難得的經驗，特別對於像阿輝這類型的青少年，僅僅只是進行三次介入，竟可以見證他從一開始對於課程的不在乎、覺得沒有用，到最後能坦露其實課程幫助他梳理生活、規劃生涯，整體而言是能發揮某種程度的作用。

　　另一方面，在藝術治療裡，我透過仿畫過程去同理阿輝的非語言表達。下筆前，覺得要模仿他捉摸不清動向的線畫，很難畫得一模一樣，下筆的當下，則覺得自己的力道過重。回憶起阿輝一開始是不經意地用蠟筆在砂紙上塗鴉，線條漸漸形成一個纏繞的軌跡，由外而內的塗鴉，讓我感受到他的投入，也聯想到曼陀羅創作，一種與自我連結的歷程。最終，阿輝在畫面的正中央畫了一個完整的、似圓的封閉輪廓作為結束，若以符號（句點）來說，也象徵著畫完了，收筆。整體歷程從雜亂無章的線畫開始，以清晰果決的橢圓形圖結束。

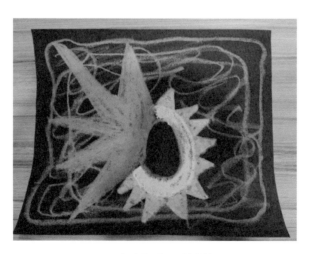

圖4　治療師的延伸創作1

　　在撰寫此文回顧和阿輝的互動時，我進行了一次的回應性創作，隨意選了橘色的蠟筆，想著仿畫時所覺察到下筆輕重差異，以及如同曼陀羅探索的隨性塗鴉，猶如畫圓，結束，意味著另一個開始。我在圖像上不設限的自由延伸創作，從畫面中橢圓形的終點連結上左半側的尖銳光芒狀塗鴉，思考著阿輝那段時間的改變，於是我在橢圓形外圍加上了一圈黃色光環與向外發散較爲收斂的綠色光芒，象徵他的韌性與蛻變。藉由仿畫當事人的圖像並延伸創作，回應性創作協助了我能換位思考、共情同理當事人，並且探索可能的介入方式。

　　事隔多年，雖不清楚阿輝目前的發展與近況，但我相信他對自己曾經不在意學業，到知道自己也可以穩定就學、不被扣考，甚至擔任班級幹部的實際經驗，讓他生命有了不一樣的風景與境遇。相對的，針對小威的春暉輔導，雖然他在中途就離開了學校，不過我認爲，初談時他有感受到我對他的在乎與用心，而讓多年後的再相遇可以和他一起回顧過往。聽到小威分享他這些年來的對毒品的想法，如何避免被檢測到用藥、毒品交易網路平臺的易取得性、夥伴網絡的影響力等，我感謝他在互動時的坦白與直言不諱。當他說輔導沒有效果時，從中知悉小威的個人主觀意願是戒用毒品的關鍵，也讓我思考到未能完成春暉輔導，後續就是個人造化了。

　　與阿輝工作的經驗激勵著我持續在助人領域耕耘，或許有人會說輔導工作，做了很多不一定有效，然而根據我的經驗，只要用心投入和眞誠相對，我便能感受到個案的進步與改變，尤其是當時我還只是一位新手治療師！即使到現在，我仍確信治療的介入是可以產生一定的影響力，其中最重要的因素就在於投契關係和治療同盟的建立，而介入方式，例如藝術治療，引導個案投入創作，自主陳述表達、思考人生並反思經驗，進而展望未來，這當中能夠取得個案的信任和共同投入，亦是成就藝療作用的關鍵。

　　總而言之，針對青少年戒癮工作，除了所規範的短期輔導介入外，可於一年後評估其再犯可能性，或輔以追蹤輔導以降低再犯疑慮。面對在輔導次數侷限的情況下，助人工作者可以做的是播下良性的種子，使其有機會勾勒出沒有毒品的個人生涯願景與生活，在當事人未來的生命中產生漣漪效應。我覺得透過聚焦的互動，亦可以促進當事人發現問題點，去思

考、面對、回應與解決，同時經驗正向的人際互動模式，對自我狀態有更多覺察，進而能做出不一樣的選擇和決定。

## 臨床觀點回顧

- **我看到個案／團體主要關注的焦點：**
  建立關係、整理接觸菸與毒品相關的經驗、察覺脆弱因子與如何預防再犯。
- **我與個案／團體主要的互動方式：**
  個案中心、牌卡與藝術媒材創作。
- **我所採用的取向或模式：**
  個案中心與折衷取向藝術治療。
- **我嘗試達到的總體治療目標：**
  讓春暉少年未來再接觸毒品的機會降至最低。
- **在整體歷程中，我的感受、想法和期待：**
  心理工作人員（藝術治療師）和當事人的投契關係非常重要！當個案能跟著藝術治療師的引導並信任過程，更能協助當事人達成輔導、治療目標。
- **我覺得個案／團體可以從藝術治療療程中獲得：**
  自我探索、認識與覺察自我、頓悟與轉化的機會與體驗。

# 第七章

# 遇見同志：偉明

## 櫃中祕密

鄺文傑

## 背景

　　在香港，表達性藝術治療師大多數是自由工作者，由於並非在某機構全職工作，服務對象相對比較廣泛。我的主要服務對象包括：特殊教育需要的兒童、受情緒困擾的青少年、居港尼泊爾婦人、身心障礙者、失智症患者等。不過我特別關注同志和愛滋病感染者，感覺上比較少治療師會去接觸他們。我從2010年開始就參與香港同志機構的志工工作，除了一人一故事劇場，還有跟同志的家長合作，創作道出他們心聲的一首歌。2015年，臺灣同志諮詢熱線協會和臺灣露德協會允許我在那裡實習表達性藝術治療，讓我對臺灣的同志教育和倡議工作大開眼界，當時的經驗有助於我回香港發展與同志和愛滋病感染者相關的表達性藝術治療工作。我將心理動力和存在主義心理學融入我的治療取向中，希望讓個案在即時即地的創作中進行探索並獲得啟發，當中可能涉及對過去的覺察和提供修復經驗，重點是讓個案在困局中看到可能性而真誠的活著。

## 同志偉明

　　偉明，是我畢業後第一個私人開業接的一對一個案，歷時兩年，一共進行了二十三次療程。當時我在臉書開設了一個專頁，主要分享表達性藝術治療和精神健康的資訊，在某一年暑假，偉明發了一個訊息給我，問

我藝術是否能夠治療焦慮，我簡單向他介紹了一下表達性藝術治療後，他才慢慢透露自己有焦慮症，希望接受我的服務，於是我跟他約了第一次見面。

已30多歲的偉明，以前當過教師，兩年之前來到臺灣讀書，開始出現焦慮，求診精神科醫生後，依循指示固定服藥。之後返回香港，沒有再尋求醫療服務，自行吃藥成效不彰，終日臥床。偉明準備重新當教師，因此希望我能幫助他面對和克服焦慮，踏出療癒的第一步。

在見面初期，我用生理心理社會模型（bio-psycho-social model）來了解他的狀況（表1），也將治療目標分為四個階段（表2）。：

表1　生理心理社會模型

| | 生理<br>Biological | 心理<br>Psychological | 社會<br>Social |
|---|---|---|---|
| 前導因素<br>Predisposing<br>Factor(s) | - 母親也有焦慮情況 | - 在家庭裡感受不到愛<br>- 對自己要求很高 | - 成長於單親家庭 |
| 促成因素<br>Precipitating<br>Factor(s) | | - 面對自己的性傾向 | - 獨自到臺灣讀書 |
| 維持因素<br>Perpetuating<br>Factor(s) | - 停止看精神科醫生，自行停藥 | - 覺得自己醜陋<br>- 抑壓情緒 | - 無法跟母親坦白<br>- 工作環境非同志友善 |
| 保護因素<br>Protecting<br>Factor(s) | | - 主動尋求協助<br>- 有堅強意志 | - 在沒動力工作的日子獲家人包容<br>- 工作讓他找到意義 |

表2　四階段治療目標

| | 第一階段<br>（次數1-4） | 第二階段<br>（次數5-10） | 第三階段<br>（次數11-15） | 第四階段<br>（次數16-23） |
|---|---|---|---|---|
| 治療目標 | - 建立治療關係<br>- 發掘資源 | - 表達、承載和轉化焦慮及其他思緒 | - 建立同志身分認同<br>- 擴展遊玩範圍（Range of Play） | - 帶來關係方面的修復經驗<br>- 建構意義 |

# 第一階段（次數1-4）

## 遇見焦慮

　　我跟偉明第一次見面是在暑假的一個週二下午，因為他剛回到教師的行列，平日的下午比較有空。偉明簽過知情同意書，同意我為他的藝術創作拍照，還有錄音。我先運用澄心聚焦的正念靜觀方式（Rappaport, 2009），隨著輕音樂引導他放鬆，將困擾自己的事情和感覺具像化後擺置到旁邊的椅子上，嘗試感受自己完好的感覺，再慢慢察看困擾他的部分有些什麼，突然之間，他叫我停止錄音，然後直接坦露他是同志。偉明跟女性交往過，家人一直以為他是異性戀，我很訝異他選擇在這個時候告訴我這件事情，也懷疑他是否想測試我如何反應，無論理由為何，可以肯定的是，這個身分對他來說十分重要。

　　偉明腦中浮現一個畫面，我引導他畫出來（圖1）。他畫的很用力，認為黑色是刺，向畫中的主角攻擊，雙面圍繞的牆壁左右移動，主角也被迫跟著移動，銀色則代表淚光，偉明說到這裡也跟著流淚，最後他為這個角色取了一個名字——大B。

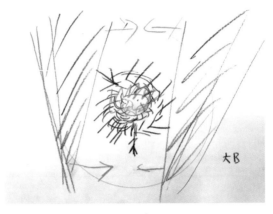

圖1　大B

　　偉明的作品反映出他的焦慮，而焦慮源自於外界，尤其是受到他人的攻擊。我當下認為進一步引導偉明梳理面對焦慮的情緒和想法會是治療目標之一，所以與他討論可以先進行十次療程，之後再看看是否要進入另一個階段。

## 想自由

　　從第二次療程開始，我都會先播放輕音樂，引導偉明進行正念呼吸和身體掃描等放鬆練習，作為開場儀式讓他進入探索的狀態。偉明在任教的學校內被安排擔任一個他不擅長的崗位，導致焦慮加劇，常常對著電腦兩個小時什麼也做不了，心跳加快又手部發抖，他形容這種突如其來的焦慮感，就像內心有一股力量即將把他吞噬。他怕被革職，擔心自己做得不夠好，怕被別人看到他的脆弱，因此在同事面前努力維持強悍的形象。一年前他從臺灣回到香港，曾經嘗試找工作卻四處踫壁，心情變得很低落，導致足不出戶，那個時候他跟家人表達想休息一陣子，家人都願意支持他的需要，接納自己身處低落的狀態。讓偉明自己感到意外的是，他終於決定重新求診精神科醫生，並意識到自己正想努力走出生命幽谷。

　　我拿出上一次的畫作，還有一堆雜誌圖片，讓偉明透過拼貼介紹大B的特質、喜好、資源等等。他認真尋找圖片也剪得相當用力，當他看到「科學怪人」一詞，索性把一整頁撕下。透過美感分析（aesthetic

analysis）（Knill, 2005），我請偉明形容一下作品和創作過程中的身心
狀態，以及讓他印象深刻的地方，在介紹每一個構成部分（圖2）後，偉
明強調圖像中間的那位是「男人」，也意識到自己刻意把「自由」放在中
央，回想創作的過程，偉明覺得好玩，可以什麼都不理也不受限制，像小
朋友玩遊戲，我認為自由就是他當前需要的，也知道過程中他的「用力」
是讓情緒有宣洩的出口。至於印象深刻的部分，偉明說他尋覓不到想找的
圖片，卻又意外找到不在預期中的圖像。我問偉明，假如作品有話想對自
己說，那會是什麼？他回答說：「面對別人的偏見，努力重建自己的生
命，獲得更多自由的空間。」偉明從藝術創作回觀到自己的現實處境，他
形容自己是一個喜歡藝術的人、有創意，也是一個會參與社會運動的知識
分子，另外，偉明認為自己是男也是女，他指著一個男人的圖片說那是他
喜歡的，似乎仍未能很坦誠的說出自己是同志的事實，因為他在學校工作
的身分讓他無法坦誠。作品似乎承載了他的盼望，詞語「怪人」和墳墓象
徵他希望一般大眾不要把某些人視為「怪」而當作禁忌或不淨，偉明希望
圖像中間的自由空間可以擴大，也希望唱歌成為受人欣賞的能力。

　　療程結束之前，我問偉明是否能找到一首歌來代表這個希望，他提出
林宥嘉的《想自由》，我鼓勵他唱出來，可是他並未準備好，我改問他最
喜歡哪一句歌詞，他大聲朗讀：「在摩天大樓，渴求，自由。」

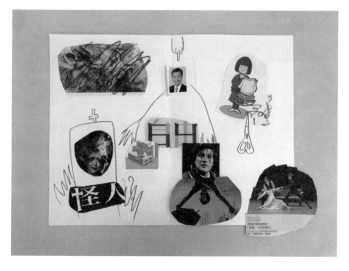

圖2　自由

　　我在第三次療程開始的放鬆練習加入發聲，並且播放《想自由》的伴奏，偉明終於勇敢將歌曲唱出來。關於缺乏自由，他想到在家裡有很多話無法暢所欲言，沒有感受到強烈的家人之愛，成長過程中在學校也欠缺歸屬感。感覺上，偉明那一刻壓抑的情感透過歌唱被表達，也在我的聆聽下被涵容，而他的渴望需要被賦能，歌詞「可是現在抱的你是暖的」，讓他的內心感到溫熱，即使遇到困難也能繼續前行，我當下發現流行歌曲能帶給偉明力量。

## 探索曖昧

　　第四次的療程，偉明跟我分享兩首最近他喜歡聽的歌，一首是林宥嘉的《天真有邪》，另一首是王菲的《曖昧》。他解釋，《天真有邪》講述的是人在經歷一些事物後，沒辦法再變回單純之人的心境，他認為小朋友煩惱比較少，一旦進到人生的下個階段就無法回頭，我感覺偉明好像卡在長大成人之前的過渡期；而《曖昧》這首歌呈現的是愛情卡住的狀態，不知道下一步會怎樣，有吸引之處但又令人懼怕，這種未知而缺乏安全感的狀態就是他焦慮的所在。然而，偉明看到未知的背後是無限可能的創造，但是創造需要很大的勇氣，對他來說，勇氣來自於想努力實現一些目標，有些人為了養家、有些人為了得到別人肯定，而他卻覺得孤獨，跟家人有種疏離感，同時身旁的朋友一一建立起自己的家庭，與他的聯繫日益減少；至於愛情關係，過去欠佳的經驗讓他覺得不太值得去努力。偉明的勇氣體現於離開香港赴臺灣讀書，他想繼續用勇氣支撐自己走下去，只是不確定勇氣還剩多少。講到這裡，死亡、孤獨、自由和無意義等存在的課題都浮上檯面，還好「勇氣」是他最大的資源。

　　我提議邊聽這兩首歌邊畫畫，《天真有邪》和《曖昧》分別體現成圖3和圖4。兩幅圖都出現一個紅色的主角，有紅色的長髮，但不知其性別，有點酷，吸著菸，卻像個小孩，這個人跟圖1的大B一樣，面對用箭頭代表的外來攻擊，他卻一直往上攀爬，像在找尋些什麼，偉明說這個人充滿憂鬱。當我問及他的作品中的這位紅色主角有沒有同行者，偉明回答說沒有，我指著路上的其他人，問他這些人跟主角有什麼相同之處，他說大家

都走在同一條路上，面對一樣的攻擊。我相信有了這種普同感，是能夠讓他不再感到隻身孤軍奮戰的支持和動力（Cass, 1984）。

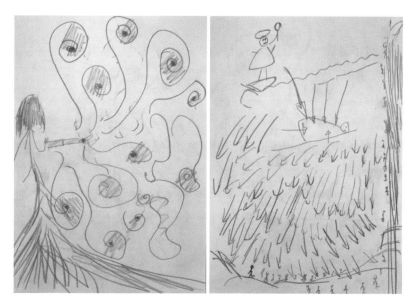

圖3及4　天真有邪和曖昧

　　當我問偉明畫中最吸引他注意的部分是什麼？他選了黃色的人。我邀請他讓黃色和紅色的兩個人展開對話。黃人用言語鼓勵紅人，紅人接受鼓勵，黃人說：「只差一點，你有的是意志力。」紅人雖感無力，但仍然試著走，跟黃人相遇使他（她）明白這世界上仍有好人、有光、有溫暖。連結到現實，我問偉明是否可以列出生命中三位帶給他光和溫暖的好人，他想到兩位臺灣的老師，還有一位同事，這些都是他所遺忘的。除了這三個人之外，我還提醒他自己本身也是很大的支助，他認同的說，唯一對自己不離不棄的就是自己。偉明第一次主動用手機為作品拍照，感覺上他有了力量可以進一步探索那種曖昧不安的狀態。

# 第二階段（次數5-10）

## 在脆弱中找到力量

　　由於偉明在第一次療程時表明不願錄音，我便提醒自己不要因為錄音而阻礙他暢所欲言。其實，錄音能讓我方便撰寫紀錄，還有檢討我與個案的晤談，因此在第五次療程開始時，我再次試探偉明的意願，這次他同意了，也許反映出他對我多了點信任，對同志身分也沒那麼介意。偉明說，他喜歡表達性藝術治療，因為在治療時格外感覺舒服，他將上一次創作的畫放在臉書與人分享，收到不少讚賞而感到開心，不過，我卻思考著要留意他是否一直在尋求別人的認同（「外求」而非「內求」）。

　　在這一次的放鬆練習裡，我鼓勵他慢慢站立起來，透過更大幅度的身體表達感受自由。我們持續探索上次畫中的紅髮人，請他自由聯想並書寫相關詞彙，然後把那些字詞分類，用樂器表達每一種類。第一段音樂，偉明用的是棒棒糖鼓，規律而急促的節奏，感覺堅強、有意志；第二段音樂，他搖動雷聲筒好幾秒，代表束縛、遭嫌棄厭惡、不受歡迎和不合群；第三段音樂，他敲了一下頌缽，那是有魅力的表現；第四段音樂是用鋁管半竹琴，象徵有型、帥氣、富創造力；最後一段音樂是同時奏起雪鈴和雷聲筒，多了一重愁苦、偽裝和膽怯。

　　偉明先形容頌缽的聲音是一種內在的平靜，他很喜歡，鋁管半竹琴悅耳而有趣，雪鈴讓人煩擾，而雷聲筒和棒棒糖鼓兩種樂器的聲音比較低沉。此時，他突然問我是否好聽，這讓我敏感的思考，偉明會不會更在意別人看到他「低沉」的那一面。

　　我引導偉明將音樂再轉換成生理動作，用身體去經驗後，再連接到現實生活。棒棒糖鼓對應的動作是作戰狀態，他形容自己有堅持和強悍的意志，一天內連續教九堂課仍然不覺得累，健身時也會堅持做完自己訂下的目標，可是他總覺得好像在刻意為自己製造優點；頌缽對應的動作是被拉扯但仍能站穩，也代表著吸引人的地方；雷聲筒和雪鈴對應的是瑟縮的動作，被人嫌棄和厭惡，隱藏有很多不可告人之事，尤其是男人不能表現出膽小、脆弱，在家人面前也無法真正做自己，有苦只有自己知道；最後鋁

管半竹琴是抽菸的動作，有型、與眾不同，我喜歡偉明這個形容，因為他需要對自己多一點肯定，同時呈現多一些自己的脆弱。最後，我請他找一個樂器發出聲音送給自己，他敲了幾下頌缽。

第六次療程，偉明跟我分享了一個夢：他跟同學們一起吃飯，其中有一位頭髮長而鬈曲的女生已經差不多完成畢業論文，但比他晚一年入學，而自己對於要完成畢業論文感到壓力，因為他除了一邊唸書還要一邊工作，不少同學都比他早畢業，他害怕最終在學業上徒勞無功。為了引導偉明用創作去呈現他的害怕，我採用「曼朵拉」（mandorla）——兩個圓形相交的杏仁狀光環，請他先在一邊畫上之前探討過的能力和資源，另一邊則是怕失去或缺乏的東西，然後再看看中間交匯的是什麼。偉明在曼朵拉中央畫了一個彩色的人物，這讓他想起一位漫畫人物，正面、熱血、遇到困難仍很堅強，然而，這個人物沒有明確的身分。偉明接著坦露他最近有點亢奮，很想隨著搖滾音樂動起來，我問他有沒有特別想起哪一首動感的歌，他回答說陳奕迅的《海膽》，這是一首關於30歲心聲的歌曲。我隨後播放這首歌給偉明聽，他一起跟著節奏搖擺，那是我第一次見到他那麼有活力。

之後，我們重回他的夢，請偉明想像性的問那位女生三個問題，他提問：「為什麼你這麼快？你可不可以幫我？你可不可以留下來陪我？」我運用空椅對話技法，請偉明提問後，坐到對面的空椅上回應，他先採取一個抽著菸、往後靠的姿勢回答說：「沒有很快，只是你比較忙，我沒有工作，所以進度比較快，我不可以幫你，老師會知道。還有，不是我不陪你，是你自己要走，如果你在臺灣我就可以陪你。」我接著問，「她」還有沒有什麼想說？「她」說：「加油，努力，可以的。」他坐回原本的位置，說了聲「謝謝」。療程結束前，他回饋說很開心有人陪他瘋狂，不再覺得孤單，也看到自己的力量，這是個開始，他希望可以沿著這條路「出發」。

## 內心的聲音被聽見

我在第七次療程中，向偉明提議他是否願意創作一首屬於自己的歌。

詞曲創作既能表達和承載情緒，也可以整理出屬於個人的意義，並讓自己心聲被聽見（Austin, 2008）。偉明表示自己有寫詞的經驗，但是自我要求甚高，怕被旋律限制了他真正想表達的，他有親戚是作曲人，曾給他一段旋律，可是他卻無法填詞。由於廣東話的音調比較多，文字本來就有既定的旋律，較難隨便填上歌詞，否則會很奇怪，我建議他用國語來嘗試，比較不受旋律所限，或試試先寫詞，後加旋律，這種做法對廣東話來說比較容易。經過我的鼓勵，也提醒他喜歡唱歌，偉明最後願意姑且一試。

　　我請他先將一些浮上腦海的詞語寫在紙條上，然後重新編排次序，再把那些詞語擴張為句子。等偉明撰寫好第一段後，我問他想用廣東話還是國語，他很有主見的回答這麼文藝的詞應該用國語。接著我再問他節奏是快是慢，他選擇了慢板。我用吉他奏了一些和弦，他即興創作了一段旋律，偉明似乎相當投入，繼續要求創作第二段旋律，也主動想要錄音，以便讓他回去反覆聆聽後填詞。偉明認為填詞是一個包袱，他對這方面的要求很高，但當他捨棄慣性的寫詞方式後反而輕鬆，偉明形容那種感覺好像是在一條暗黑的路迷失了，然後突然見到光明，另外，他覺得我很用心引導他，所以覺得要更努力突破自己，同時看見自己的勇氣。偉明也領悟到生活中到處都可創作，以教學為例，成功經驗往往成為包袱，就怕之後不能達到他人的期望而失落，帶著初心才會更隨心，因此會認真思索束縛這件事，期許自己能掙脫枷鎖。

　　第八次療程，偉明沒有帶來進一步完成的詞曲創作，不過，他表示想唱陳奕迅的《人來人往》，那是一首他年輕時會聽的歌，以前覺得這首歌是在談男女分手的情感，現在則覺得這首歌說的是30歲的孤獨，他想到自己的孤獨。偉明提及自己時時刻刻都在防備，即使在學校受人愛戴，仍舊恐懼被人知道他的同志身分，深怕沒有人會明白他。性傾向可以被視為光譜，我讓他把光譜畫出來（圖5），感覺一下自己想身處的位置。偉明情願遠離真正的自己，也希望換來被愛，因為從小就不曾感受到愛。

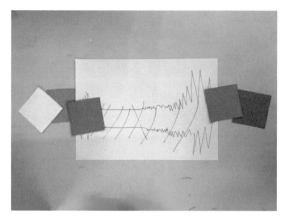

圖5　光譜

　　第九次療程，偉明完成了創作歌曲，他是在某一天打完球回家的路上，突然靈感泉湧，哼哼唱唱出來的。我為這首歌配上和弦，音樂是小調，歌詞是這樣的：

夜來夜去，燈影雨花，溼潤了誰眼眶
霧起霧散，風黑樹白，翻起滾滾衣衫
我夢見了光，在迷糊之下，燃燒一場災難
我看見了暗，在流離之下，擁抱一地蒼茫

　　偉明覺得這首歌表達人不穩定的狀態，在追尋夢想的過程中失去很多東西，但相對的，在暗黑之中也可以看到其他可能，這是一種飽經蒼桑的人看淡一切的冷靜。偉明反思創作歷程，體悟到不要強迫自己，隨性一點反而較易完成，這首歌他與本身是音樂人的親戚分享，對方也給予正向的回應，他因而感到開心和期待，並且感動於自己對此事的用心投入，在高壓的生活環境下找到了情感宣洩的出口。此時的偉明，似乎十分需要別人的認同。

　　第十次療程，偉明告訴我，親戚聽了錄音後把伴奏改了，對於自己的音樂創作更感滿足。我們按原定計畫做一個總結，回顧了這十次療程，他形容有高山低谷，像是一段追尋的過程，從最初的高度焦慮，慢慢有了安

全感，到後來有開心滿足，從中他看見自己的潛能，知道別人肯定他的是什麼部分。焦慮比開始的時候少了許多，唱歌、畫畫和寫作都能讓偉明紓壓，他覺得自己正向多了、健康多了、熱心多了，也意識到自己的意志是最大的資源，其餘的優勢力量來自於工作上的滿足，還有家人、臺灣的朋友和一兩位同事。對於將來，偉明希望可以再勇敢一點，參與社會運動，讓身邊的人知道自己是同志，並證明同志一樣可以很優秀。「自我認同」將會成為我們下一階段的治療重點，偉明對於在進入下一個階段的療程前，想休息一陣子沉澱一下，我引導他以未來的自己寫一封信給現在的自己，當作暫時劃下的句點。專注落筆書寫的他，不再像之前那麼用力，多了一些彈性和溫柔的力量，偉明的信鼓勵自己要有自信，能勇敢面對未知世界，也能勇敢參與社會倡議，爭取同志的福利。我感動於他的文字，偉明也因為我的感動而為之動容。

## 第三階段（次數11-15）

### 喜歡異性？

　　九個月後，又在暑假快結束時，我突然收到偉明的訊息：「想找你做治療，最近情緒很差，可以儘快安排嗎？」我們的第十一次療程還是先從放鬆練習開始，熟悉的開場儀式可以讓偉明更快進入治療的狀態，同時安身定心。偉明告訴我最近有一位女生喜歡他，對於無法跟她坦白自己是同志，他感到辛苦。從小都是乖孩子的偉明，不知道為什麼自己要承受這種痛苦，同志身分是刻不容緩需要被探索的議題。

　　偉明認為自己是雙性戀，相處方面比較喜歡跟女生在一起，但性方面比較喜歡男生，他覺得矛盾和悲傷，身邊沒有人能理解他。我請他畫下一個時間軸，道出過去曾有過的四段情感關係，前兩位是女生，後兩位是男生，他提到第一次跟男生在一起，對他傷害很大，但這位男友讓他認識了同志這個群體，進而認識自己更多，並且確認自己比較喜歡男生；第二位男友跟他的關係比較完整，但對方情緒較多，偉明認為在關係裡，被對方

重視很重要。只是，那位女生越主動追求，他越發辛苦。

　　第十二次療程，我運用澄心聚焦法引導偉明先從身體出發，他感覺自己想哭卻哭不出、想吐又吐不出，偉明找了一個象徵物代表這樣的感覺——惡臭的嘔吐物。我邀請偉明用聲音將「嘔吐物」吐出來，他「啊」了四次，我齊聲（unison）陪伴，他一次比一次大聲，感覺放鬆許多。偉明之後在腦海中閃過一個新意象，他跟那位女生一起吃火鍋，坐在身旁的她親密地餵著他，我請偉明用戲劇演繹出對話，他對女生說：「你越刻意去撈，就越撈不到。」我提問這句話跟他自己有何關係，偉明想了想回應說：「應該隨性一點。」可是隨性並不是他熟悉的。偉明是個左思右想舉棋不定的人，容易鑽牛角尖而看不見其他可能性，缺乏「遊玩範圍」（range of play）（Knill, 2005），我將治療目標之一放在能透過藝術創作，擴展這個欠缺的彈性空間。我邀請偉明在沾溼的畫紙上隨意用廣告顏料繪畫，他很快的在紙上塗了藍色，但在接續的混色過程中猶豫不決（圖6）。

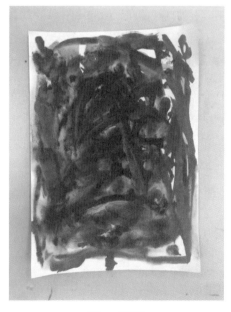

圖6　猶豫

　　我再請他用身體動作去表達「猶豫」（難隨意）。他先自在的擺動身體，然後徐徐彎下腰，再用雙手壓在額頭兩邊，表現辛苦的感覺，請他為這樣的辛苦發聲，他卻發不出來，我再鼓勵偉明，他終於大喊了兩聲後，開始左右手交替拍打柱上的保護墊，身體才慢慢放鬆起來。

　　新學年開始，我們展開了第十三次療程，我想進一步增強偉明身體動作的隨意，引導他進行身體塑像，輪流擺出姿勢，用動作回應對方，建構兩人新的關係。偉明很喜歡這個練習，覺得好玩，一開始著重美感，會想到如何擺才能構成好看的電影畫面，之後才比較隨性。或許是即興的動作讓他鬆懈下來，他突然告訴我，如果現在連學校的同事都知道他是同志也OK。我心想，這是偉明一個很大的轉變和突破，他接著提到小時候被攻擊、被欺騙的經驗，以及最近認識的一位同志朋友讓他覺得溫暖和可靠。透過即興動作和對話，偉明彷彿能放鬆的去相信別人，更重要的是，能相信自己的感覺。在這次療程裡，偉明完全沒有提及那位喜歡他的女生，直到我主動提問他們之間的進展，他輕描淡寫的說就順其自然。不過，偉明認為目前最大的障礙，其實是如何向媽媽坦白，我認為，重點並非一定要跟媽媽出櫃，而是如何衝破內心障礙，如其所是的接納自己。

## 坦承的面質

　　第十四次療程，偉明想延續關於愛情關係的探索，他認為愛情像刺蝟（延續第六次療程提出的海膽），太近會不舒服，可是在一起能互相取暖。因為聊到了關係「距離」，我採用戲劇元素引導兩人站在一條直線上，並且彼此輪流在線上行走，可以背對，也可以越過對方。在嘗試不同距離後，偉明認為最理想的狀態是相隔一公尺之遠，我擺了兩張椅子，一張讓他坐在上面，另一張請他幻想有個理想對象正坐在他面前，偉明認為理想對象要是善良的、會關心他、欣賞他、了解他，包容他的過去和缺點。我問他是男還是女，偉明不假思考就說是女生。我在想，是不是某個部分的他又逼他打回原形，以他對我的信任，我當下覺得可以提出面質，於是我接著問，在性方面比較喜歡跟男生還是女生，他直接回應說男生，其實他早就提過。為了讓他有更深的感受，我進一步引導他想像對面椅子

上現在坐的是男生，想一下他希望對方有什麼特質，他說，對方會依靠他，有一般女性的細膩，這時，偉明好像恍然大悟，他喜歡的是有女性特質的男生。

第十五次療程，我將一張A4白紙對摺，請偉明在左半部畫下他認為跟理想男性一起生活的感受，右半部則畫跟女生在一起的感覺（圖7）。

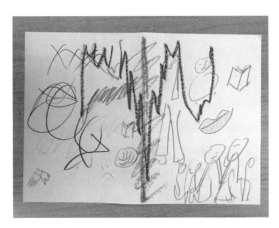

圖7　兩種關係

完成後，偉明回應他比較喜歡左邊，線條雖凌亂且抽象，但帶著一種自然的美，他接著看著左邊的畫面，即興唱作一段旋律，並寫了一段關於「我喜歡」的文字，肯定自己是同志的身分，同時也看見自己其實需要被保護。

慢慢的，我逐漸梳理出偉明似乎有些期待和渴望，以及傳統觀念和思維是讓他被綁住的重要原因，在最後一個治療階段，我把重點放在導引他修復從小到大所缺乏的肯定和自信。

## 第四階段（次數16-23）

### 你可以哭

第十六次療程，偉明再次提到自己在關係中總是會放大對方的缺點。

我問他小時候何時開始意識到會有批判人的習慣，他回想起中學時期就不喜歡愚笨的人，或許這就是自己的陰暗面，換句話說，深怕自己成為這樣的人。偉明進一步解釋，自從開始閱讀文學和歷史後，變得更為批判，在我看來，那不一定有因果關係。我問偉明是否能回想小時候被批評的經驗，他說大概10歲的時候練習寫書法，如果寫不好爸爸會打他，那時爸爸經營的生意狀況不佳，心情壞便容易動手。我請他放一張椅子代表兒時的自己，偉明面對著椅子，開始哭了起來，一直說對不起，我在他身旁給予支持，可以盡情的哭泣，之後，我拿了一個抱枕給他，偉明抱得很緊，我輕輕拍著他的背安慰，同時問他有什麼想跟這位小朋友說的，他簡單地說：「不要哭，要堅強。」我再次提醒偉明，小孩可以哭，他也可以哭，並鼓勵他告訴那位小孩「你可以哭」，他卻猛力搖頭說：「這樣會被爸爸打。」此時，我向偉明強調，這裡是安全的，對於一個10歲的孩子來說，哭泣也是完全合理的。於是，他對小孩說出「你可以哭」，並把抱枕抱得更緊，同時回饋說，自己慢慢意識到或許是這樣的故作堅強造成他現在的個性。

## 隨意順心

在第十七次療程裡，我邀請偉明透過戲劇演繹，將我塑造成他希望自己未來變成的形象。他指示我把右手放胸前，左手插袋，這樣的姿勢讓他聯想到領袖的角色，他期望這個領袖是可靠的、有幹勁的，但不想成為一味指出別人不好的領導者。在此之後的幾次見面，我們透過身體表達進行了一些於先前療程中曾經經驗過的創作，感覺他更隨意順心，不再懼怕未知，也用不同的風格唱起一年前寫的歌。偉明形容過去的自己很灰暗，但現在有如原住民圍著火堆跳舞，多了人與人之間的連結關係。他提及自己與媽媽相處的時間變多了，不開心的時候也有朋友可以陪他聊天喝酒。有一次在家庭聚會中，音樂人親戚還請他表演自創歌曲，他感到十分開心，因為這是他小時候的夢想。偉明進一步透露他在臉書上有分享歌詞，部分朋友回應說他的寫詞風格很「大陸」，不過，他不覺得是貶低，也不再那麼介意別人怎樣看他，因此生活更加隨心自在。偉明也把療程中所學習到

的正念靜觀練習，應用在日常的自我調壓中，他緊張和焦慮的幅度與頻率緩和下降，甚至可以停用精神科藥物。

## 總結與反思

　　第二十三次療程是我與偉明最後一次的見面。我請他預先準備一首可以總結這整體過程的歌曲，偉明選擇的是林宥嘉的《飛》，最後幾句的歌詞是這樣的：「誰不是獨自去尋找未來，誰不是獨自去學會勇敢，我會記得沿途有多精彩。」偉明透過最後的回顧，發現起初的自己狀態很混亂，現在感覺踏實許多，也承認一直以來身邊有不少人支持著他，另外，他也看到自己有很多負面情緒，但並非壞事，例如：適當的膽怯可以是謹慎。偉明最終認清了自己是同志的身分，並且釐清會影響他情感關係的干擾因素，對於未來，他學會了不怪自己、不怪別人，能勇敢的往前尋覓。

　　藉由偉明的故事，我體認到個案往往帶著表徵問題來接受治療，身為治療師的我，需要有充分心理準備去承接療程中的起起伏伏，以及隱藏在波動起伏下的「冰凍三尺非一日之寒」的深層議題。對偉明而言，無法認同和接納自己的同志身分，便是一個影響他身心狀態的關鍵因素。根據過去幾年的工作經驗，我發現不少個案若沒有在青少年發展階段好好探索性傾向議題，並且獲得支持和接納同志認同，那些被抑壓的情感和想法，往往會成為日後人際接觸和社交互動的阻礙。藝術能營造安全感，讓難以啟齒的部分獲得釋放和表達；藝術也能穿越時空的限制，讓創作者重新審視和放下過去受批判的經驗，帶來重新掌控當下和未來生活的能力，讓更多可能性得以被看見，也為生命賦予新的意義。

## 臨床觀點回顧

▪ 我看到個案／團體主要關注的焦點：
　減少焦慮，尤其在意自己的同志身分。
▪ 我與個案／團體主要的互動方式：

表達性藝術治療（視覺藝術、唱作、舞動、戲劇、文字創作等綜合運用）。

• 我所採用的取向或模式：

結合心理動力和存在主義心理學，加上如澄心聚焦的正念靜觀手法。

• 我嘗試達到的總體治療目標：

確立同志身分認同，擴展遊玩範圍，帶來關係方面的修復經驗，建構意義。

• 在整體歷程中，我的感受、想法和期待：

探索同志身分的過程一點也不容易，可能呈現出強烈的孤獨感之餘，也可能要處理到童年沒有好好被愛的經驗，另外治療師也需要時間慢慢取得個案的信任。

• 我覺得個案／團體可以從藝術治療療程中獲得：

在充滿未知的藝術創作過程中獲得了自由，確立了同志身分認同，懂得真誠的做自己，並擁抱各種情緒和想法。

# 參考文獻

Austin, D. (2008). *The theory and practice of vocal psychotherapy: Songs of the self*. London: Jessica Kingsley Publishers.

Cass, V. C. (1984). Homosexual identity formation: Testing a theoretical model. *The Journal of Sex Research, 20*(2), 143-167.

Knill, P. J. (2005). Foundations for a theory of practice. In P. J. Knill, E. G. Levine, & S. K. Levine (Eds.). *Principles and practice of expressive arts therapy: Towards a therapeutic aesthetics* (pp. 75-170). London: Jessica Kingsley Publishers.

Rappaport, L. (2009). *Focusing-oriented art therapy: Accessing the body's wisdom and creative intelligence*. London: Jessica Kingsley Publishers.

# 第八章

# 遇見失落：玫紫

## 編織生子夢

紀昀

## 背景

　　自從我有記憶以來，我就是個容易傷感的小孩，或許是2歲經歷的嚴重意外傷害，讓我從兒時開始就敏感於任何形式的失去。這道心裡的傷似乎總結不了痂，一掀開就是一陣痛楚難耐，這條由傷疤化成的蛇在我心裡作祟，而我卻對牠束手無策，只能任憑牠在心裡引發滂沱大雨。不過，也因為兒時這段深刻的身體受苦經驗，我也發現我從小就有「苦人所苦」的特質，甚至容易因體察到他人內心之苦，而為生命的悲苦感到強烈悲傷。不可否認，我從小就是個悲觀的孩子，這樣的性格在我的成長路上像烏雲般壟罩著，直到成人期都沒有散去，而我也一直努力學習想找到方法，希望能與悲觀、容易感傷的個性自在共存共處。如今，我能坦然接納自己特質的真實樣貌，而我也感受到它帶來的生命力量。

　　藝術創作是讓心靈停泊的岸，在藝術包容寬廣、充滿想像的無限可能中，日常生活裡的哀傷、煩憂、恐懼、憤怒及煎熬，種種被壓抑許久的情緒，都能在自由的創作中獲得宣洩、淨化與昇華。陶土與我的童年記憶有深刻連結，我熱衷於將溼滑、柔軟的陶土塑成各式形狀的容器，好似能將各式各樣天馬行空的幻想放入容器之中。藝術之於我就像是一座忘憂森林，在這片森林裡我被大自然允許忠實地做自己，所有煩憂都能向這片森林最隱密的樹洞傾吐，而這個安全又充滿幻想的心靈空間，是引領我進入藝術治療學習之旅的美妙入口。

　　藝術對我除了具有療癒的功能外，藝術創作也像是我心靈表達祈禱、

傳送祝福意念的寄託，有時我會期望自己製作的手作物能成為護身符或信物，守護我欲贈予的對象。此外，我也特別喜愛織物獨有的溫暖、柔軟、厚實的質感，織物對於人類來說是「保護」、「庇護」的象徵，能帶給人安心、撫慰的感覺；再者，運用絲線穿針對布料縫合修補，似乎也能隱喻「修復」、「連結」的意涵。我想針線可以縫補布料的缺口，那麼或許，藝術創作也能成為心靈的針與線，能藉由藝術創作幫助人們與失落重新連結，慢慢修復心靈的傷。

在我的世界觀裡，我相信生命的相逢聚散，都來自於緣分冥冥中的安排，與個案在治療室中的相遇亦不例外。我的創作時常出現大大小小的圓，圓在創作中的意象就如同祈願，希望我在生命裡每段遇見的緣分，都可以如其所是的圓滿，這份意念也是我想對關懷對象所表達的深切祝福。反思我在陪伴個案的過程中，我發現藝術治療師自身若有糾結未解的心結，無可避免會受到個案來談主題影響，而引發個人過去未竟事宜，此時，藝術治療師如果對自身的反移情缺乏妥適處理的能力，就可能會使得個案無法獲得治療的全然益處，甚至受傷。因此，藝術治療師的自我照顧與覺察成長，是助人專業必須被重視的一環。

我在就讀藝術治療研究所時期，曾藉由創作十八週的曼陀羅繪畫來覺察內在狀態，這段以曼陀羅繪畫來關照自己的歷程，我經驗到透過自我對話進行內在修復的過程，藝術創作幫助我一點一滴轉化生命的種種失落，並賦予失落事件別於以往的個人意義和新觀點。因此，我覺得身為藝術治療師應該保持不間斷的藝術創作習慣，並藉由回應性創作見證個案的生命故事，除了能透過作品的鏡映進行自我照顧、情緒安撫及梳理思緒外，亦能作為藝術治療師在專業工作中進行自我督導和專業反思的有效方法。

對我來說，在治療室中與個案的相遇，就是在彼此生命苦旅中難得的相逢，同行一段人生路的重要旅伴。我深信個案與藝術治療師一樣，天生就擁有自身與生俱來的內在智慧，也因此個案與藝術治療師在治療歷程中，應受同等的重視與對待。藝術治療師與個案的治療關係，扎根於藝術治療師對個案的「治療之愛」，也就是藝術治療師對個案穩定一致的真摯關懷，藝術治療師對個案的深度理解，來自於藝術治療師對個案語言及非語言訊息的細膩貼近，藝術治療師對個案內心世界的共情共感，和其對個

案生命的全然信任與支持，照耀出兩個生命體在藝術創作中真實相會的溫暖光輝。

　　如同Catherine Hyland Moon 所認為，藝術治療師應運用自身獨特的專長，理解個案所表達的內容與行動故事，就是透過藝術治療師自身的美學敏感度，精準地調整自己理解個案的方式，藝術治療師對藝術的熱情可以轉換成服務他人的同理，透過運用藝術敏感度，藝術治療師能夠欣賞個案的行為和故事背後所展現的生命之詩（吳明富、周大為譯，2017）。故個案能透過藝術創作表達內在複雜、糾結、幽深的情感，在藝術創作的催化、敘說、陪伴和見證中，藝術治療師得以慢慢走入個案內心，一步步理解個案的生命故事、內在核心需求，並有機會探索個案的生命困頓之所。

　　由於回應性創作能促進藝術治療師發展對個案的同理、澄清感受、情緒覺察與分化，以及作為對整體藝術治療歷程的關照和探索，所以我便嘗試針對一位藝術治療個案進行回應性創作，藉由回應性創作來見證個案接觸藝術治療後悲傷調適歷程的變化，亦透過回應性作品的鏡映，關照自身受個案議題所觸發的身心影響與生命反思。另外，我採用單一歷程性繪畫的特性，象徵藝術治療歷程是隨時空推移而不斷演進變化的過程，所以我的回應性創作便以「單一畫布」為創作對象，意指在同一面畫布上，完成對個案數次的回應性創作，我意圖透過這面「能夠不斷持續生長的畫布」，成為藝術治療歷程之時間、空間及治療關係轉變的視覺隱喻媒介。

## 遇見玫紫

　　我與「玫紫」（假名）相遇在2017年的臺北市一所社區諮商中心，這是一所以失落悲傷關懷為發展特色的非營利機構，來訪者多為成年人及高齡長者，少部分為特殊兒童和青少年，機構亦有提供社區自殺防治關懷的電訪服務。我對悲傷輔導相關領域深感熱忱，願意嘗試深入聚焦於失落議題的接觸和探究，也因此，我與我的個案玫紫，就在這年的一個秋高氣爽的日子裡結緣。

　　玫紫是一位單身女性，黑色即肩長髮、俐落穿著，雖然即將邁入中

年，但穿著打扮卻不失年輕氣息。具有設計背景的玫紫，十年前靠自己的力量從國外留學返臺，目前從事具發展性的專業工作。她也有雙能發揮創意的巧手，對藝術創作有濃厚興趣，對美的事物有自己獨到的品味。玫紫的個性認真負責，處事比較冷靜理性、重視效率，經濟方面獨立自主，是一個十分獨立有想法的人，對於玫紫來說，「學習成長」是生命意義感的重要來源。

　　玫紫在家中排行老么，其上有兩位姊姊，她小時候在母親嚴格教養下成長，面對高壓管教的童年生活，在紙上天馬行空塗鴉是兒時心靈紓壓的出口。玫紫有時也樂於在白紙上畫出喜歡的卡通人物或是偶像明星，但她總要一個人躲起來暗中進行這個祕密愛好，也要一邊提醒自己不能被母親發現自己的畫作，否則就會受到母親一頓嚴厲責罵，這是玫紫關於童年印象深刻的記憶。

　　玫紫的母親在十年前罹癌過世，當時正逢玫紫留學回臺，玫紫陪伴母親度過生命最後階段，她成為母親癌末臨終前的主要照顧者，面對母親離世，她心中總存有一股「家，不圓滿了」的失落，對於母親留下的舊式縫紉機，她有特別的懷念之情。玫紫目前與父親同住一起，兩人關係不錯，她覺得自己與父親有許多相似的地方，放假有空時也會希望多陪伴父親出遊散心。玫紫的父親雖然高齡，身體仍硬朗自如，可是面對父親逐漸的年邁和老化，她總感受到一份隱隱憂慮和牽掛，在心裡幽幽閃爍。

　　單身一人的玫紫，看到姊姊與同齡朋友都建立起各自的家庭生活，讓她也很希望能擁有自己的孩子與家庭，但由於過去感情上的不順心，以及近年在尋找契合伴侶的困難，她決定直接藉人工受孕來獲得自己的孩子，因為她很渴望能擁有來自生命血緣之愛的連結，期待這一生能有機會與自己的孩子互相陪伴，一起組織一個幸福完滿的家，這是她心中深深的心願及盼望。

　　於是，玫紫的心願逐漸萌芽茁壯，自兩年前開始到國外求診，經多次醫療努力後終於成功受孕，卻不幸在懷孕中期遭遇非預期性流產，使得她身心深受打擊，情緒也陷入漫長悲傷。深陷失落幽谷的玫紫，感到生活失去所有希望，尤其是在一年內同時遭受職場低潮挫折，讓她的情緒受困在傷痛與逆境的迴圈，好似凍結在時空壓迫的夾縫裡，進退兩難又動彈不

得。為了穿越悲傷的失落幽谷，玫紫接受身邊朋友的建議，來到社區諮商中心尋求心理支持和陪伴。

在機構督導評估玫紫的狀況及來談需求後，督導安排我與她進行每週一次的個別藝術治療，我與玫紫總共進行了三十六次的療程，這是一段充滿感恩的歷程，我很感謝玫紫願意真誠地將她的生命故事如實展現在我眼前。玫紫用她的生命教導了我許多寶貴的人生智慧，以及面對生命無常的諸多深刻感悟。

## 回應性創作

回顧陪伴玫紫的三十六次藝術治療歷程，我嘗試以回應性創作的形式來見證玫紫的生命故事。在回應性創作的藝術表現方面，我運用單一歷程性繪畫的方法，象徵玫紫接觸藝術治療後其內在心境的變化，並以圓形畫布隱喻「心靈映照之鏡」的意象。回應玫紫的三十六次單一歷程性繪畫，皆是我逐次在同一面圓形畫布上進行的創作，採用直徑三十公分的圓形畫布，因其直徑正好與我的手臂長度等長，這段靠近可觸的距離，比喻了我與玫紫之間親近的關係。另外，選擇繪製在麻布製的畫布上，是因其表面具彈性張力，能承受單一歷程繪畫多次顏料覆蓋，使畫布能成為如實承載創作者情感的穩固容器。

每一次的回應性創作我都會拍照記錄下來，希望能藉此展現藝術治療歷程時空交疊的連續性變化，見證這首由生命與藝術交織編寫成的生命之詩。回望三十六次回應性創作，對我而言是一趟悠長深遠的旅途，這段旅程幫助我深入反思生命與失落，也在藝術創作的歷程與書寫對話當中，慢慢推進我對存在議題的思考，這些覺察持續在我生命裡影響發酵著。

接下來的內容將呈現此回應性創作之五階段歷程整合。我依照三十六次藝術治療歷程的變化，進行整體回應性創作內容的整合和命名，再順應五個創作階段的歷程脈絡，書寫對應各個階段的整合文字內容。我嘗試透過藝術圖像與文字書寫的兩者呼應，協助我對陪伴玫紫的整體藝術治療歷程有更全面的覺察、看見及反思。

## 一、初始期：朦朧・藝術滋養孤寂的谷

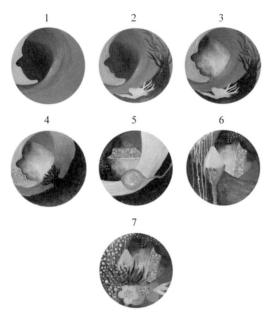

圖1　初始期：〈朦朧・藝術滋養孤寂的谷〉創作歷程

　　初始期：〈朦朧・藝術滋養孤寂的谷〉，包含第一次到第七次藝術治療的回應性創作。創作圖像首先以一個無法看見臉面的女子側臉形象為主軸，反映出玫紫與我以陌生關係開啟彼此的接觸，我僅能透過朦朧的紗看見她的內心風景。玫紫對自己有較多保留，我只能慢慢摸索了解她的方法，並一邊蒐集她粗略的生命故事輪廓，隨著信任的累積，玫紫內心世界朦朧的紗，隱隱掀開一角，一片幽暗憂傷的孤寂之谷映入眼簾，我赤著雙腳緩緩進入她內心的寂寞之谷。

　　隨著回應性創作的進行，畫布圖像上的無聲女子慢慢開口說話，女子咳出在喉嚨卡好久的黑色碎片，每片都映照玫紫心傷的痕跡，我嘗試將一片片黑色碎片撿拾起，小心翼翼蒐集存放這些鋒利的碎片。藝術的養分細細滋養了枯黃大地，玫紫在藝術的澆灌與涵容下慢慢放輕鬆，孤寂幽谷終於有了生的氣息。

　　玫紫在初始期的悲傷調適擺盪在「否認」與「接受失落事實」的兩端，符合雙軌擺盪模式認為哀傷是動態的調整過程。她在分享與非預期流產相關的失落事件時，心中深沉的悲傷、壓抑的自責會對玫紫產生強烈影響，非預期失落事件的種種細節片段，會在她的腦海中如電影般不斷重複播放，悲傷在她心中停留很長的時間無法紓解，困難的悲傷阻礙玫紫的生活適應。

　　在藝術媒材與自由創作的滋養中，我們透過作品對話慢慢產生心靈共鳴，我感受到玫紫的緊繃情緒逐漸放鬆下來。另外，我發現她十分重視作品的美感，並熟悉用藝術的方式來表達內心經驗所思所感。我在這個階段的創作中，擔任玫紫第三隻手的角色，在她需要時適時提供創作方面的協助。

## 二、啟動期：啟程・赤裸裸的真實接觸

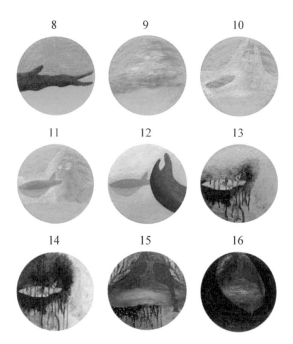

圖2　啟動期：〈啟程・赤裸裸的真實接觸〉創作歷程

　　啟動期：〈啟程・赤裸裸的眞實接觸〉，包含第八次到第十六次藝術治療的回應性創作。對於玫紫生命失落的心傷碎片，我嘗試用隱喻的創作邀請她訴說故事，隱喻能幫助她以較溫和的方式表達自己。在此階段我成爲玫紫創作歷程的見證者，隨著她主動投入創作的意願提升，我扮演第三隻手的角色逐漸退去。玫紫經常表達出低落與哀傷的心情，低落的情緒也會伴隨生理的不適感，例如：頭暈或睡眠品質不佳等，玫紫受困於悲傷無力等負向情緒，內心被一股「過不去」的聲音綑綁，也因此對現實生活產生強烈無助與無望感。

　　隨著信任關係逐漸建立，我們開展出眞誠的互動關係，我在回應性創作中以漂流木的意象比喻玫紫目前的存在處境——赤裸、孑然、無法回頭的流浪，只能被迫接受命運不可抵抗的無奈和辛酸。玫紫內心受到過去失落與現實困境的大小風浪席捲，像是隻無聲的魚在洶湧的大海裡流著眼淚，悲傷的黑將魚的軀體吞噬進黑暗的泥，幻化成一株從淤泥裡長出的含苞的蓮。飛鳥與蓮在不經意的一刻相遇了，憂傷的蓮與飛鳥因有共通血紅的心傷印記而獲得理解，獲得理解的淚水消融了蓮與鳥之間的阻隔。這個畫面象徵我們在眞誠的理解和藝術全然的涵容裡，逐漸走向深度的治療關係。

　　玫紫能夠在投入創作的時空中自由宣洩情感，允許心中無力的悲傷在創作裡停留一陣子。玫紫在創作中平靜正向的感覺慢慢開始出現，但這種愉快的經驗又很快會被悲傷與低落的心情覆蓋過去，對於此階段的玫紫來說，正向情緒似乎短暫易逝，在心情掉入低谷的時刻，玫紫也會嘗試獨自到大自然裡走走，幫助自己調適這股「過不去」的心情。她願意嘗試透過創作圖像來理解自身的悲傷，試著透過即興創作和自由書寫跟失落的對象進行對話，也練習用藝術創作的方式來照顧心情。玫紫漸漸能享受單純在創作裡遊戲的樂趣，能以不受拘束又富有創意的方式，去運用多元的創作媒材。

## 三、工作期：震盪‧生命苦痛的無垠迴響

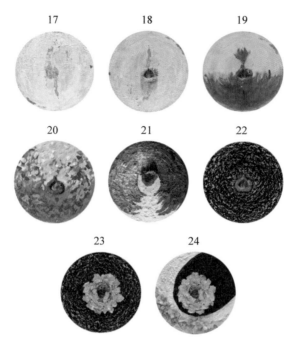

圖3　工作期：〈震盪‧生命苦痛的無垠迴響〉創作歷程

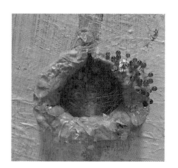

圖4　穿刺骨盆的針

　　工作期：〈震盪‧生命苦痛的無垠迴響〉創作歷程，包含第十七次到第二十四次藝術治療的回應性創作。在第三階段的回應性創作裡，我使用立體鋁箔雕塑結合平面畫布，創作形式開始由平面變成立體。我以鋁箔與膚色醫療膠帶雕塑的迷你骨盆來回應玫紫的作品，並以藍色的大頭針象徵玫紫所遭受手術與注射等醫療處遇。大頭針在作品上穿刺的一針一扎，都讓我感受到玫紫身體所承受的一點一滴的痛楚（圖4）。

　　在工作期，我邀請玫紫透過靜觀冥想與呼吸練習來覺察身體，她在靜心後感受到身體疲憊，玫紫在每次放鬆靜觀中皆能獲得身體休息與情緒平

復。我引導她從身體的觸覺動作開啟這個階段的創作，協助玫紫透過體感觸覺的經驗將焦點聚焦於「當下」的身心覺察。

　　探索靈魂是將隨機事件轉化成有意義之經驗的過程，而創造藝術作品正是將日常隨機或普通的事件，轉化為具有生命力的經驗，藝術治療師運用藝術和儀式來進行心理療癒工作，如此藝術與儀式不僅是個人想像的表達，亦是創作者與身體知覺的直接對話（丁凡譯，2014）。玫紫透過直覺啟動的鋁箔雕塑創作，探索關於自身骨盆部位的醫療手術記憶。關照骨盆腔的探索，讓玫紫聯想到十年前母親的過世，以及她在母親臨終前做為陪伴與照顧者的記憶，玫紫感到家的圓滿隨著母親離世彷彿失落了一角。

　　玫紫一邊進行創作，一邊訴說哀悼母親的離世，受到母親過世的影響，現在她會更加珍惜在世年邁的父親，但也因為心中對家的失落感，讓她盼望能擁有自己的孩子來使「家的失落」獲得圓滿。所以，玫紫在面對自己非預期流產的失落事件時，她內心不僅感到悲傷心碎，更感到自責絕望，只要見到與孩子有關的種種訊息都會觸景傷情，從玫紫的喪親經驗中，可以發現失落在個體的生命中絕非僅是單一事件而已，在悲傷者經驗到的初級失落事件發生後，後續會有接二連三不同層面的次級性失落伴隨而來（李玉嬋等，2012）。

　　除了過去的生命失落事件外，玫紫在現實工作中也遭遇急性壓力事件，在過去失落與工作壓力的雙重夾擊下，情緒上除了充滿無望感，更感受到內心對命運造化的憤怒和不公，藝術創作能幫助她平復心中憤怒和失衡的感覺，讓她的內在狀態從無力逐漸變得有力。玫紫也透過創作來探索自己在大自然中的心靈庇護之所，那裡能為玫紫紛亂的心靈帶來些許寧靜。相較於過去，讓自己在責任上過度負荷的性格，玫紫變得更加重視身心方面的需求，她重新評估自己生命重要事物的先後次序，嘗試為目前的生活調整出新的平衡。

## 四、轉化期：靜待雲散‧漸漸平穩的心靈

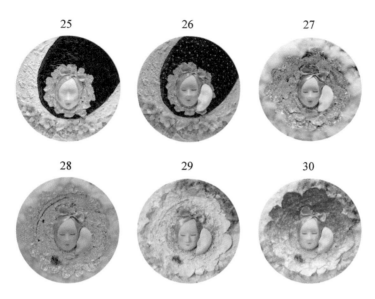

圖5　轉化期：〈靜待雲散‧漸漸平穩的心靈〉創作歷程

　　轉化期：〈靜待雲散‧漸漸平穩的心靈〉，包含第二十五次到第三十次藝術治療的回應性創作。我在此段延續上一階段使用複合媒材的創作方式，以紙面具覆蓋在雕塑作品上，透過作品回應第一階段平面創作的剪影女子。

　　在第四階段，畫布上的女子側臉轉變成半立體的正臉，女子的臉終於變得清晰可觸，這是整個治療歷程重要的轉變，象徵玫紫與我之間的全然關懷與接納，我們一同投

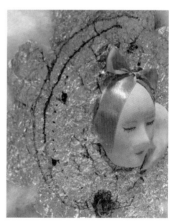

圖6　修補的縫線

入在藝術治療歷程當中。其中，我在第二十八次的回應性創作，嘗試以針線在畫布上縫紉出固定的縫線（圖6），縫補的過程十分緩慢困難，甚至有時會被針扎傷手，縫補畫布象徵修復失落的心傷是緩慢不易的過程，

意味著在治療過程中藝術治療師可能也會觸碰到自身潛伏於心的傷，與此同時，指出了藝術治療師與個案都只是一般人，就僅是在生命必然的孤寂中，萍水相遇的同道中人。

　　玫紫在轉化期的失落悲傷調適，可對應到悲傷調適任務論之第三項任務「重新適應逝者不存在的環境」。也就是說玫紫在失落事件後，需經歷許多面向的生活適應，包含與逝者重新建立關係、自我的重新認同及生命意義的追尋等。她在此階段覺察到自己一直扮演認真盡責的角色，當自己的努力沒有獲得相應的回報時，便會感受到生命無意義的虛無，而她也發現自己很重視個人修為的反省，認為自己生命意義的重要來源是內在心靈的成長。

　　關於靈性層面的探索，玫紫從小到大除了接觸一般民間信仰外，個人並無明確的宗教信仰。她的宇宙生死觀認為，當逝者生命終止後，逝者的存在同時就跟著消亡了，生者與逝者的關係也會因死亡而消融，因此死亡就是生者與逝者間，兩者連結斷裂的宣告。從Bowlby「依附理論」觀點來看，可知對玫紫來說，失去關係依附連結的重要他人，就等於失去生命整體安全感的依靠，因而隨之產生強烈的存在焦慮，進而引發悲傷、焦慮、恐懼、絕望等情緒反應。

　　玫紫在藝術治療的轉化階段，於家人陪伴下更深度接觸宗教信仰，起初她面對個人價值觀體系之外的無形，在創作中表達自身面對無形事物理性思考上的衝突糾結。玫紫在創作圖像的澄清與覺察中，慢慢找到自己在靈性上的依靠，她不僅透過信仰與逝去的孩子進行關係的連結，也透過藝術創作為逝去的孩子祈福，使她能夠相信孩子在宇宙偉大力量的庇護下，會被好好照顧和守護。她在創作中探索內在靈性生命，透過信仰的依靠作為連結逝者彼岸世界的橋梁，因為信仰，與逝去的重要親人有了新的連結，也對生命的意義有了新觀點。

　　玫紫於此階段的悲傷調適進展，能對照到悲傷調適任務論之第四項任務「重投入新生活並建立與逝者的連結」。她用自己的方式與逝者產生新連結，接下來的她才能夠擁有足夠的心理預備，在逝者不存在的現實生活中，有機會與生活裡的其他人際資源建立起新的支持性關係。

# 五、結束期：輕柔祝禱·藝術將愛連結

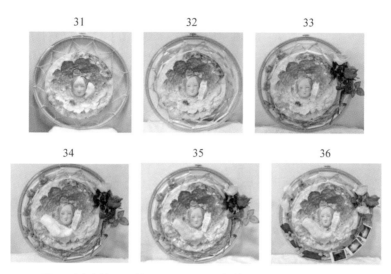

圖7　結束期：〈輕柔祝禱·藝術將愛連結〉創作歷程

　　結束期：〈輕柔祝禱·藝術將愛連結〉，包含第三十一次到第三十六次藝術治療的回應性創作。我在此階段將畫布與直徑五十公分之大型繡框結合，繡框上的捕夢網牢牢支撐畫布，使作品原有的範圍向外擴大延伸，擴展的繡框象徵玫紫要慢慢走出治療室了。我在結束期用一個多月的時間，為治療結束進行漸進的準備，我陪伴玫紫練習用自己舒服的方式，把在藝術治療裡獲得的正向經驗向現實生活延伸，鼓勵她進一步連結現實生活中具有支持性的人際資源。

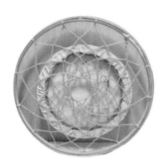

圖8　與畫布結合之大型捕夢網（背面）

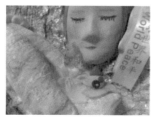

圖9　石膏手上的細節—純真的花、鑽石眼淚、眼淚形狀的家

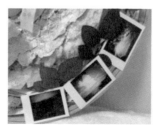

圖10　爬山所攝之拍立得組照（左至右）—風起、蝸牛雲、虹

　　藝術創作在此階段，已成為涵容玫紫生命的穩定陪伴，她在藝術當中能毫無壓力、自由自在的表達，美感的體驗是玫紫為日常生活注入動力的重要來源，玫紫在生活裡享受將藝術創作結合烹飪的樂趣，並邀請親友享用自己烹調的視覺饗宴。她的生命因為有了這些愛的融入，使她能從原本失落的困頓中，再次建構出別於以往的新經驗，並對過去的失落事件產生有意義的領悟，她也從這個過程中獲得心靈的力量，幫助自己從困頓中起身站立前行。

　　在結束期的回應性創作中，相較於其他階段，我使用更加多元豐富的媒材，並傾向以較具結構性的方式進行創作，例如：使用毛線、緞帶、乾燥花、羽毛等材料進行捕夢網的編織。編織毛線重複性的動作，幫助我感到緩慢安穩，同時提醒我自己要細心留意整體均衡，象徵治療歷程以穩定細膩的節奏逐步邁向收合。另外，我在捕夢網重複性的編織動作中，亦注入我對玫紫的生命祝福。

　　雖然我很明白，任何治療關係都必然有終止的一刻，但我相信玫紫在治療關係中所獲得的愛的感覺會是永恆的。生命因為有愛，而得以舒緩孤寂的痛處，生命也因為有愛，使人得以在恐懼中重新得力，縱使存在的孤獨永遠無法從生命中消除，但愛的關係能幫助我們練習找到安住於孤寂之中的方法。

　　在進行最後一次回應性創作時，我帶著相機爬了一座山，我走出平時習慣創作的舒適空間，以身體力行的方式跨出舒適圈，以自身的整體給予玫紫的生命全然的回應。我懷抱真誠虔敬的態度走入大自然，我感受大自然對萬物的開放與真實，亦感受到自身在宇宙萬物之中的渺小，我從中領悟到唯有願意走入生命，生命荒蕪的孤寂幽谷才得以被耕耘。

　　無論悲喜或哀樂，如實體驗是耕耘生命幽谷的良方，生命的過程因為深入其中而能幻化出千變萬化的風景——當我們願意去經歷真實的內心，有朝一日便能收到這份來自生命珍貴的奇異之禮，而我們也會發現內在的平安自在，來自於自己那顆歷經鍛鍊而逐漸壯碩有力的心靈。

　　在三十六次藝術治療的結束階段，玫紫仍保有擁有自己的家與孩子的心願，但相對於過去，總獨自承受醫療過程的孤獨與艱辛，她允許家人在未來參與、陪伴她一同經歷未知的生命旅程。玫紫發展出連結現實生活人

際關係的行動，慢慢以自己的步調及方式，建構出具支持性與適應性的新生活。

由此可知，玫紫的悲傷調適經驗符合Neimeyer之觀點，悲傷者對失落事件的意義重建奠基於個人選擇，對於意義重建的看法應建立於深信悲傷者在喪慟調適過程中，無論文化、靈性或性別等向度會成為復原之路的刺激或阻礙，悲傷者其自身就是調節工作的主要原動力，悲傷者將選擇性的擷取適合其自身的資源，並重新建構在失落事件發生後對世界的新觀感（章薇卿 譯，2007）。

## 旅程‧歷程收合

我將玫紫在五階段藝術治療歷程中的悲傷調適情形，整理成圖11「玫紫在五階段藝術治療歷程中，悲傷調適的轉變」。玫紫的每個階段皆會延續並受先前階段的悲傷調適情形影響，可知她的悲傷調適歷程是有機、持續的動態轉變，她在悲傷歷程中亦透過藝術創作探索整合內在的靈性層面。

藝術治療師Pat B. Allen 認為藝術創作除了能涵容悲傷、澄清情緒，藝術創作亦在個人生命靈性的探索中扮演了重要的角色，靈性是人類與生俱來的本能，但靈性卻通常被視為不易描繪的虛擬實體（江孟蓉譯，2013）。因此，在玫紫經歷三十六次個別藝術治療後，可透過她的悲傷調適情形與靈性四大向度對應之靈性安適關係，作為玫紫身心靈調適狀態的評估與參考。故藉由圖12「玫紫的失落悲傷調適與內在靈性向度之對應」，歸納她在經驗藝術治療歷程後，她與靈性四項度發展出的共融關係，結果顯示玫紫已逐漸提升其靈性安適的程度，朝向靈性健康的面向發展。

玫紫在經驗三十六次個別藝術治療後，其悲傷調適已能夠逐漸具備多樣的內、外在資源，協助她以更有力量、更有勇氣、更有彈性的態度，面對生命各種未知際遇的決定與選擇，也使她有較多的信心去因應人生路途上無可預料、變化莫測的諸多考驗及挑戰。

　　三十六次的藝術治療歷程雖然結束了，但玫紫與我的生命旅程仍各自繼續著，這段以生命陪伴生命的寶貴經驗會持續不斷發酵，相信未來的每一刻都有無限可能會在生命裡發生，我用手心捧著由這段美麗相遇，幻化而成的點點螢光，或許我們還是亦步亦趨走在生命幽暗的道路上，但我相信手心上的星點微光能照亮前方黑暗未知的幽徑，成為在黑暗中緩緩前行的力量和勇氣。

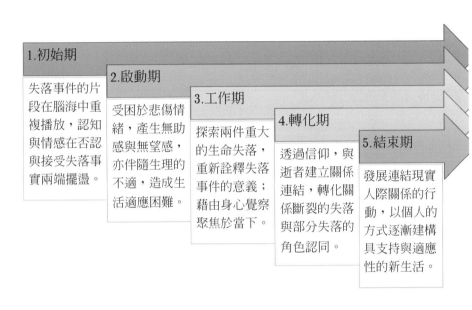

**圖11　玫紫在五階段藝術治療歷程中悲傷調適的轉變**

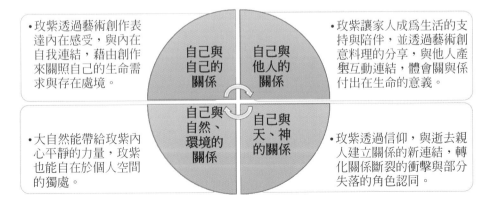

**圖12　玫紫的失落悲傷調適與內在靈性向度之對應**

# 總結與反思

在藝術治療中，藝術創作展現了個案在生命中冒險掙扎的勇氣，而回應性的藝術創作則是藝術治療師依著個案的作品，細細體會個案在創作與作品中所傳遞的訊息，以及在藝術治療師個人內心所引發的感覺，進一步將這些感受透過藝術創作的方式表達出來，以回應個案的作品（許家綾譯，2011）。

藝術就像一座橋，牽起我與個案「玫紫」間的關係，「藝術的橋」亦是玫紫失落悲傷調適的重要過度媒介，藝術與我一同見證玫紫從生命此岸到彼岸的所有發生。我透過藝術創作表達對個案與自身生命的積極關懷：

**1. 以藝術同理生命**：我透過回應性創作，設身處地同理個案生命所遭逢的困頓與逆境，亦藉由藝術同理個案在創作與媒材使用中可能引發之感受。我嘗試透過回應性創作，如實、敏銳貼近個案的內在主觀世界。

**2. 以藝術探照心靈**：藝術治療的陪伴可以是語言的溝通，也可以是非語言的創作。我透過回應性創作與個案的作品「以畫對話」，能將我對個案內在更隱微幽深的感受，藉由視覺圖象呈現出來，透過圖像的象徵性意涵進行想像性的詮釋對話，探索潛抑於內在心靈的各種無限可能。

**3. 以藝術見證存在**：我專注投入於與個案生命的同在，抱持包容、接納、開放的態度。我透過回應性創作見證個案生命的一切存有、治療歷程中的每個此時此地，並尊重個案生命的痛苦。

**4. 以藝術關照自我**：回應性創作是我進行自我照顧的重要方式，回應性創作提供我情緒表達的出口，使我能夠抒發受到個案生命失落議題引發之強烈內在感受。回應性創作也能協助我澄清自身議題與個案議題，維持並確保我與個案生命失落議題的健康界線，促進我對自我的覺察，並將焦點放於滋養個案的重要意圖。

**5. 以藝術作為認同**：回應性創作亦能作為我在專業中進行自我督導的一種方法，我投入創作與藝術的歷程保持親密的覺察，透過創作圖像的映照反思自身專業工作，並視藝術創作為個人實踐社會關懷的行動，促進我對自身的藝術家認同、藝術治療專業認同與專業學習成長。

　　我認為藝術創作是創作者對自身生命感受如實真誠的表達，我深刻相信生命的苦難若能經由創造力的轉化，將生命的苦澀如同煉金般凝煉成面對逆境的智慧，便是對生命最神聖的祝福之禮，人會在對存在之苦的凝視中，漸漸生發出心靈力量的金色光芒。

　　我以真誠、真實、全然開放的態度及不設限的立場，完成這三十六次回應性創作，作品的畫面從一開始僅僅使用流動性顏料的混亂朦朧，到後來能以多元的複合媒材進行明確具體的藝術表達，回應性作品的整體呈現由平面、半立體到立體進行演變發展，作品的歷程改變顯現出我在創作歷程中「逐漸成長有力」的意涵。

　　這三十六次的回應性創作，對我而言就像是一場神聖的徒步旅行，如朝聖般，赤著雙足緩慢堅毅的忍耐著，抱持謙遜心情，一步一腳印完成富含啟發的生命之旅。我藉由藝術創作實踐對自身與他人生命的關懷，我體認到愛的關係能為受苦生命帶來療癒撫慰的效果，也引領我對真實關係、愛與陪伴、關係的承諾、冒險與界線等重要議題有更多的反省體悟。

　　我與個案在關係裡真誠相會，不僅使個案與我皆在這段真實關係中獲得助益，並能更有力量面對生命必然的存在孤獨。再者，透過回應性創作表達對人類普世受苦經驗的真誠關懷，協助我看見、接納自身生命的有限與潛能，讓我在生命成長與專業學習上有更多反省領悟。回應性創作亦幫助我在專業學習與生命意義追尋的路上，如撥雲見日般，對前方路途感到更加自信踏實。

　　以藝術創作來關照自我是我對真實投入生活的承諾和行動，在這段近兩年的藝術創作與書寫生活裡，我順應個人內心的召喚，在身心上經歷了一段煎熬掙扎與蛻變轉化的歷程，我在創作初期產生許多自我懷疑的想法，內心如浪濤般滾滾而來的痛苦掙扎，縱使念頭不斷在心中縈繞衝撞，但因生命召喚、自身理想與生活重要他人的鼓勵，使我能在煎熬中忍耐、苦守、堅持下去，在我成功克服內在恐懼後，又重新拾回自信希望，最後依著對與天地宇宙的臣服信任，抱持謙遜感恩的心情走到整個歷程尾聲。我想這段歷程目前仍然持續發生著，就如同「圓」的比喻一般，是一段在生命中不斷生長，又不斷消逝的內在修練道途。文字書寫於此，生命的失落仍一如既往地探出頭來向我招手，但在凝視失落之際，我也明白，此

刻，我已與過往的自己不同了。

　　完成三十六次的回應性創作，悲傷對我來說仍是失落的底蘊，但實踐藝術創作的生命覺照，讓我心中的失落底蘊烹煮出更豐富多變的層次。我發現失落的全貌不全然都是悲傷，我看見失落裡有愛、遺憾、煎熬、掙扎、仁慈、珍惜、感謝、盼望、勇氣與力量。雖然生命的失落仍會使我心傷，但我也知道穿越生命失落的山谷，就如毛蟲羽化成彩蝶，使我在痛楚中獲得破繭而出的成長，這些發現，使我更加願意以真實的自己投入生活，願從真實參與並珍惜生命的每個當下，自生命的真實中領會並了悟關於此生為何而來的古老生命疑問。

　　我想，生命的解答就存在於生命當中，若缺乏親自參與永遠都無法得知其真諦，但又或許答案到底是什麼，始終都不是生命所關注的焦點，生命的焦點就在於親身參與生活的每個過程，而藝術正是我實踐自身生命始終如一的忠實選擇。感謝這段徒步朝聖之旅所有的一切發生，陪伴我走到這旅程的尾聲，一切的一切，在這段旅程中受藝術魔法般的幻化，存藏在我此時此刻的靈魂裡，幻化成我有限生命裡無限深刻的永恆。

## 臨床觀點回顧

- **我看到個案／團體主要關注的焦點：**
　個案在喪母與非預期流產的失落事件裡，經驗到親情之愛深沉的悲傷和缺失的遺憾。
- **我與個案／團體主要的互動方式：**
　建立關係的初期採引導式，隨著信任與關係的穩定逐漸採取自由創作的方式，藝術治療師成為個案創作歷程中的陪伴和見證者。
- **我所採用的取向或模式：**
　人本－存在取向藝術治療。
- **我嘗試達到的總體治療目標：**
　調適失落經驗的悲傷反應，陪伴個案與逝者建立新的關係，在現實生活中產生適應性的新生活。

- 在整體歷程中，我的感受、想法和期待：

以藝術創作見證個案生命的苦，同時也受個案生命陪伴與智慧教導。

- 我覺得個案／團體可以從藝術治療療程中獲得：

個案能與藝術創作建立起穩固的陪伴關係，也藉由藝術連結生活的美好體驗，並將此陪伴關係延伸到現實生活的人際支持網路中，以個人獨特的方式進行喪親哀悼，慢慢穿越走過失落的悲傷幽谷。

# 參考文獻

丁凡（譯）（2014）。《以畫為鏡：存在藝術治療》（原作者：Bruce L. Moon）。臺北：張老師文化。

許家綾（譯）（2011）。《青少年藝術治療》（原作者：Bruce L. Moon）。臺北：心理。

吳明富、周大為（譯）（2017）。《工作室藝術治療：藝術本位治療取向》（原作者：Catherine Hyland Moon）。臺北：洪葉。

江孟蓉（譯）（2013）。《療癒，創作開始：藝術治療的內在旅程》（原作者：Pat B. Allen）。臺北：張老師文化。

章薇卿（譯）（2007）。《走在失落的幽谷─悲傷因應指引手冊》（原作者：Robert A. Neimeyer）。臺北：心理。

李玉嬋、李佩怡、李開敏、侯南隆、張玉仕、陳美琴（2012）。《導引悲傷能量悲傷諮商助人者工作手冊》。臺北：張老師文化。

# 第九章

# 遇見癌友：小婷
## 我夢，故我在

江妍慧

## 背景

　　小婷，是一位36歲單身女性，我們初次相遇是在乳癌病友協會所舉辦的美術館藝術育療團體，那時，我是團體的觀察員，從旁協助領導者準備媒材和聯繫相關人員。第一次遇見小婷，感覺她是個健康又有活力的女生，她有著柔和的聲音和開朗的笑容，談話間總是帶著微笑，給人相當隨和好親近的感覺。

　　很難想像年輕又爽朗的她，曾經歷一次又一次的生命難關。小婷在35歲時因為自我檢查發現了乳房硬塊，於是到醫院就診，經過醫師診斷為乳癌第二期。她前後經歷過了半年的化療、兩次的手術局部切除病灶、標靶治療、放射線治療和荷爾蒙治療。所幸在治療之後她的病情穩定，僅剩下服用荷爾蒙藥物治療，並且每三個月至門診追蹤一次。由於開刀和藥物副作用，使得小婷有著程度不等的生理困擾，其中包含：頭部脹痛、記憶力衰退、視力模糊、耳鳴、心悸、胸悶痛、膝蓋關節疼痛等狀況，此外，在生活上身體也變得比較容易虛弱疲倦，上下樓梯、提重物和長距離的步行，與罹病之前相比都變得較為困難，即便存在這些症狀，小婷還是可以獨立維持正常的生活作息。

　　然而罹患乳癌所帶來的衝擊，不僅僅是表面生理上的改變如此簡單，因為罹癌之後生活出現了許多變化，心理壓力也隨之產生。由於手術切除乳房，造成女性性徵外觀改變，手術後遺留下的疤痕，以及放射線治療造成局部的膚色改變，這些都使得小婷擔心身體形象改變，害怕自己魅力減

退。此外，因為接受一連串的治療必須留職停薪在家休養，經濟上也產生壓力，促使她必須在休假結束後趕快回公司上班。只是，她早已對目前的工作感到十分不滿，覺得難以和同事相處，工作業務量又龐大，讓她常感到喘不過氣，小婷猜測可能就是因為工作壓力太大所以才導致生病。即使返回職場，生病後體力已大不如前，恐怕會更難應付工作內容，無奈的是，罹癌的她很難找到其他的工作，所以小婷只能硬著頭皮回去原公司，面臨即將結束休養重返職場，讓她感到相當煩惱。

　　與家人同住的小婷，本來平時也常會擔憂父母日漸年邁的身體狀況，但是在自己罹病以後，反而讓父母擔心她的身體而必須照顧她。小婷常為了不讓家人擔心或是避免麻煩他們，所以盡量事事符合家人的期待和要求，和家人在相處上因此出現問題。剛完成治療的小婷，並不擔心疾病會復發，但是對於死亡的威脅還是感到害怕，她認為難得來到人間，這輩子還沒體驗夠人生的各種美好，希望能有更多的時間來參與她喜歡的事物，因此在這段疾病休養期間，她常常積極參加許多社區活動和心理探索的課程，盡可能地充實休養期間的生活，基於這些需求，她接受我短期的個別存在藝術治療夢工作。

## 存在藝術治療夢工作

　　小婷告訴我，她常常在夜裡做夢，並且會記得自己的夢境，希望能透過夢工作進一步探索自我，而我則期望這為期四次的夢工作藝術陪伴歷程，能引導小婷藉由創作及聯想來探討夢境內容，協助她覺察自身存在議題與困境，並能針對議題和困境擬定和執行行動方案，進而促進她個人的成長和罹癌後的心理社會調適。

　　美國藝術治療師Bruce Moon根據Moustakas存在夢工作架構和原理，結合存在主義、現象學和藝術治療理論，發展出存在藝術治療夢工作（existential art therapy dream work），其核心原則有三點：(1)夢就是夢，沒有什麼隱藏的訊息；(2)藝術治療師專注於夢境產生的意象和個案的作品；(3)藝術治療師避免主觀詮釋個案的夢境（丁凡譯，2011）。在夢工作的過程中，藝術治療師和個案兩者為相互尊重的夥伴關係，共同與夢境

互動，由藝療師引導個案自我詮釋夢境內容和意義，並從中察覺面對生活困境可能的解決方式，最後發展出行動方向和執行方案。存在藝術治療夢工作一共有十二個步驟，在《以畫爲鏡：存在藝術治療》一書中有詳細的介紹（丁凡譯，2011）。

　　由於和小婷的夢工作無法立即在她做完夢後馬上執行，爲了避免她忘記夢境，我將Moon的十二項步驟的前兩項順序對調，並且請她自行在家中完成第一步驟後，我們再相約一起進行後續的夢工作歷程：

　　1. 請個案寫下夢境內容，作爲後續引導夢境詮釋的重要依據。在寫下夢境的過程中，也能讓個案結合意識重新整合夢境內容。

　　2. 請個案畫出夢境，當夢境內容複雜時，建議個案僅呈現某特定景象，透過讓自行選取出想呈現的場景，讓個案自然透露出需要被關注的重要元素，幫助聚焦夢境。

　　3. 將夢境作品放在藝療師和個案面前，讓個案朗讀夢境，藉由朗讀的過程，增進對夢境景象和故事的重要聯想。

　　4. 藝療師朗讀或回述個案的夢境，當個案聽到夢境內容被藝療師朗讀出來時，可刺激夢者對夢境更多聯想。

　　5. 請個案確認夢境範圍，將夢境文字紀錄選取出重要關鍵元素，篩選出可能的重要議題，聚焦夢境。

　　6. 鼓勵個案將範圍發揮聯想，藉由自由聯想引發對夢境和現實生活狀態之間的連結與覺察。

　　7. 藝療師重述聯想，催化個案擴充自己的聯想。

　　8. 請個案整理範圍，找出各範圍間的關聯，並將其分類歸納，將夢境可能的議題聚焦。

　　9. 請個案依分類後的每組範圍，創造有關存在議題的相關陳述，再次聚焦夢境內容與可能的現實議題間的關聯。

　　10. 個案總結有關存在的相關陳述，找出分類後每組範圍的關聯，整合成一句相關的存在陳述，協助個案總結出夢境可能帶來的存在議題。

　　11. 請個案根據夢境的存在總結設定行動計畫，創造出一組相互矛盾的目標。設定兩個極端衝突的目標，可幫助個案思考光譜兩端的行動計畫可能的後果和限制，以清楚釐清可能的行動範圍，進而取其中庸和平衡之

處作為行動計畫。此步驟能讓個案自行設定符合他（她）目前能力所能達到的部分，也能增加計畫的可行性和對於改變的主動性。

12. 根據夢工作的探索結果執行行動計畫，請個案選擇一個行動方案能在現實生活中確實執行，並唸出行動方案作為結束儀式。

在此夢工作步驟中，創作扮演重要角色。夢工作強調夢境圖像本體所欲表達的內容和自主性，夢境創作可幫助需要被表達的事物在適當的時候被表達出來，也就是說，創作夢境使冗長的夢境內容能被簡化聚焦，並且呈現出夢者當下需要覺察的議題。在後續夢境分析互動中，藝療師也會不斷讓個案將重點拉回作品上，催化覺察。Moon（2007）認為此夢工作模式適合應用於短期治療中，可以在一次療程便能產生具體的行動方案，協助解決生活議題。經過一系列的步驟聚焦，發散聯想，再分類歸納，使得夢者最後能從夢境自行詮釋出自身存在的議題，同時自行發掘出夢境的意義，並實際做出改變。

## 小婷的夢

### 第一次夢工作

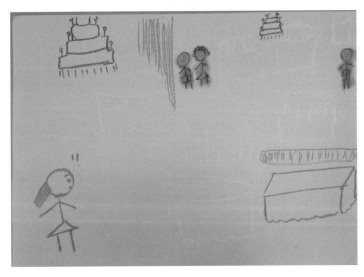

圖1　婚禮。粉彩、圖畫紙（54cm×38cm）

表1 夢工作文本：婚禮

| 夢境內容文字記錄 | 圈選範圍 |
|---|---|
| 我夢到我很趕的去某個地方，到達時才發現是一家餐廳，一進去才發現那是我的婚禮，我嚇一跳，因為我不知道那天我要結婚，去的時候已經遲到，賓客都已經走了，我覺得很愧疚，同時也覺得很錯愕，因為感覺對不起男方，但這個婚禮是我父母和男方決定的，我並不知道，當場我覺得怎麼會不知道，是不是我忘了，覺得很愧疚，另一方面又鬆一口氣說還好我沒有結婚，有一點點被嚇到的醒來。<br>我覺得婚禮像責任的感覺，一方面很自責沒有負責，一方面又鬆一口氣不用背在身上，這責任給我有壓力的感覺。 | 範圍一：婚禮<br>範圍二：遲到<br>範圍三：錯愕<br>範圍四：我忘了<br>範圍五：鬆一口氣<br>範圍六：自責<br>範圍七：壓力 |

將夢境範圍發揮聯想

範圍一：婚禮

其實作夢的前一天我爸剛好與我提到要交男友的事，因為他擔心自己年紀大了無法再照顧我，他希望將來能有個人照顧我，但我在罹癌就沒有再想過這件事情了，因為不想造成對方的負擔，另一方面覺得自己不夠好無法成為別人的太太，也可能怕被嫌棄，與其之後過得不好，不如自己一個人過得好好的。在罹癌前一直認為結婚是要讓兩個人過得更好才去做，若沒有辦法兩個人都過得好，其實不一定要結婚。

範圍二：遲到

我以前是比較嚴謹的人，較要求自己，所以我以前很少遲到，反而是最近有點太放鬆常預估時間錯誤。

範圍三：錯愕

我現在常忘記一些重要的事情，當別人通知時才想起來，並且當下感到很錯愕。這種情況與罹癌之前相比其實差很多，可能是與化療有關，化療後常使我忘記事情，很難想起有什麼事情沒有做，即使有印象也很淺，所以覺得自己常處在錯愕的狀態。做這個夢時那陣子我很常忘東忘西，常處在擔心忘記什麼重要的事情。這也是我很擔心之後要回去工作的原因，擔心記憶的狀態會讓我忘掉很多重要的事，影響工作。

範圍四：我忘了

我很怕我忘記重要的事情，可是我想不起來。

| 範圍五：鬆一口氣 |
|---|
| 我覺得現在比較有自覺，能覺察出自己當下有壓力，可能因為之前在責任面前會一無反顧地面對它，但現在比較有自覺後，會盡量讓自己將感到有壓力的東西放下或是避開。 |
| 範圍六：自責 |
| 我很容易把責任背在身上，沒有做好就會自責，例如：我和朋友們要出門吃飯，我因為忘記餐廳的名字而因此錯過，雖然沒有人責怪我，但我責怪自己沒有確認好便直接導航，覺得很可惜沒能帶他們到原來要去的地方，如果我前一天先查好就不會這樣了。 |
| 範圍七：壓力 |
| 我很容易把責任背在身上，希望把事情做好並做到完美，所以容易會有壓力，在背壓力的時候，我沒有感覺自己扛了很大的壓力，但當解除壓力時，才發現原來自己已經壓力很大。 |
| 夢境範圍整理 |
| 第一組：錯愕、遲到、我忘了<br>第二組：婚禮、壓力<br>第三組：自責、鬆一口氣 |
| 存在的相關陳述 |
| 第一組<br>這些都與最近因為做化療後有關，有種腦袋空掉的感覺，無法思考和記憶，無法做深入的事情，有種無法控制的感覺，也會有自己的能力變差的感覺，減低了對自己的評價並擔心無法得到別人的認同，但我其實是希望可以受到肯定和讚美的。<br>第二組<br>這兩項都是我必須要去面對的責任，但其實我並不想把這些東西背在身上，這讓我感到拘束。<br>第三組<br>因為我做事情要求較完美，所以容易因為小錯誤而自責，如果能避掉這些事情，我可以較不自責和鬆一口氣。 |
| 總結存在相關陳述 |
| 總結：最近常忘東忘西，反而可以把壓力放下，比較不會自責，我其實不一定要讓自己在壓力和責任中，不一定要攬在身上，可以在旁邊看就好。 |

| 設定行動計畫 |
| --- |
| 針對練習減少背負過多責任的行動計畫設定如下：<br>計畫一<br>在未來兩週內的旅行規劃中，任何有責任的事物我都不要碰，在接下來到旅遊之前我都不要做任何的規劃，全部交由別人處理。<br>計畫二<br>在未來兩週內的旅行規劃中，我的住宿要找到性價比最高的地點，行程規劃要完全沒有瑕疵，交通時間要銜接地剛剛好，一定要吃到當地全部最有名的小吃，所有人都要非常滿意我規劃的行程。<br>計畫三<br>在未來兩週內的旅行規劃中，不要全部的行程都我包辦，住宿和行程一天由別人找，一天我來找，交通不用銜接那麼剛好，給自己有彈性的時間，只要吃到一項當地有名小吃就好。 |

## 第二次夢工作

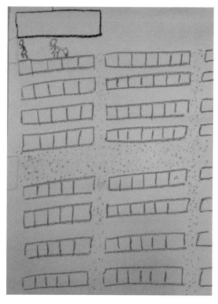

圖2　電影院。粉彩、圖畫紙（54cm×38cm）

表2　夢工作文本：電影院

| 夢境內容文字記錄 | 圈選範圍 |
|---|---|
| 我昨天夢到我在一個賣場或百貨公司，很趕著往一個地方去，到了以後我發現那是二輪片電影院，可以一張票看兩部。我記得我拖了一個紫色包包有輪子用拖的那種，進到裡面之後，因為上一場電影還沒結束，我先坐在位子上喘一下休息一下，不過電影很快就結束了，我發現那個座位不是很好在比較後面，螢幕在電影院的左上方。我想要看的電影是一個畫家的一生，有她的人生故事和作品，我往前換到左邊的第一排，然後我朋友就來了，原來我之前跟她約了要一起看電影。這個朋友是我這兩年會跟她一起去看二輪電影的朋友，她的個性非常好，好商量好相處，她進來後跟我說她不想看這部片，她覺得這部片很無聊，她拉我到別的廳看別部片，可是那可能不是我那麼想看的電影，是一部人生探究的心理片，類似紀錄片。到夢的結束時我覺得有點遺憾，我想要看的兩部電影我都沒看到，我只看了一部半的電影都不是我想看的。 | 範圍一：紫色包包有輪子<br>範圍二：想要<br>範圍三：個性非常好<br>範圍四：她不想<br>範圍五：遺憾 |

| 將夢境範圍發揮聯想 |
|---|
| 範圍一：紫色包包有輪子<br>這是我得乳癌開刀之後常常需要陪伴著我的包包，它是一個必需品。因為手不能提超過兩公斤以上的東西，在生病以前我常背很重的包包，可是現在要盡量減輕包包的重量。<br>因為我過去會想帶很多東西，想要什麼事情都準備好。希望要用到的時候都能夠有，但是我現在已經看開了，太重的就不帶，要用再去便利商店買。過去，沒要用的東西沒有帶到會覺得不完美、很可惜或影響當下情緒，可能大概悶個半小時到一小時這樣子，我覺得與其事後發生可惜的感覺，我會想要從源頭就避免掉，所以想事先準備好。<br>範圍二：想要<br>我對很多事情都很有興趣，常想要做很多事情，可是不能如願，因為有些事需要別人一起配合，但別人不想。<br>範圍三：個性非常好<br>我通常喜歡和個性非常好的人做朋友，但其實我很隨和，如果有朋友是比較強勢的我也能配合，不過我還是需要有個性好的朋友作調節。不至於我在家要聽父母的話，出外全部又要聽朋友的話，如果太隨和的話，強勢的朋友就會希望我完全的配合，讓我感到疲累。 |

範圍四：她不想

最近發現自己的個性很習慣迎合別人，所以如果一同出去的朋友不願意做什麼事，我大部分都能配合，只有偶爾我很強烈表達時別人會配合我，可是我大部分的時候都是不強烈的。我覺得因為我沒有像別人那麼強烈地感受到自己的好惡，我常覺得這個也可以，那個也可以，因為我也不討厭，也稍微有興趣，可是久了以後發現有些蠻有興趣的事情會被自己或別人忽略掉。因為最近我常會回頭檢視自己的想法，發現有時候自己更想要A，可是我還是配合別人做了B，從以前到現在，我發現如果對方想要B的話，我因為希望可以讓別人開心，所以配合做了B，可是其實她可能也沒有那麼強烈想要B，另外我會想說我想要的A自己再找時間去做就好了。

範圍五：遺憾

有時候出門想做A，可是最後做了別人要的B，我會覺得有點遺憾，但我最近開始覺察自己的心意後，過去如果我感到遺憾會遺憾很久，可是我現在會覺得那就改下次去呀，下次又有了一個目標要去那邊，現在更能調適了。我覺得最近的心境改變了，可能是因為以前在上班，要出去一次很困難，可是現在隨時想去哪就可以自己出發，所以比較能調適心情。

不過發現覺察了以後遺憾變多了，以前沒有覺察時會覺得不知道為何心裡悶悶的，如果有覺察到的遺憾是很大的，所以會難過很久很久，有時可能幾年，現在有覺察，心情調適會變得比較快。

| 夢境範圍整理 |
| --- |
| 第一組：紫色包包有輪子<br>第二組：個性非常好<br>第三組：想要、她不想、遺憾 |

| 存在的相關陳述 |
| --- |
| 第一組<br>一直以來自己好像沒有安全感，所以需要準備得很齊全，可能從前很少從別人身上得到支持的力量，所以什麼都要靠自己，我覺得我需要一股自己支持自己的力量，但現在發現其實有時候沒有準備齊全事情也沒有麼嚴重。<br>第二組<br>發現自己不想要規範，因為從小就生活在很多規範的環境裡，所以想去選擇不要有規範的環境。可能也是因為這樣我覺得小時候自己是有創造力的人，長大後變得保守了，我想要有能夠鼓勵自己的朋友，而不是要我應該做什麼或不應該做什麼，覺得只要在適當範圍內合乎道德，自己要能夠自由選擇想做的事情。 |

第三組

發現自己的要求完美，我會希望別人跟我在一起時能開心得到自己想要的部分，希望自己是相處起來舒服，讓人喜歡的人，所以我盡量滿足他們需求。希望大家都給我正面的評價。也許是因為父母要求完美，沒辦法給我正面的評價，過去對自己太嚴格看不到自己做得好的部分，很難給自己正面的評價，最近較可以給自己正面的評價，在做完治療恢復期，有機會去做一些自己想做的事情，發現自己其實做得也不錯，開始能給自己一些正面的評價。

總結存在相關陳述

總結：我是一個沒有安全感、嚮往自由又太容易配合別人的人，就像一個風箏，其實我還是希望有人拉著，可是又想要飛高，習慣配合別人也是因為沒有安全感，因為需要別人能拉著自己。

設定行動計畫

針對練習勇敢表達自己的想法，行動計畫設定如下：

計畫一

在最近兩週，全力配合家人的所有要求，以得到別人的支持。

計畫二

在最近兩週，傾聽自己內心的聲音，完全做自己，不在乎任何人的看法或意見。

計畫三

在下兩週的旅行，我會勇敢表達自己想要去的景點，練習讓別人配合我的需求，可能可以盡量說服。

## 第三次夢工作

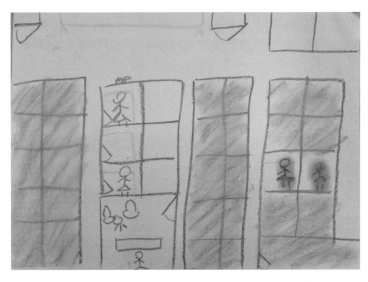

圖3　上班。粉彩、圖畫紙（54cm×38cm）

表3　夢工作文本：上班

| 夢境內容文字記錄 | 圈選範圍 |
|---|---|
| 上禮拜夢到我回公司上班，我在以前的辦公室，但不是以前的位子，位子離總經理比較近，離我以前的部門主管和人員比較遠，他是在辦公室的中間，但是燈比較暗。我夢到是我回去工作的第一天，我坐在辦公室正中間，但是燈光有點陰暗，我覺得很好，這樣低調一點，位子離總經理近，但不是在總經理的出入口而是在另一邊，我覺得這位子很好，感覺很輕鬆，遠離之前害我的同事，但是我又有點提心吊膽，不知道他們什麼時候會出招。我後面坐了一個很喜歡說人是非，但是又很熱心協助人的同事，我發現他坐在我後面感覺鬆了一口氣，但是發現他後面坐了一個會害我的同事，這時我的心又揪起來，擔心會被監視一舉一動又被他說三道四。後來下班時間到了，我終於覺得鬆一口氣，但是又覺得怎麼今天沒做什麼事卻很緊張，想說之後上班不知道要面對什麼事情，後來有點被驚醒。 | 範圍一：回公司上班<br>範圍二：離我以前的部門主管和人員比較遠<br>範圍三：低調<br>範圍四：提心吊膽<br>範圍五：熱心助人<br>範圍六：害我的同事<br>範圍七：說三道四 |

| 將夢境範圍發揮聯想 |
| --- |

**範圍一：回公司上班**

回去上班令我很緊張和焦慮，其實工作前幾年狀況很好，但是在生病前兩三年在工作上都很不開心，所以那時候被宣判癌症時，沒有太大的震驚，因為工作實在太痛苦，壓力又很大，一直處在高壓環境的我，覺得生病是很自然的事情。

因為生病休息了兩年多，我不會像有一些人不知道該怎麼辦，我反而非常享受現在這種生活，感覺是老天給我的長假，告訴我該休息了，就像我剛才搭捷運要走過來這邊，聽著蟬鳴鳥叫，吸著空氣中植物的味道，覺得好幸福喔，所以一想到要回公司上班就會莫名緊張焦慮。

**範圍二：離我以前的部門主管和人員比較遠**

我覺得如果回去能夠離我以前的部門主管和人員比較遠的話，應該會鬆一口氣，壓力沒有那麼大。我甚至覺得離他們比較遠空氣會比較新鮮，因為已經壓力大到靠近他們就覺得空氣沉重。

**範圍三：低調**

生病前幾年我已經盡量低調，希望不要被同事注意到，老是找碴或是把工作丟給我做，只希望能夠平安度過每一天，希望平安的天數多一點，希望能夠好好地做自己的工作，不用應付他們的陷害。我原來的個性是喜歡開玩笑和活潑的人，但我後來發現這些事情會令同事眼紅，現在變得比較綁手綁腳得不自由，這種感覺很不舒服。

**範圍四：提心吊膽**

目前有兩位女性同事我覺得非常的恐怖，她們不喜歡風平浪靜的日子，而喜歡陷害人當生活日常的樂趣，當然她們也會順便丟工作出來，所以之前我工作每天都提是心吊膽的，不知道今天又要處理哪些她們製造的事情，我到底剩下多少時間可以處理我的工作。我做了這個夢才發現公司的同事才是我焦慮、壓力大的主因。

**範圍五：熱心助人**

我覺得在生病前的兩三年，如果沒有這些熱心助人的同事我可能會撐不下去，他們等於是我在工作中背後的力量，因為我知道在工作中還是有人了解我的處境，還願意協助我，那會使我覺得工作沒那麼艱難，至少感覺有被同理到。

**範圍六：害我的同事**

前面提到的兩位很喜歡結黨結派的同事，當她們群體裡有人出紕漏，他們會聯合陣線，陷害到我的頭上，然後她們的個性又很喜歡興風作浪，不愛好好的過日子，若真的都沒有事情時，她們也會找一些無中生有的事來做陷害。因為以前我跟很多同事都很要好，但隨著時間過去，大部分都離開了，新進來的人很

愛搞陣線聯盟，讓我覺得在公事上要解釋或處理的時候有點孤立無援。那些和我不錯的同事，他們會認爲我應該要爲自己反擊，我知道要，但是過去沒有類似的經驗，不知道該怎麼做。

範圍七：說三道四

我很討厭被人家說三道四，因爲他們明明就不了解眞正的情況，卻又講得自己很了解，覺得有被人抹黑冤枉的感覺，冤枉剛好是我的點，踩到的時候我會非常生氣，然後就離他們遠一點，趕快逃走，避免他們又有新話題，雖然很生氣，但我眞的不喜歡衝突。

| 夢境範圍整理 |
| --- |

第一組：回公司上班、熱心協助人
第二組：離我以前的部門主管和人員比較遠、低調、提心吊膽
第三組：害我的同事、說三道四

| 存在的相關陳述 |
| --- |

第一組

老實說沒有那些熱心助人的同事，我可能沒辦法鼓起勇氣回公司上班，因爲經濟的狀況讓我不得不回去工作，這股力量我覺得雖然小，但是它還是一股支持我的力量，同時我也發現自己很需要受到支持。

第二組

讓我想到我一直以來都很害怕衝突，發生衝突時我好像大部分的時候都選擇逃走，如果發生衝突時我不逃走，我會很焦慮，怕他們會把不是事實的事情當事實廣播出去，我會擔心別人將怎麼看我，會一直想，並鑽牛角尖，或許我需要轉移注意力或是找一個宗教的寄託，盡量不在意別人眼光，或至少降低在意的程度。

第三組

害我的同事最喜歡說三道四，被說三道四時，我會很在意別人的眼光，而且我很在意他們說的都不是事實，都是他們自己的想像。我很受不了他們的想像力，也對人性的感到訝異，覺得很恐怖，很怕他們。

| 總結存在相關陳述 |
| --- |

總結：我發現自己很害怕衝突，所以遇到衝突時會逃走，追根究柢怕衝突也是因爲在意別人怎麼想，我想自己太過追求大家都團結一心、目標一致、很歡樂的柏拉圖世界，我應該學習現實生活中的人總是會分離走向不同的道路，最後還是只剩下自己。

| 設定行動計畫 |
| --- |
| 針對練習減少在意他人的眼光，行動計畫如下：<br>計畫一<br>未來一週，不在意他人的態度和眼光，不在乎父親怎麼阻止，堅持計畫一直很想要的兩個月出國遊學。<br>計畫二<br>未來一週，我會完全聽從父親的建議，即使我很想要也決定不出國遊學。<br>計畫三<br>未來一週，我會鼓起勇氣試著說服父親讓我出國遊學，如果他不同意我會試圖分享我的想法，每天用網路連絡讓他安心。 |

## 第四次夢工作

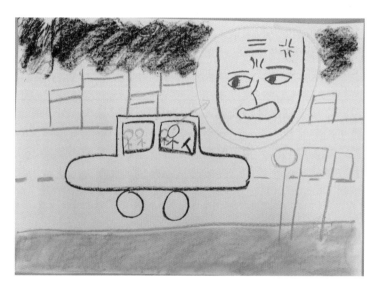

圖4　父親。粉彩、圖畫紙（54cm×38cm）

表4　夢工作文本：父親

| 夢境內容文字記錄 | 圈選範圍 |
|---|---|
| 我夢到有一天晚上我跟我媽和我妹一起不知道去哪裡參加活動，活動結束後要回家，剛好那段時間因爲颱風天我住在親戚家，我們三個在公車站牌要搭公車的時候突然我爸開車來，要載我們回家，我們三個就立刻上車，不敢讓我爸等，但上車後想起，我不是今天要住在親戚家嗎？於是我跟我爸說：「今天約好要去住親戚家呀，我們說好要一起吃飯。」結果我爸就很生氣很生氣地瞪著我。我記得他瞪我的那個眼神很眞實讓我很心慌、緊張又有點害怕。 | 範圍一：我、我媽和我妹<br>範圍二：住在親戚家<br>範圍三：我爸開車來<br>範圍四：立刻上車<br>範圍五：瞪著我<br>範圍六：心慌、緊張又有點害怕 |

將夢境範圍發揮聯想

範圍一：我、我媽和我妹
常常我們家要活動一起去做什麼時，我爸爸會不配合，所以往往活動就只有我媽、我和我妹一起參加。爸爸不去我們會比較輕鬆，因爲他有很多的意見及建議，如果不遵從的話他會發脾氣。

範圍二：住在親戚家
相較於住在我家備受壓力，住在親戚家就非常的輕鬆自在，我很可以做自己，也可以做自己想做的事情，我會突然覺得我的時間變多了，能做的事情也變多了，因爲不需要遵從爸爸交代的事情或是他的規則，時間是我能掌控的不會那麼零碎，在家常常要立刻達到他的要求，時間會一直被切割，讓我覺得特別累。

範圍三：我爸開車來
這臺車在最近颱風天時已被路樹壓毀了，其實我蠻感謝這臺車的，因爲它陪我度過一些可以免於風吹日曬的日子。上班時有時我爸爸會來載我，化療期間也是這臺車在接送我。但就是有這臺車的時候，也代表著我爸有時會突然出現，而這會給我莫名的壓力，例如：之前也住過親戚家，可能住了兩天後，突然一大早，我爸就出現在親戚家說要接我回去，會有錯愕跟措手不及的感覺，而且也不能讓他等，他的個性對很多事情都很不放心，有關心的成分在，但壓力的時候更多，可是基本上，他對所有的事情都不太放心。

範圍四：立刻上車
我爸在開車時覺得他最大，所有人應該要配合他，他開車來接我們時，我們要在他停下五秒內趕緊上車，千萬不能讓他等，不然他就會很生氣。
因爲我的個性最溫，我妹的個性最爆，通常我爸比較不敢招惹我妹，很愛來招惹我，我最常是他的出氣筒，所以我出國我媽很贊成，我媽也希望我不要在他

眼前晃，成為他的箭靶。他這樣容易造成我的個性比較壓抑，因為我不太敢拒絕，所以在公司裡頭就容易承受一些壓力，導致我在公司常去接收他人丟過來的工作。

範圍五：瞪著我

在夢裡頭我爸那個惡狠狠的眼神讓我心有餘悸，也許小時候他生氣時可能有這樣瞪過我。前陣子好像是我想要拒絕他什麼事，他非常生氣就瞪我，他不能接受別人忤逆他。被他瞪時覺得自己很渺小，受壓抑，覺得像被穹頂罩住無法施展，很無力，所以通常我會順著他或避開他。

範圍六：心慌、緊張又有點害怕

我爸爸在我小時候生氣會動手打人，還會丟一些桌子椅子或丟手邊的東西，所以我在想，他生氣的時候我會那麼心慌緊張跟害怕，可能是因為小時候的陰影，所以不知道是不是這個原因。我也很害怕別人生氣。

| 夢境範圍整理 |
| --- |
| 第一組：我、我媽和我妹 |
| 第二組：住在親戚家 |
| 第三組：我爸開車來、立刻上車 |
| 第四組：瞪著我、心慌、緊張又有點害怕 |

| 存在的相關陳述 |
| --- |
| 第一組<br>每次有活動我爸都不太會參加，親戚們已經習慣有活動只有我媽、我和我妹。讓我覺得有一些可惜，想留下一點紀念性的照片與回憶很難，其實他不來我反而也很輕鬆，感覺有些矛盾，但我能調適這樣的矛盾，希望他重大事情來就好，小事情寧願他不要來。 |
| 第二組<br>住在親戚家像防空洞，需要喘氣的時候會想去住他家。好像這時能自由可以選擇自己想要的生活，而且親戚家比較沒有大人，也較少受到拘束的感覺。 |
| 第三組<br>有種皇帝命令要立刻執行的感覺，不得有誤，我怕他生氣並覺得壓力很大，爸爸對我的壓力大過於關心，也讓我習慣於在生活中盡力滿足他人需求的態度，感覺好像生活中的環境都有人會無時無刻批判自己，處在很嚴厲的環境中。 |
| 第四組<br>發現自己特別容易怕別人生氣，可能會想到小時候有點無預期的被責備時，會覺得很無辜不知所措，童年受到驚嚇的創傷，長大後還是容易深受影響，感覺自己內在驚嚇的小孩還是存在著。 |

| 總結存在相關陳述 |
| --- |
| 總結：父親因為脾氣差讓我有擔心害怕的感覺，讓我也很害怕別人生氣，還好我都有找到防空洞，自己可以找到方式去調適，或是有自由可以選擇喘口氣。 |
| 設定行動計畫 |
| 針對練習面對別人的生氣，行動計畫如下：<br>計畫一<br>遇到別人生氣時不做任何的改變，讓自己的心繼續害怕下去，逃走或是迎合他們，戰戰兢兢的生活。<br>計畫二<br>面對別人的生氣，要比他更生氣，比他更有理的兇回去。<br>計畫三<br>面對即將要出國造成家人生氣時，盡量化解對方的生氣，請媽媽居中協調，看一些正向積極的文章調整自己的心態。 |

## 總結與反思

　　四次的夢工作歷程，我感覺小婷一開始有些茫然，因為不曉得夢境的內容是什麼意思，會將她帶去哪裡，有些不知所措和焦慮，但隨著夢工作架構逐步引導後，夢境的主題開始自然浮現，她也因為開始有更多的自我認識而感到喜悅和興奮，雖然探索的夢境有些負向情緒，探索出來的主題也較沉重，但小婷認為藉由夢工作可以幫助她發現自身的議題，帶來處理和改變，所以探索的過程中她一直相當投入，而且抱持正向積極的態度來看待。

　　在第一次的夢境中，小婷發現自己傾向於擔負責任，但是其實可以試著適時將責任放下；第二次的夢境，小婷主要探索自己在人際關係中常遇到的困境，她發現自己處在自由與束縛的矛盾當中，其實自己既嚮往身心的自由，但由於缺乏對自己的安全感與自我肯定，又有需要與他人連結的渴望，因此容易順從他人，也常使自己感到受束縛；第三次夢境，她意識到自己在人際相處中，可能因為傾向於追求理想化的世界，以至於難以

承受現實與衝突，連結前兩次的夢境議題，在這次的夢境裡她才深刻發現原來自己相當害怕發生衝突，促使自己過去習慣承擔責任或是容易順從他人，並因此感到束縛。最後一次的夢工作，小婷探索了自己害怕父親的議題，也進一步發現父親或許是讓她很害怕與人發生衝突的源頭。第四次夢境又與前三次的夢境主題連結起來。小婷在最後的回饋中表示，自己的夢境一次次反映出自身存在的核心議題，而各個議題漸漸深入探索，發現可能源自同一個地方。因爲夢工作，小婷開始更能夠去覺察與父親之間的互動情形，並且更能確認互動中存在的一些困難，試圖做出些微嘗試，勇敢表達自己內心的需求和父親溝通，更能夠直接表達出自己的意願和提出拒絕，來改變兩人互動關係。

　　夢工作的創作經驗也是小婷比較印象深刻的一部分。創作使得夢境由口語的想像空間轉譯成具體可見的形象，呈現出來的圖像涵蓋了夢者個人主觀的感受和詮釋，也讓我更能接近小婷的夢境世界，當她分享作品圖像的內容，並一邊再重新描述夢境情節和人物安排配置，過程中也再次以非口語的方式（創作和視覺圖像感知）和口語的方式傳達出夢境中自我的想法、情緒和知覺。此外，從圖畫中，小婷發現自己對於某些特定的物件有特殊的情感連結，之後再配合後續圈選夢境範圍和聯想，幫助她更深入的探索相關議題。在討論作品時，小婷看著自己畫出來的夢境，跳脫出當事者的角色，能以第三者的角度重新看待夢境內容、夢中人物的角色與位置，也因此帶來的新的視野和啟發，例如第一個夢境，她看著圖像後發現自己在夢裡其實就是個旁觀者，而且只要當個旁觀者就好，不一定遇到事情都要攬在身上；在第二個夢境時，她看著畫出來的自己的動作，發現自己總是很快速習慣的配合他人的要求；在第三個關於重返職場的夢境，小婷透過構圖呈現出人物距離、位置的相關細節，發現原來同事間的人際壓力對她的影響大過於主管所帶來的壓力，在夢境裡，可能因為較難以跳脫身處當事人的位置，所以做第三個夢時一直感到壓力很大，未能發現還有其他相處起來不錯的同事會來提供支持。透過畫出其他夢中的角色，才發現其實實生活中還有一些支援的力量。藉由圖像具體重現夢境，更能催化覺察的發生。

　　小婷在四次夢工作結束後分享到自己對於夢境和夢工作的看法：

「嗯，我覺得日有所思、夜有所夢，可能是有一些問題在白天清醒的時候，因為外在事情干擾太多，所以沒有去想它，或是解決它，然後到晚上它就跑出來了。跑出來之後，也是因為做了這個夢工作才可以讓我好好的面對這些問題，因為白天可能事情太多分散了注意力，你就沒有辦法專注在問題上。」藉由探索夢境可以幫助我們去發現那些白天時被掩蓋下的議題，夢工作提供了發現問題的機會，有了發現才能有機會更進一步的行動，做出一些對自我有益的改變，小婷說：「因為有些問題你要發現它是個問題，你才會有機會去改變它嘛，如果你沒有發現它是個問題的話，那就沒有機會去做一些讓它變得更好的一些事情。」

　　投入存在藝術治療夢工作後，我發現原來普通的一個夢，能反映出一直以來時常影響到自己的重要議題。隨著小婷每次夢工作的探索，漸漸發現她在罹癌之後，並無太多的心理、社會適應困擾，但是每次帶來的夢境感受也並非愉悅。四個夢境彷彿相互串聯，透露出小婷的壓力和困境除了有部分與個人特質相關外，亦源自從小的家庭環境和與父親的互動關係，這讓小婷產生更多的自我覺察，進而慢慢開始改變。

## 臨床觀點回顧

- **我看到個案主要關注的焦點：**
  個案在經歷過一系列的乳癌治療已逐漸恢復並即將返回職場，她開始預期返回職場後的壓力，並且也在夢中展現出對之後工作的焦慮。
- **我與個案主要的互動方式：**
  在夢工作中，我與個案就像合作夥伴，她與我分享故事與想法，我帶著好奇的心提出問題，一起討論。
- **我所採用的取向或模式：**
  人本－存在主義取向。
- **我嘗試達到的總體治療目標：**
  我嘗試讓個案在每次的夢工作可以了解自己夢境的意義，並經過一系列的夢工作和實踐行動計畫幫助她調適生活當中的壓力。

- 在整體歷程中，我的感受、想法和期待：

原先我期待夢工作或許會導向乳癌對個案生活的衝擊或死亡相關議題，然而出乎我的意料，每次夢工作都導向她的人格特質、人際關係與家庭成員互動議題。由於個案對於自我探索的渴望，帶著好奇開放的態度，真誠接納自己，終能順著夢境指引，漸漸揭露出內心所關注的核心內容。個案積極的態度總令我感到安心與穩定，我非常感謝她願意邀請我一起探索她的夢境和生命故事。

- 我覺得個案可以從藝術治療療程中獲得：

經過創作與討論，個案每次都能夠詮釋出夢境對於自我的意義，帶來洞察並做出行動方針而確實執行，此外經由一系列的夢工作，她也更深入地發覺夢境間的相關聯和困境源自於從小與父親的關係，因此開始試圖調整與父親的互動方式。

# 參考文獻

臺灣癌證登記中心（2012）。《癌症五年相對存活率》。http://tcr.cph.ntu. edu.tw/ uploadimages/Survival_96_100.pdf。(2014/5/23)。

朱怡儒（2009）。《乳癌病患的社會支持及生活品質之研究—以臺北市某跨院區性乳癌病友支持團體為例》，碩士論文。國立臺灣師範大學健康促進與衛生教育學在職進修碩士班。CETD中文碩博士論文資料庫，http://goo.gl/a68cIu。(2015/2/13)。

李嫈絨（2009）。《再見／再建乳房：乳房重建女性情慾與身體之探討》，碩士論文。國立高雄師範大學性別教育學系碩士班。國立高雄師範大學博碩士論文系統，http://ir.lib.nknu.edu.tw/ir/handle/987654321/ 4977。(2015/2/14)。

洪久茹（2007）。《乳癌婦女的心理社會適應狀態探討：以中年（35 至 64 歲）女性為例》，臺灣大學社會工作學系碩士班。CETD中文碩博士論文資料庫，http://www.airitilibrary.com/Publication/alDetailedMes h?docid=U0001-2401200715462600。(2015/2/14)。

郭淑珍、楊雪華、李翊華等（2013）。〈乳癌帶給病友的生命禮物〉。《亞東學報》，*33*，173-182。http://120.96.33.52/oitir/ handle/ 277380145/1186。(2015/3/23)。

陳禹岑（2014）。《年輕女性乳癌病友的身體意象與社會支持》。碩士論文。國立臺灣師範大學社會工作學研究所碩士班。臺灣碩博士論文加值系統，http://handle.ncl.edu.tw/11296/ndltd/ 86521570598312298348。(2015/2/15)。

陳美瑞（2008）。《女性乳癌患者婚姻中親密關係轉變之研究》，碩士論文。暨南國際大學輔導與諮商研究所碩士班。CETD中文碩博士論文資料庫，http://www.airitilibrary.com/Publication/alDetailedMesh?docid=U 0020-2001200817405100。(2015/2/13)。

張思嘉（2006）。〈家庭與婚姻：臺灣心理學研究的現況與趨勢〉。《本土心理學研究》。*26*，3-34。http://cc.shu.edu.tw/~socpsy/ch/ faculty/pdf/scchang2006_08. pdf。(2014/7/3)。

葉秀宇（2007）。《乳癌存活者的壓力因應歷程之探索性研究》，碩士論文。臺灣大學心理學系碩士班。CETD中文碩博士論文資料庫，http://goo.gl/aee2bL。(2015/2/15)。

Avis, N. E., Crawford, S., & Manuel, J. (2005). Quality of life among younger women with breast cancer. *Journal of Clinical Oncology, 23*(15), 3322-3330.

Burgess, C., Cornelius, V., Love, S., Graham, J., Richards, M., & Ramirez, A. (2005). Depression and anxiety in women with early breast cancer: five year observational cohort study. *Bmj, 330* (7493), 702.

Chang, K. J., Kuo, W. H., & Wang, M. Y. (2008). The epidemiology of breast cancer in Taiwan. *Journal of Oncology Society, 24*(2), 85-93.

Ferrell, B. R., Grant, M., Funk, B., Otis-Green, S., & Garcia, N. (1998). Quality of life in breast cancer: Part II: Psychological and spiritual well-being. *Cancer Nursing, 21*(1), 1-9.

Holmberg, S. K., Scott, L. L., Alexy, W., & Fife, B. L. (2001). Relationship issues of women with breast cancer. *Cancer Nursing, 24*(1), 53-60.

Knobf, M. T. (2006). The influence of endocrine effects of adjuvant therapy on quality of life outcomes in younger breast cancer survivors. *The Oncologist, 11*(2), 96-110. doi: 10.1634/theoncologist.11-2-96

Moon, B. L. (2007). Dialoguing with dreams in existential art therapy. *Art Therapy, 24*(3), 128-133.

Shannon, C. & Smith, I. E. (2003). Breast cancer in adolescents and young women. *European Journal of Cancer, 39*(18), 2632-2642. doi:10.1016/S0959- 8049(03)00669-5

Thewes, B., Butow, P., Girgis, A. & Pendlebury, S. (2004). The psychosocial needs of breast cancer survivors; a qualitative study of the shared and unique needs of younger versus older survivors. *Psycho Oncology, 13*(3), 177-189. doi: 10.1002/pon.710

Vickberg, S. M. J. (2003). The Concerns About Recurrence Scale (CARS): a systematic measure of women's fears about the possibility of breast cancer recurrence. *Annals of Behavioral Medicine, 25*(1), 16-24. doi: 10.1207/S153247 96ABM2501_03

# 第十章

# 遇見單手舞者：蘇兒

## 從身體的傷癒見美麗

簡昱琪

## 背景：美感經驗的啟發

　　蔣勳曾經說過：「過得像個人，才能看見美。」他在《天地有大美：蔣勳和你談生活美學》裡是這樣說著：「我一直希望在生活美學裡，我們要強調的美，並不只是匆忙地去趕藝術的集會，而是能夠給自己一個靜下來反省自我感受的空間。你的眼睛、你的耳朵、你的視覺、你的聽覺，可以聽到美的東西、可以看到美的東西，甚至你做一道菜可以品嚐到美的滋味，這才是生活美學」（蔣勳，2006，頁20）。美感經驗存在於日常生活之中，唯需要打開我們的身體感官，讓視覺、聽覺、嗅覺、味覺及觸覺成為媒介連結內在心靈與外在世界的橋梁。

　　回想自己的美感經驗最初始的記憶來自於幼年時，總是聽著裁縫機的聲音，躺在竹編搖籃裡安穩的睡著。童年時，媽媽在家裡接一些家庭代工的針車裁縫工作，一邊推著搖籃照顧幼年的我，一邊腳踏裁縫機的踏板平穩推進縫線的聲音，深深地印入我的童年記憶裡，像是在媽媽身旁讓人安穩、安心的存在。這是童年經驗起初對於聽覺記憶的美感經驗，才發現身體的感官是有記憶，也是擁有情緒的，身體記憶住感官的刺激，鮮活的體現當下的情感與感動。美感經驗的啟發也來自於爸爸自學二胡的過程中，從咿咿呀呀的學習拉弦，努力認真的勤練樂譜，媽媽總會說爸爸在睡夢中說夢話也是用Do Re Mi的音符哼著歌，認真、堅持的態度直到現在習琴之路超過二十年，退休後經常跟著國樂團各處表演。最讓我感到敬佩的是在2019年5月，爸爸參加的國樂團慶祝十九週年，在高雄市文化中心表演廳

的表演，表演人員的年齡層從小學生到退休人員都有，都是業餘的國樂愛好者，表演的曲目古今中外精彩萬分，能歌、能演、能唱、能彈奏，顛覆了以往對於制式化國樂表演的認識，讓人對於音樂的感動是很有層次的感官享受，也是美感經驗的極致化的展現。從小耳濡目染之下，讓我對於美的感受經驗特別的豐厚，也讓生活美學落實在日常生活裡，可能是在移動中的交通工具上，或是行走在巷弄之間，我總是會刻意將感官開啟，去看看路旁的花草樹木，隨著四季的更迭有了精彩的色澤變化，似乎也是自己心靈的一種映照並產生共鳴。

## 從身體的傷，「癒」見美

2008年1月的跌倒意外，讓我的左手骨折，因為受傷的身體讓我需要將步伐慢下來，停足休息。受傷後的身體，我的感官似乎更加敏感而脆弱，情緒的感受特別的強烈而深刻。當時參加藝術治療社團，指導老師的課程主題是「寵愛身體日」的創作，我們使用石膏紗布包覆在自己身體感到最有意義的部位，我選擇了左手肘關節部位及右手的拳頭。左手肘關節是骨折時鋼釘置入的位置，雖然鋼釘已經與骨頭融合，但當時的疼痛記憶仍有很鮮明的情緒在裡頭，隨著傷疤癒合至今，每每看到疤痕還是會憶起當時劇烈的疼痛，還有復原之路的辛苦，當時的藝術創作，像是創造一個通道，讓身體的受傷疼痛連結情緒感受，透過藝術創作表達出「深感」和「心聲」。

身體的疼痛經驗似乎也讓我有機會停下來，關注自己的內在和外在狀態，尤其是當同一處的傷口再次發生類似的受傷經驗，我變得更加敏感。2019年4月因為往返學校進行輔導工作途中時摔了車，讓我的左手及左腳的擦傷，再次讓身體承受不少的苦痛和煎熬，特別是傷口癒合過程並不順利，過敏、癒合、起水泡、再次癒合後留下傷疤的反覆折騰，每天觀看傷口的變化、皮膚色澤傷疤的改變，都是一次次往內看、往自己更靠近的過程。每日換藥養傷的期間寫下的文字，記錄當下的心境：

「總有一些轉彎處讓妳得要停下來，好好的陪伴自己感受那些疼痛的，清理那些混雜的。每天的溫柔善待，讓身心安神安定。身體記住的疼痛，都是重要的習題，需要耐心地作答。不急不徐、緩步踏實、聆聽自己。十年前與十年過後，我想我更懂得欣賞不那麼美麗的傷疤，留下的都是成長的印記。陪伴在身旁的小天使們，我是如此的幸福與幸運，我滿是感動和感謝，擁有那麼溫暖的善待和照顧，都是我最強效的消炎止痛藥。」

傷口復原的過程，也成為鼓舞的力量，去回應個案過去在學校遭遇霸凌留下的心靈創傷：

「沒想到自己面對傷口癒合的歷程，會成為陪伴年輕孩子們的力量。你喜歡石蓮花，甚至幫它分株，拓展它的生命能量，植物的生長都需要陽光、空氣、水，生命也是需要這些的滋養。你在很小的時候，就經歷過許許多多的傷痛和挫折，我經常是這樣想的，我們越早經驗到的挫折，都是老天想要交付給我們的裝備，訓練我們有足夠的能力去面對人生裡大大小小的考驗。很多時候傷口不是不痛了，而是復原的歷程就是需要耐心地等待，包容自己、接納自己會痛、會難受，讓傷口可以在癒合、結痂、再生的過程裡能夠被好好溫柔的善待。原來生命的韌性和復原力就是我們都在負傷時同時也在療自己的傷。」

生命的際遇總是有很巧妙的安排，讓妳有機會停下腳步去省思自己受傷十年前與十年後的連結，讓我想到蔣勳說道：「我們的一生，從生到死，其實可以走得很快，也可以走得很慢。如果匆匆忙忙，好像從來沒有好好看過自己走過的這條路兩邊到底有什麼風景，其實是非常遺憾的。我覺得這一條路可以慢慢走得曲折一點，迂迴一點，你的感覺就會不一樣了」（蔣勳，2006，頁29）。生命的風景，需要停駐才有機會陪伴自己好好關照來時路，觀看自己如何的走過來，再如何的往前進。

## 遇見蘇兒

　　與蘇兒的相遇，是在2011年就讀碩班期間，因爲左手受傷復原的過程感受到藝術創作產生的療癒經驗，因此選擇以論文研究訪談蘇兒受傷後的生命體驗，見證她的藝術療癒力量。我感到十分榮幸能藉這個機會和蘇兒對話、交流和分享，並且聆聽蘇兒溫柔細膩地述說自己如何面對突然的意外，開始獨臂的人生及挑戰，並藉由多元的藝術媒介深刻地表達自身情緒和對親人的思念。

　　回觀蘇兒透過藝術療癒自己的歷程，也連結起我的生命經驗，讓我重新審視左手因爲意外跌倒造成骨折復原的歷程，以及因爲摔傷讓左手、左腳受創及傷疤癒合的過程。巧合的是，蘇兒也是左手發生意外，蘇兒的媽媽亦是個裁縫師，對於裁縫機、美學設計等生命經驗，我都能與之產生共鳴。遇見蘇兒，傾聽她的故事，我發現故事能啟動另一個故事，從主線故事拓展支線故事，也會因爲對話擴展故事的豐厚度。透過藝術創作，讓故事因爲視覺的表達變得鮮活而有生命色彩，不管是文字、圖畫、舞蹈表演、服裝設計等美學展現，都讓生命故事的內在歷程變得更具力道，幫助主角用創作去發聲，並和觀者的內在經驗連結，產生進一步的生命對話。

## 單手舞者

　　民國五十七年次的蘇兒出生於臺北市，她的媽媽是個裁縫師，爸爸是公車司機，家中還有個哥哥，蘇兒是老么。父母爲了讓家庭的生活環境能夠更好，媽媽到市場從事雞肉販賣的工作，平時蘇兒也會跟著媽媽到市場幫忙。國小三年級，蘇兒因操作電動式絞肉機不慎，導致左手截肢，媽媽在意外發生之後充滿自責和愧疚的情緒，讓她繃緊神經不苟言笑，而這樣的情緒也影響了蘇兒的成長，面對自己總是缺乏信心，更在意他人的眼光。

　　升上國中之後，新的環境、新的朋友、新的學校，讓蘇兒需要去適應新的改變。課業漸漸變得繁重，讓蘇兒負荷不了更沒有興趣，於是，她把重心都放在美術和家政課程上，尤其本是輔導背景的家政老師看見蘇兒

的手不方便鉤毛線，便教她十字繡，讓蘇兒體會到原來事情沒有那麼制式化，可以有很多方法或是轉個彎一樣可以達成。但是，身旁的同學並不這麼認爲，只覺得蘇兒爲什麼有特別待遇，開始閒言閒語，衝擊到蘇兒的自我認同和學校生活。

　　蘇兒在高中美工科名列前茅，被鼓勵繼續往藝術領域學習前進。就讀大學期間，她更將服飾、服裝畫、紡織藝品等結合表演藝術，走向伸展臺，並與朋友創辦「三手三腳舞團」。之後，蘇兒的母親意外發生車禍成爲植物人，沒多久就衰竭過世，經歷喪母的傷痛讓她體會到人生無常。蘇兒受到周大觀文教基金會創辦人周進華先生的鼓勵，創作了一系列追思母親的畫作並公開展覽，她將畫展的主題設定爲「創作展」，因爲蘇兒認爲自己不僅是用繪畫來表現，更結合多元媒材來進行創

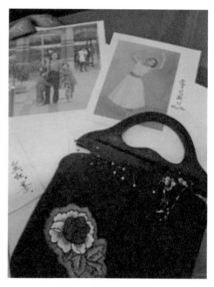

圖1　手工縫製包

作，她於2009年籌辦了「小蕎流水說畫人生藝術創作首展」。手工縫製包是創作展中的作品之一（圖1），這是蘇兒母親親手縫製的布包，蘇兒再將另一件衣服上的花朵，縫在布包上裝飾，因爲蘇兒和她的母親都很喜歡自己動手做手工藝，想要傳達手工手作的意涵是因爲「傳承」，母親傳承給蘇兒對美學的概念和手作的能力，還有母親的愛心和與世無爭的個性。

　　藉由此次的創作展，蘇兒也整理了運用多元藝術媒材表達自己、靠近自己，進而療癒自己的過程。透過訪談，我深刻聽見蘇兒眞摯的藝術創作故事，彷若與她一起經歷了一段藝術遇療的旅程。在此希望書寫和記錄蘇兒的藝療經驗，能夠讓更多的人理解藝術創作如何能促進自我覺察、如何與自己眞誠相遇、如何沉浸創作中帶來力量，以及如何讓外化的影像鏡映出眞實的自己，進而接納、包容多元「我」的面貌。蘇兒的藝術創作大致反映了八個生命階段，包括：「震驚期」、「低潮期」、「沉潛期」、「契機期」、「轉化期」、「矛盾期」、「失落期」和「展翅期」，我依

此脈絡書寫蘇兒的藝術療癒之旅：

## 起程

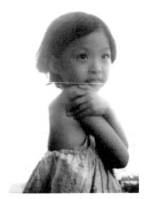

　　蘇兒的生命故事起初如同一般孩子擁有快樂童年，但一切的驟變都在9歲時被絞肉機碾碎左手之後，天真無邪如鄰家般的女孩（圖2），從此蒙上一層灰紗、跌落深谷。如果危機就是轉機，那麼這樣的不幸，成就了蘇兒日後能再翩翩飛舞的深厚生命底蘊。

圖2　蘇兒的童年

## 震驚期

　　蘇兒的意外事故嚇壞了身旁所有的人，讓她的母親相當震驚不捨，尤其是蘇兒被絞肉機碾碎左手之後，隨即陷入昏厥，眼前只剩下一道光芒，瞬間進入輕飄飛揚的瀕死狀態。「瀕死經驗」（Near-Death Experience, NDE）是雷蒙·穆迪博士（Dr. Raymond Moody）於1975年所出版的《來生》（Life after Life）書中所提出的專有詞彙，指的是當一個人的生命處於極端的狀況，如重病、事故而瀕臨死亡邊緣，歷經九死一生恢復意識後，所訴說的不可思議印象和體驗。有時，雖屬少見，若遇到重大創傷或恐懼時，健康人士也可能遭遇瀕死經驗。英國南漢普頓醫院於2001年2月在《復甦》雜誌上發表了一篇關於瀕死體驗的科學研究，首次證實靈魂可以獨立於大腦之外而存在，這項研究發現，四名死裡逃生的病患所共有的瀕死經驗，包括寧靜喜樂的感覺、時間迅速的流逝、感官的感受更為強烈、不再察覺到身體的存在、看到一道強光、進入另一個世界、遇到神祕的靈體，以及到一個「有去無回」的地方。蘇兒陳述瀕死經驗的過程中，鉅細靡遺的敘說自己在市場昏厥，到慌忙的送醫、轉診，最後得知需要截肢的噩耗，如何奪走她純真美好的童心，讓接下來的生命節奏隨之變調。

## 低潮期

　　從蘇兒受傷休學、暫停正規學校的課程、進入復健中心療傷，最後

又重返校園就讀，需要不斷適應外在環境的變動和內在情緒的起伏，為此她吃盡苦頭，同時阻礙了她的身心發展。因為肢體的殘缺，讓蘇兒成為班級中最特殊的學生，師長會給蘇兒特別待遇，卻限制了蘇兒參與活動的自由，也喪失了與同學相處的機會。「特權」讓她成為同學間流言蜚語的對象，甚至成為同學的眼中釘。大學聯考的時候，受到媽媽從事裁縫的影響，從小跟在媽媽身邊吸收裁縫美學，對於布花、色彩特別感興趣，蘇兒很想要報考服裝設計系，但在報名的時候，看見報名限制要求要十根完整的手指，讓蘇兒相當地挫折和難過。求學的不順遂，讓蘇兒的成長歷程坎坷艱辛，而肢體障礙更讓她產生負向自我形象，欠缺自尊自信。Adler（1932）認為人因生理的缺陷或不健全的器官，自覺渺小或有自卑的傾向，會在心理和生理上尋求補償。於是，身體的自卑反而促使蘇兒想要自我超越，讓自己不受困於低谷當中，希望在藝術層面表現突出，被老師重視肯定。

## 沉潛期

　　每個展翅翩舞的生命，必定經過青春苦澀的歲月，苦熬結蛹的毛毛蟲，終有一天會破蛹成蝶，生命繼續往前走，不再回頭。然而，在那段酸楚的青春歲月裡，蘇兒馬不停蹄的裝備自己，學習完整多元的知識和技能，期待有一天能夠展翅高飛。被拒絕入學的蘇兒，沒有因此一蹶不振，反而順勢讓人生轉彎，進入職場工作，展開未知的旅途，從職業生涯裡摸索自己、探索喜好、啟發學習、發現熱愛，在結蛹期間讓自己吸收足夠的養分，等待破繭契機。

## 契機期

　　在《人生不設限》一書中提到，標籤可以提供誘人的藏身之處，有些人會拿來當作藉口，但也有人超越了它們（彭蕙仙譯，2010）。即使有許多人被貼上「身障者」或「失能者」的標籤，卻還能夠超越別人認為他們應該有的限制，過著充滿活力的生活，從事重要工作，打破既定框架，盡情探索並發展天賦。

　　蘇兒在蛹內努力茁壯自己，不自我設限，困在殘缺的肢體裡。與先生不期而遇的相識，讓蘇兒遇見了改變自己生命基調的貴人。有天，蘇兒與朋友在雨天搭計程車，碰巧遇上一位身穿西裝的司機先生，外型舉止和穿著都不像一般的計程車司機，讓蘇兒和朋友感到好奇。下車前司機才告訴她們自己是從事保險業，便遞上名片給她們。過幾天後，司機先生邀請蘇兒到他的辦公室關懷也是截肢的同事，希望蘇兒的樂觀和笑容可以發揮影響力去感染同事，之後，司機先生因此善緣而與蘇兒結為夫妻。

　　改變也從與截肢協會理事長的巧遇開始，讓蘇兒與「弦月之美」結緣。當時，蘇兒在餐廳認錯人，而對方竟然是截肢協會的理事長，他唐突的問蘇兒說：「妳結婚了沒？」「妳拍婚紗照當新娘子和宴客那一天會不會戴義肢？還是把它隱藏起來？」蘇兒回答說：「如果今天這個人選擇了我，他就應該要接受我，然後親友們也都會祝福我們，我們應該不用為了這個事情而要戴義肢或做隱藏的動作。」理事長相當欣賞蘇兒的回應，進一步邀請她加入協會，陪伴一些身心障礙者從事心理復健的工作。蘇兒加入截肢協會，擔任弦樂之美第一屆的主持人。弦樂之美提供舞臺讓身心障礙者可以站在舞臺上表演，給了蘇兒一個舞臺練習為自己發聲，讓每一個舞蹈的步伐都是勇敢踏出的第一步，嘗試探索肢體內在語言的密碼，進行透過動作來傳達並展現自我。

## 轉化期

　　如果總是在憤恨不平的情緒中打轉，人生永遠無法進入下一關，只有和命運和解，「心傷」才有機會療癒（謝其睿，2008）。蘇兒在面對多次懷胎欣喜又落空的失落裡，讓她陷入憂鬱的情緒當中，面對挫折和打擊，蘇兒學會了要適時轉念，化難過為力量，給自己時間調適和改變。蘇兒從事一段時間保險業的工作，經歷結婚、懷孕和流產的歷程，她想要再重返校園進修服裝設計，朝色彩與搭配這方面繼續學習，教授看到蘇兒的表現，邀約她一起參與艋舺服飾商圈的重建，跟著指導老師作幕後的策劃和企劃。蘇兒在經過多年工作及學習的轉折，終於在這裡找到她自己熱愛的事情，也將她的藝術細胞發揮出來，更讓他人看見她的用心和努力，於

是，蘇兒重拾熱愛的服裝設計來轉移對流產的關注，並返回校園重新學習新知。蘇兒體認到，要試著和苦痛命運共處共在，與自己深度和解，才能朝生命所愛之方向前進。

### 矛盾期

蘇兒在婚後淡出舞臺許久，因為被舞伴的封舞之作所感動，讓她興起想要再度復出表演的念頭，只是，已身為人母的蘇兒，在家庭與舞臺兩難間掙扎不已，幾經思量，最終還是抑制不下心中對舞蹈的熱情，決定與舞伴再次共舞。她的好友也是常年的舞伴，在自傳《單腳舞動人生》（林睦卿，2007）裡，提到那次演出的經驗：

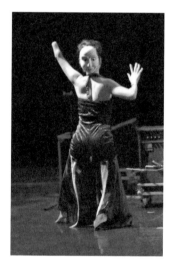

圖3　面具

「我們運用肢體語言與時而高昂、時而低沉的音樂，來表達人生旅途中會遇到的高潮與低谷。我們特地將這段值得紀念的「三手三腳」舞碼重新編過，融入我們在這段期間的人生經歷，並加入更多道具與戲劇表演的元素，成為一支全新的舞碼。其中一段戴著面具（圖3），以默劇形式表演出怎麼敲，都敲不破前面那道牆的橋段，就代表著我們在遭遇困境的初期，多半會用冰冷的面具把自己藏起來，並且在自己畫地自限的框框裡作困獸之鬥。而只有當我們願意把面具拿掉，開始願意伸出手去接納別人，也讓自己成為對方的夥伴，你才有可能突破那道牆，把自己釋放出來。就如文宣上寫著：『當獨臂女俠遇上了單腳女孩，突然間，她們看見溫暖的陽光從天而降，就這樣，邪惡的黑暗惡魔終究抵不過光明正面的能量，兩人歡喜鼓舞地慶祝著彼此的重生。』」

兩人的獨特生命撼動著彼此，也相互給予力量，讓蘇兒在暌違舞臺許久後，能再次與舞伴翩翩起舞（圖4和圖5）。

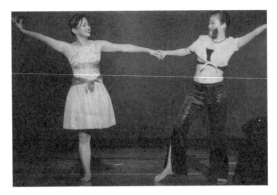

圖4　三手三腳首次公演

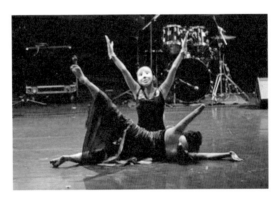

圖5　三手三腳復出表演

## 失落期

　　就在蘇兒越來越能面對自己的殘缺，並且勇敢地站上舞臺，自信展現身體之美，並且持續學習和表演的同時，意外的噩耗重擊蘇兒，帶走她心中最大的倚靠，也是影響她甚深的母親（圖6），發生車禍的母親成為植物人後很快就離世，讓蘇兒無法諒解老天為何如此捉弄人。

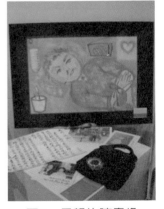

圖6　母親住院畫像

「我有一天在打草稿的時候，就隨興畫了一朵玫瑰花（圖7），畫玫瑰花的時候就用紅色。紅色對我來說代表血，這當中代表我受傷時左手流的血，也代表媽媽離開時她流的血。那個時候的我直覺就是選用紅色，整個背景處理起來其實就是宣洩。為什麼？為什麼？為什麼？媽媽不過只是被摩托車撞到，都沒有外傷卻錯過了黃金治療時期，然後就變這樣。很多憤怒、無奈都在這張背景裡頭。妳前面看到的玫瑰花好像很好看，可是整個背景處理起來是有很多的無奈和憂傷在裡面，而且是抹不掉的記憶。」

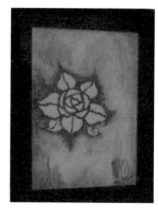

圖7　紅玫瑰

　　蘇兒在這幅畫投注許多複雜的情感，將母親意外車禍後的憤怒、沮喪的情緒全都宣洩在創作之中，色彩的表現相當強烈，她使用紅色來傳達內心積累許久的感情和難以言喻的激動。蘇兒在面對無常，即便相當痛心，卻能促使自己成為真正獨立、成熟的個體，從對母親的依賴和保護的羽翼裡離開，找到自身的價值和生命的意義，並且對於過往所信仰的宗教有了不同的見解和認識。儘管長久堅持的宗教信念因意外而崩毀，破碎的信仰也讓蘇兒有機會重新建構自己的人生哲學，體會世界上沒有絕對的是與非，面對無常，人往往感到無力，很多的機緣稍縱即逝，常常是過了這個時空，心念就變了，只能選擇自己認為有意義、有價值的事情，並且全力以赴，這是「無常」帶給人最正面的教育意義，也就是「活在當下」（楊蓓，2008）。

## 展翅期

　　當你全心全意要實現某個目標時，一路上可能會經歷艱難痛苦，然而一旦突破困境，所得到的成就感又是如此美妙，讓你只想以它為寄託，繼續成長（彭蕙仙譯，2010）。蘇兒透過舞蹈面對挫折、悲傷和失落，重新站上舞臺的她，發現自己有能力透過肢體表演癒合傷痛，也能在沉浸苦中去感覺苦，於來來去去湧起又消散的痛苦中，獲得力量破繭而出，柔軟地

接納自我。同時將這股溫柔癒力用舞蹈和藝術創作傳遞出去給需要受鼓舞的觀眾，也讓化身彩蝶的她，為自己和他人綻放最有自信的容顏。

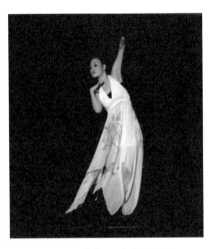

圖8　破繭而出的彩蝶

## 總結與反思

　　蘇兒面對藝術的態度從「藝術是療癒」到「藝術是生活」。仔細研究「藝術」（art）的英文字源，它其實是一個動詞，意思是「將事物組合在一起」，其所指的並非是一個成品，而是一種過程（Booth, 1997）。藝術與生活密不可分，它連貫生活的每一細節，是每個生命可以共同分享的一塊心靈淨土，日常生活中的我們，無時不在發揮藝術的功能，運用藝術的技巧，做著如同藝術家們一般的行動創作。蘇兒善用自己對藝術即生活的開放態度，融入到她的內、外在世界裡，重視美感的經驗，活潑運用色彩的屬性，點綴她豐富的生命。

　　藝術即療癒的焦點放在行動而非口語，影像以隱喻和象徵的形式，協助個人發現、復原、整合，進而獲得洞察的能力（吳明富，2010）。藝術創作可以觸發個人能量，去探索生命議題和尋求解決的途徑，並於過程中

抒發情緒、梳理思緒、將內心抽象情感具象呈現於外地被見證和關照。蘇兒投入藝術、舞蹈創作，回觀過往的創傷，意識到左手截肢的意外如何影響自己與家人之間的關係，以及如何衝擊自我認同和生而為人的尊嚴。壓抑的情緒從藝術表達裡宣洩，原本被傷痛遮蓋的樣貌從創作中重建，領悟接納不完美的自我才是踏出個人成長的第一步，才能形塑出具有個人特色的自己，並且洞悉不同的生活哲學觀，如：順應自然、善念吸引善念，使之成為自己信仰的核心。

　藝術創作幫助蘇兒創造內在力量去覺察自己，傾聽心底的聲音，並且重視自己的限制和需求。每個人的創作歷程都是獨一無二的，創作是一種積極面對自我的方式，作品成為一種看得到、可長期保存、讓當事人恢復自信和自我價值的外在過渡客體，記錄創作者本身內在歷程的變化（吳明富，2010）。蘇兒創作的媒介不僅是繪畫，還加上了舞蹈表演、服裝設計，多元的媒材讓她可以盡情發揮表現自我，正如她說：「我覺得那是真實的一個呈現，對我而言那是非常好的紀錄，因為我才能知道說原來我的東西，從我自己的My打出來的時候是代表什麼意思。」創作成為成長的軌跡，心理變化的具象，而這樣的外化涵括了表演時的臉部表情和肢體動作，以及情緒流動的波折變化。蘇兒認為每一次全心投入創作過程，就會鏡映出自己真實的面貌，進而更加認識自己、理解自己和接納自己，也更願意在大眾面前呈現自己。

　藝術創作者於創作時通常會經歷兩種不同的藝術經驗，一個是創造性的藝術經驗，另一個是表達性的藝術經驗。創造性的藝術經驗著重創作歷程的情緒轉化、適應新環境或是發現新的問題解決方式，表達性的藝術經驗強調創作和討論作品的過程，是表達內在思考和抒發情緒感受的方法（吳明富，2010）。蘇兒與我分享她的創作過程，同時是一種表達性和創造性的藝術經驗。在創作展或是站上舞臺的表演投入，蘇兒深刻體驗當下情緒與思緒的流動，藉由創造和表達消化和轉化內在情感，開展對外在環境新的洞察和適應。她也描述自己坎坷的成長歷程，是如何影響創作概念和策展理念，以及每幅畫作背後的思考和哲學，藉此也表達了她看待人事物的價值和信念。

　藝術創作是一種思考的方式，可以引發個人意識並且留意到內在的聲

音。當一個人面臨困境時，通常會選擇逃避，但是圖像創作可以讓人停留在那個時刻，感受困難所帶來的影響，藉由使用媒材的緩衝，讓負面的情緒和挑戰變得比較可以承受（Allen, 1995）。蘇兒在「紅玫瑰」的創作經驗讓她留意到內在憤怒的聲音，並將憤怒表達在圖畫上面，色彩的運用和處理都相當強烈、鮮明，畫紙儼然成為一種情緒的容器，承載蘇兒劇烈的負面情緒。蘇兒的創作裡也有許多攝影作品，不管是她先生幫忙後製的捲軸或是家人合照，都可以在其上用手繪的方式再創作。攝影也成為蘇兒真誠面對自己和增加現實感的工具、獲得成長和改變的紀錄，以及延續到往後生活的橋梁（Krauss & Fryrear, 1983）。蘇兒認為當她看著自己的攝影人像，或是他人為她拍攝的影像記錄，似乎都能從中審視自己的形象，用不同的視野去看見現實的自我樣貌。

　　蘇兒母親的過世讓她有強烈的失落和悲痛，畢竟母親影響蘇兒深遠。母親的美感素養和對布料的裁縫設計，讓蘇兒對色彩有相當高的敏感度，她對布料有深厚的情感，更是家族精神的一種傳承，看見母親裁縫的衣物更是睹物思人。任何改變都是一種失落，親人去世是一個大改變，自然會引發大失落，無可避免地造成巨大的悲痛情緒，但情緒是有功能的，它是努力維護意義架構的訊號，雖然失落者的世界已經永久改變，無法回復到事件發生前的狀況，但悲傷歷程能成為喪親者意義世界的再建構行動，而且能在與他人協商的情境中，重新建構對自己的認同。因此，喪親事件也許是生命歷程中的一個危機，但也可能因而創造出一個重新認識自己的轉機（Neimeyer, 2000）。蘇兒在面對母親過世之後，自我經過重新建構後開始成為獨立、成熟的個體，對於自信的理解有新一層的體會，願意透過表演在眾人面前展現對身體的自信。

　　馬諦斯堅信，不論是振奮或是喪氣的時候都應該創作，因為我們覺得最脆弱的地方，往往也是最堅強之處。菲提帕第則指出，要相信「壓力只是感覺，不是事實。」她說：「我們需要正視它、管理它。」整理和抒發我們的情緒，像是悲傷、憤怒或對疾病的恐懼，可以是一種淨化的經驗，令我們有深深鬆了一口氣的感覺，而其中的方法之一便是創作（丹鼎譯，2008）。陸蓉之在《彩繪心靈》一書的推薦序裡也提到，如果人的悲傷未能獲得宣洩，心裡的失落感往往就是痛苦的根源，而且還會烙印在人的深

層自我內心。這些傷痕一旦受到生命中其他失落感的觸引，痛苦馬上會復發起來。藝術創作可以成為安撫失落感的一帖良方，蘇兒透過藝術創作逐步覺察自己的生命經驗和情緒感受，並且正視這些情緒，重拾主控權去駕馭和管理。她對生命經驗探索的歷程，就像是尋找生命中失落的一角，創作彷彿能讓她溫柔輕撫屬於她生命歷程中的每個自己，讓破碎的「我」重組完整。

　　此外，藝術創作亦是把心靈帶回自我生命的方式。心靈，是承受生命混亂、情感驅動及生命篇章依存的地方；心靈，即是自我補充能量、生生不息的美好之所（Allen, 1995）。蘇兒透過藝術找到心靈的力量，沉浸在創作經驗裡，讓自己可以與另一部分的自己相遇，聆聽完整心靈的聲音，並跟隨它的步伐一步一步的向前走，即便心靈因承載了過往多年傷痛的經驗而混沌、無助、不安，但仍帶領著蘇兒看見異樣的身體依舊充滿生命力和美的感染力。

## 臨床觀點回顧

- **我看到個案／團體主要關注的焦點：**
  蘇兒在喪親失落經驗中透過多元藝術媒介，抒發自己對親人的思念，在自我覺察過程中與自己真誠相遇。

- **我與個案／團體主要的互動方式：**
  以訪談方式梳理蘇兒受傷後的生命體驗，見證她的藝術療癒力量。

- **我所採用的取向或模式：**
  蘇兒的創作過程採用的是表達性和創造性的藝術經驗。在創作展或是站上舞臺的表演投入，蘇兒深刻體驗當下情緒與思緒的流動，藉由創造和表達消化和轉化內在情感，開展對外在環境新的洞察和適應。

- **我嘗試達到的總體治療目標：**
  蘇兒透過藝術創作覺察生命經驗和情緒感受，並且正視這些情緒，重拾主控權去駕馭和管理。沉浸在舞蹈、藝術創作的歷程中獲得力量，讓外化的影像鏡映出真實的自己，進而接納、包容多元「我」的面貌。

- **在整體歷程中，我的感受、想法和期待：**

  蘇兒藝術療癒的歷程，連結起我的生命經驗，讓我重新審視左手受傷復原的過程。遇見蘇兒，傾聽她的故事，發現故事能啟動另一個故事，從主線故事拓展支線故事，也會因為對話擴展故事的豐厚度。

- **我覺得個案／團體可以從藝術治療療程中獲得：**

  透過多元藝術創作，讓生命故事因為視覺及舞蹈的表達變得鮮活而有色彩，也讓蘇兒的內在歷程變得更具力道，幫助她用創作去發聲，並和觀者的內在經驗連結，產生進一步的生命對話。

# 參考文獻

丹鼎（譯）（2008）。《藝術家的創意密碼：化疾病為創造力的故事》。臺北：久周出版社。Tobi Zausner (2006). *When walls become doorways: Creativity and the transforming illness.*

江孟蓉（1998）。《彩繪心靈：從內在影像創作中了解自己》。臺北：生命潛能。Pat Allen (1995). *Art is a way of knowing.*

吳明富（2010）。《走進希望之門：從藝術治療到藝術育療》。臺北：張老師文化。

林睦卿（2007）。《單腳舞動人生——在逆境中尋找勇氣》。臺北：春光。

彭蕙仙（譯）（2010）。《人生不設限——我那好得不像話的生命體驗》。臺北：圓神。Nick V. (2010). *Life without limits: Inspiration for a ridiculously good life.*

楊蓓（2008）。《勇氣與自由》。臺北：心靈工坊。

蔣勳（2006）。《天地有大美：蔣勳和你談生活美學》。臺北：遠流。

謝其睿（2008）。《浴火小天使》。臺北：天下文化。

Allen, P. (1995). *Art is a way knowing.* Boston: Shambhala.

Allen, P. (2005). *Art is a spiritual path: Engaging the sacred through the practice of art and writing.* Boston: Shambhala.

Booth, E. (1997). *The everyday work of art: How artistic experience can transform your life.* Naperville, IL: Sourcebooks.

Krauss, D. A. & Fryrear, J. (1983). *Phototherapy in mental health.* Springfield: Charles Thomas.

Moon, C. (2002). *Studio art therapy: Cultivating the artist identity in the art therapist.* London: Jessica Kingsley Publishers.

Neimeyer, R. A. (2000). *Lessons of loss: A guide to coping.* Tennessee: University of Memphis.

# 第十一章

# 遇見長輩：彰哥
## 與家的距離

曹又之

## 背景

　　「彰哥說，如果要參加外拍的藝術治療活動，希望社工能一起來，如果只是曹小姐與幾位年輕的志工要帶著行動不便的老人家出門，難保不會出意外，真的很不安全，而且他覺得附近的公園也沒什麼好拍的。如果機構沒有其他工作人員也能一起來，那他就不來參加了。」一早就接到安養中心的電話，我還來不及反應，社工直白地接著說：「他又提到，前幾次的療程有種被『審問』的感覺，好像是他來陪曹小姐，而不是曹小姐來陪他，彰哥表示不想再繼續參與後續的個別藝術療程。」停頓了好一會兒，彷彿社工在電話的那頭體諒地等待我吸收突如其來的訊息，然後她輕聲提議：「曹老師，你要不要今天下午看完其他長輩後，順便去拜訪他一下，不用特別約，簡單談一談，也許……道別呢？」我吞了吞口水，嚥下了驚訝與打擊，看著下午的行程表，大概只有15分鐘的時間能扭轉局面，也許只有萬分之一的可能。

　　我想起這一個多月下來每週陪伴所建立的關係，彼此對療程與活動的參與和承諾，感覺好像被這一通電話輕率地推翻。不過，當我漸漸平心靜氣、沉澱下來回顧與檢視，發現其實彰哥說得也不無道理，他確實點出了他所感知的治療關係中某些真實的面向。

# 與家的距離

彰哥，一位機構中剛滿67歲的男性長者，頭髮稀疏花白、身形高而消瘦，瑟縮在輪椅中。兩年多前入住老人護理之家，很少外出，慘白的皮膚與滿頭的白髮相互映襯，讓彰哥顯得更加蒼老。他入住機構的主要原因是帕金森氏症所導致的失能，伴隨左髖部骨折而需要乘坐輪椅，加上胃部潰瘍的不適，失去多面向自理及行使日常生活功能所需的能力。家人無法負荷，居家環境條件也不利照顧，因而被送來機構。此外，定期在機構巡診的身心科醫師，診斷出彰哥有併發憂鬱症狀，身體狀況的不舒服往往影響著他參與機構活動的動機。彰哥也常常想念與擔心分居的家人，終日感到悶悶不樂。

彰哥出生於中國大陸東南方的某個省分，童年家園因天災受創而與父母分離。10歲時與哥哥、弟弟一同被招募進軍隊，開始職業軍人的生涯，曾軍旅雲南、廣西、貴州、泰國、寮國等地從事各項訓練，實戰打游擊隊，當時被稱為「泰北孤軍」。彰哥官至上尉，後隨國民軍撤退來臺，在軍中待至退役。他的哥哥留在越南從軍並落腳成家，弟弟則因罹患思覺失調症於泰國的一間療養院病逝。對於命運的安排，彰哥曾不解地感慨：「現在帕金森（氏症）是我最大的敵人，我不明白為什麼我能夠從戰爭中存活下來，現在卻敵不過一個帕金森。」

彰哥剛入住機構的前一年半，非常積極地參與復健，他會透過唸詩與唱歌來訓練口部肌肉，或每天從事伏地挺身來鍛鍊，曾一度進步快速，身心都有起色，只是可能因天氣因素或敵不過病程的走勢，半年前突然退化快速、進步幅度減少，身體每況愈下，為他帶來很大的失落與挫折感，彰哥開始憂慮自己的未來，不希望拖累家人。他雖然有一位太太、一個女兒與兩個兒子，但似乎與家人的關係並不融洽，即便如此，他心中仍時時掛念著家人。剛入住時，彰哥喜歡從事與女體圖像有關的創作，曾要求照顧服務員提供性服務，並喜歡與機構中的女性互動，樂於稱讚其他的奶奶很漂亮。他對女性照服員一些言語的調情或騷擾，讓部分敏感的照服員感覺很不舒服，身心科醫師則認為這可能是疾病所導致的性需求，由帕金森氏

症所衍生的性幻想。

　　彰哥所安頓的護理之家，坐落在臺灣中北部的郊區，三層樓、裝潢整潔溫馨、空間有限，約有50多位入住的高齡長輩，多數是失能、失智或準備臨終而被安置在此。主要工作團隊由機構負責人、主任、護理師、社工師與照顧服務員組成，相較於其他我曾接觸的安養機構，這裡的照護團隊相當用心並關懷機構中的每一位長輩，不僅是生理的療養，也關照他們的心理需求。彰哥會被轉介接受藝術治療服務，緣自機構中的照護團隊發現在2020年新冠肺炎籠罩期間，有幾位長輩遇到家屬因疫情無法探視的狀況，導致原先的症狀惡化，或原本家庭關係就不好的長輩家屬因疫情更有理由不來探視，影響機構長者整體的情緒與適應狀態。

　　彰哥遇到的情況即屬後者。社工描述：「彰哥的太太是主要照顧者，形式上每週都會來探訪，但疫情爆發後就沒有再來過，甚至連視訊預約都沒有，兒女有時候會來，但拿了藥就走，沒有與他互動，彰哥事後得知，感到無奈又生氣。」社工頓了一會兒：「前些時候，彰哥的憂鬱症用藥停了好一陣子，家人也沒有前來協助看診，疫情期間長輩一定要有家屬陪伴才能外出，從彰哥入住以來，他太太沒有出席過我們機構定期為家屬所辦的個案會議，原因我們也不是很清楚。」當下，我不禁思考，他太太在彰哥心中的重要性如何？有沒有可能是未來療程需要探索的地方呢？

　　從疫情開始至趨緩期間，彰哥在簡易憂鬱量表所顯現的狀態為：情緒低落、緊張不安、易苦惱動怒，常常提到家人不來探視或對家的掛念，感嘆生活空虛沒有意義，持續負面思考，覺得人生實在沒有活下去的價值。此外，他的整體活動量也明顯減少，經常提到想死或自殺的念頭。就我與照護團隊觀察討論並小結彰哥當前的主訴為：帕金森病症適應、家人支持度低、面對身體的退化對未來感到極度不安。我希望能與他在這三個月12次的藝術陪伴療程中，支持並探索他的死亡焦慮與孤獨議題。

## 藝術抗拒

　　第一次見到彰哥是在一個昏暗的午後，其他長輩才剛從午睡慢慢甦

醒。在大廳，我看見輪椅上一個削瘦的身影，靜靜地停佇在NBA籃球重
播的電視螢幕前方，籃球選手的熱血、奔放與矯健，與彰哥的虛弱、蒼白
與寧靜恰成對比，比賽場的歡騰與活力，與護理之家的緩慢步調及沉重的
時間感，殘酷地對映。那天，我從彰哥的塗鴉敘事中，看見他所熱愛的籃
球、軍中的鐵刺戰車與血，以及一顆渴望壯遊環島的星星。雖然有作品產
出與敘說分享，整個歷程卻顯現了，為帕金森氏症所苦的長輩艱鉅執行的
創作軌跡，以及期待的落空。彰哥埋怨道：「今天身體不聽使喚，不好
玩啦。畫出來的東西，太抽象了，根本難懂，沒意思，我也看不出妳這個
服務，對帕金森氏症的改善有任何幫助啊！」我仔細向他說明提供服務的
用意與社工轉介的原由，以及藝術活動能帶來的助益，同時回應著：「很
抱歉沒有事先與彰哥說明清楚！」我接著詢問他：「有沒有在抒發心情之
外，彰哥想做的活動，覺得對帕金森的復建有幫助，或彰哥很感興趣的活
動呢？我們下次也許可以整合進來？」彰哥回覆：「我平常會重複描字、
著色、唸詩、唱歌，為機構中的同伴拍照，唉！我好想看看從基隆到墾丁
的風景，出去玩……。」彰哥遙想著。我把握他若有所思的最後一些時
間，並承諾會試著將對帕金森氏症有幫助的創作活動融入療程，希望他下
次再來試試看。彰哥不置可否地由照服員推著輪椅離去。

　　一週過去了，社工提到，當她提醒彰哥今天有藝術療癒的活動，他面
有難色，被好說歹說、半哄半推了半天才被帶進一個小小的房間，裡頭還
有一位沒有知覺、沉睡中的長輩，這是機構僅有的創作空間，雖非完全隱
密但不會被打擾，還有簡單的小桌子與媒材車。我準備了許多臺灣的風景
圖片和描摹創作的工具，但它們似乎不被青睞。我與彰哥打招呼後詢問：
「彰哥，你今天有沒有什想做的事情啊？」彰哥停頓了許久後，才聲調哽
咽地開口：「一時千頭萬緒……昨天晚上躺著不能動，被室友欺負，白天
好像還好，到了夜晚，就覺得很想死……每次照服員把我推到廁所門口，
人就走了，我都不知道該怎麼辦……早上將我扶起床，為什麼要那麼粗魯
與不耐煩？我真的沒辦法自己來啊！還有，晚上突然沒有辦法動，想上廁
所，叫了、喊了好久好久，值班的護理師都不來。真的不如早點去死一死
算了！」一吐對機構照服員與護理師在「照護品質不夠友善和同理」的委
屈和辛酸。

　　我想起前陣子聽機構照護團隊開會，討論是否要在長輩的輪椅上裝設電子鈴鐺。帕金森氏症的長輩其實常常遇到口部肌肉無法控制，想說話卻無法發聲的窘境，我說：「嗯嗯，如果我是你，我會覺得好無助、好難過，我的身體都不受我控制，有時甚至連要發出一個聲音都好困難，而身邊最需要照顧我的人員，似乎都不願意好好地幫助我。這些你遇到的狀況，我會與社工反映，讓護理長與主任一起開會討論，集思廣益如何來協助改善這裡的服務。如果讓你在輪椅上裝一個小鈴鐺，需要的時候提醒身邊的人，彰哥覺得怎麼樣呢？」他無奈地回答：「可能一兩次會有用，久了他們會可能嫌我們煩。」接著他問我：「你會不會覺得陪我們這些老人很煩、很沒用？」我說：「我喜歡陪伴老人的工作，我想我也會老，我們都會老，我在陪伴你們的過程中，也在學習如何變老，你們寶貴的經驗教會我許多事情。」話鋒一轉，彰哥開始盤算聘僱外籍看護回家養老的成本，算來算去都遠超過他退休金所能負荷，雖然，療程的時間快到了，但他表示：「我還沒講完，沒講完我不走。」

　　我答應並承諾會將他的苦惱反映給機構的照護團隊，可是無法保證所有彰哥希望的事情都能獲得立即的改善，同時我也考量，需要讓他的情緒從抱怨轉為舒緩地釋放，我當場示範情緒選色與塗鴉，引導彰哥用蠟筆抒發他的「恨」：「我從小無依無靠，連老了也無法含飴弄孫，現在身體又退化成這樣，做什麼都無法自主。」儘管機構的用餐時間已到，當下我卻覺得需要做一些情緒的收合，所以多陪了他20分鐘，讓他繼續訴說，而我不斷地傾聽、反映、統整他的痛苦、無力與無奈，以及現實中我們還可以做些什麼，漸漸地，他的情緒震盪慢慢緩和下來。離開時，他跟我說：「謝謝妳，曹又之。」也對我的名字由來感到好奇，好像，這次我感覺彰哥漸漸地接納我了。

　　我們之間的距離似乎拉近，但這中間又充滿著矛盾：我的角色是一位藝術治療師，是這所老人護理機構向政府的心理衛生單位申請補助，而能進來從事藝術輔療與陪伴關懷。然而在這次的療程中，我一度想連結彰哥上回的創作，延伸敘事進一步探索，卻未能如期達成，反倒覺得彰哥只是想要有一位傾訴的對象，聆聽他訴說當前最關切的照護品質。我趁著彰哥一度因唾液充滿嘴巴而說話吃力的間隙（帕金森患者常見的症狀，無法控

制口腔肌肉，唾液充滿嘴且不斷流出，使得說話困難，需要時時以衛生紙擦拭），又剛好情緒起伏告一段落時，我遞上藝術媒材讓他簡單抒發。不過，我感覺到彰哥不是很有創作的意願，只是我的傾聽與他一時無法再說話，促使他願意配合。我心想，也許機構長輩只是需要一個可以傾吐的對象？希望他接受藝術治療，究竟是誰的需求呢？

　　再來，我遇到另一個棘手的議題：長輩在機構中的人際關係，這牽涉到機構、照顧者與長輩這三方的關係。照護品質是長者當下最在乎的事情，品質不佳的照護會讓長輩覺得沒有存在價值——不被尊重與理解，「我擔心其他人覺得我的存在很多餘，如果我死了，身旁的人會很開心、解脫吧！」我很難不推測彰哥一直以來，對照服員的言語性騷擾與習慣抱怨的人際風格，使得他在機構的照護關係一度緊張。機構中的照服員多數是外籍人士，對口語的反應與接收本來就會有些困難，再加上對帕金森氏症或其他一些特殊疾病的不了解，使她們常常以為彰哥在「假裝」需要協助以吸引關注。儘管機構核心負責人、社工、護理長與主任，都很願意花時間開會來討論如何解決問題，但長輩的人際風格或照服員的配置與訓練，敏感地牽涉到機構對內的管理、協調與對外的聲譽，要進行調整和改變都需要相當時間的規劃和修正，也可能需要一些額外的經費與耐心來執行，這都不是短時間能做出承諾的。因此，我被期待盡量不與彰哥討論這方面的話題。

　　於是，我感到左右為難。既然機構照護關係這扇門不好開，那麼，我也許可以往其他路徑探索解決辦法。心想，我或許可以從彰哥對攝影的愛好為基礎來建立治療關係，再漸漸著手探討與他心繫的家人之間的關係，同時抒發他對疾病的痛苦與擔憂。基於以上的評估，接下來的幾週，我請彰哥帶一些他鍾愛的照片來到療程，剛開始的氛圍還不錯，彰哥很樂意分享他過去所拍攝的作品，我以一些照片做為談話交流的催化劑，討論某些核心議題，例如：運用與意外死亡有關的相片故事，讓彰哥說說面對死亡的看法：「**我是基督教徒，我認為生命很脆弱，生命不就是一口氣，人走了，到了天上的雲中，我們的死亡，如同離開了舊房子到了新房子。**」當我詢問他現在與帕金森的關係時，他嘆了口氣，蠻平靜地說：「我現在試著與它和平共處。」我看見，一位曾在戰場上存活下來，習慣面對生死的

戰士，到了人生的最後階段，等待死亡、渴望死亡，或許是一個自然的狀態。彰哥曾說過自己的一個疑惑：「眞不明白，爲什麼我能從無數次的戰場中存活下來，現在卻敵不過一個帕金森，它不過是一個醫生的名字！」漸漸地，我看見彰哥心態上的轉變，他雖然不情願，也不得不接納自己現在所面臨的戰役，不只是外在的、物理上的戰鬥，而是嘗試做一個**和平的戰士**，走向內在的勇敢與平靜。

　　這是我初次嘗試與長輩運用相片工作，雖然我知道用舊照片與長者工作會產生直接又強烈的衝擊，但仍然遇到一些始料未及的狀況，特別是當彰哥與我分享他最愛的大自然攝影作品與家人照片後，才鋪陳出這個故事開頭，所發生的結案危機。

　　接下來的幾次療程，彰哥因帕金森而說話費力，很難清晰傳達內容（由於帕金森的發作並沒有固定的週期性，所以很難掌握每一次陪伴會遇到的狀況），他仍盡可能與我分享許多家族的珍貴照片：弟弟、哥哥的獨照與合照、軍旅生涯中許多的合影與紀錄，也約略提及弟弟因遇到軍中不好的事情而發瘋，進了療養院就去世。彰哥喃喃自語著，也許在憶想、也許在感嘆，很多時候，我也聽不明白，只能陪伴著。當他翻到女兒的照片，彰哥停留了許久，說很想念她，好久沒看到她了，他進一步解釋自己的女兒從小就有聽力障礙，出生時動了多次手術，夫妻倆好不容易才將她養大。接著，彰哥翻到軍旅生涯來到臺灣前的大合照，感慨照片中有一半以上的人都已不在人世。他又分享了許多在國內旅遊所拍攝的照片：蓮花池的麻雀、小青蛙、少見的花朵、瀑布、特殊地形、公園蓮池的倒影等等。他提到：「那邊有山、樹、房子，還有可以遊戲的廣場，以前會帶太太與女兒去那兒玩，女兒身體很不好，需要我們陪在她身邊。」

　　我能做的，是引導彰哥透過回憶與敘說，協助他抒發與整理，並適時反映他對家人與親友的思念，以及，如果有可能，探索他最放不下的關係。我也試著分享一些他可能有興趣的，臺灣各地的野生大自然風景圖片，看看能否引發一些簡易的拼貼創作，只可惜，彰哥還是抗拒去欣賞這些美麗的照片。於是，我拿起他在第二次療程時，曾經好奇的一張山岳照片，彰哥眼睛一亮、凝視許久，說道：「這樣的角度很不容易拍攝，怕跌

倒，我現在想都不敢想了。」說著說著便難過了起來。我試著同理他因疾病與老化使得外出、從事年輕時喜愛的活動變得危險和困難。當我們轉換話題討論到國內、外的旅遊經驗時，彰哥想到過往遊歷海南島的經驗：「海南島有中國最大的植物園，很大，我也是走馬看花、轉機、旅陪、地陪、旅行社、瘧疾，古時候人是被『貶謫』才會到海南島，他們（家人）把我，丟包在這裡，是不是希望我早一點走？」

## 存在議題

　　我是一位以敘事和人本存在取向的藝術治療師。從這幾次的藝術陪伴歷程中，我看見「自由」與「孤獨」是彰哥當下最主要的存在議題，反倒並不是原先機構觀察到並期望治療師協助探索的「死亡」議題。以彰哥的狀況來說，相較其他長輩而言，他過往的人生歷練，很大的程度已經幫助他能坦率地看待生死，有時候，當長輩向機構反應自殺的意念與渴望時，「我想死」有可能只是一種訊號，或許他在說著：「我很痛苦」、「我活得沒樂趣、沒意義、沒尊嚴」或者「我活得好孤單」。而彰哥的孤獨感來自親密關係締結的挫折，面臨與家的疏離，無法在這裡滿足自己、安頓自己，於是，我提議外拍，希望能從他的興趣出發，讓他有機會走出去透透氣，藉由一些與「自由」和「孤獨」有關的主題，從事主動式的團體攝影活動，藉由在攝影中的自由選景與主動創作，重新進行他熱愛的活動，喚起生命的活力。

　　在2020年新冠疫情期間，許多老人安養機構有了新的防疫規範：除非家屬前來陪伴，不然長輩不能外出，而且家屬陪同外出的次數也有限制，一個月至多2次。這段期間，彰哥的家人不見蹤影，也不來探訪。機構同意我帶長輩外出，但由於機構的工作人力配置有限，無法支援我，需要自行找志工協助。當我與彰哥說明活動的性質，以及會有其他長輩、志工參與後，他點點頭，同意參與外拍。

　　只是，彰哥在外拍前，突然對社工抱怨這一切的安排，感覺是「被迫」的，讓我相當震驚。但看一看行程表，我大概只有15分鐘的時間能

與他溝通，心想若要改變彰哥的心意，也許只有萬分之一的機會吧！剛開始，我有些憤怒，感覺這一個多月的陪伴，以及彼此對療程與活動的參與和承諾，被快速地推翻，可是，我換個角度推想，彰哥有可能經歷了前一天晚上輾轉難眠，將外出的危險、煩惱與擔心無限擴大而臨時喊卡。當我漸漸平心靜氣沉澱下來後，發現其實彰哥說得也不無道理，這確實點出了他所感知的治療關係中某些真實的面向。

　　長輩希望能傾訴在機構的苦楚，但機構本身並不是很希望治療師將這些表達延伸，兩難中，我選擇了立場，將機構對長輩療程的期望與目標，納入藝術療程中，凌駕了「以當事人為中心」的人本關懷精神。在實務場域工作，我與機構所預期的理想持續拉鋸著，因此我選用一個比較容易切入的攝影外拍來平衡。只是，攝影本身立即且直接投射的特質，以及口語分享時的隱私與自我揭露的處理，遠遠超過我們現階段尚未穩定的關係狀態，同時，我亦未能敏銳覺察長輩內心的顧慮。

　　我抱著忐忑的心情與療程即將戛然中止的最壞打算來到機構，社工好意傳達：「彰哥說他沒有要見妳，妳不用跟他約，但妳可以直接去找他哦！跟他打聲招呼，說妳想聊一下下。」我謝謝社工的經驗提點，在休息的空檔，走進彰哥的房間，我還是第一次進來，裡頭昏暗靜謐，除了彰哥，還有幾位躺在床上插管、沒法移動也不會出聲的室友們。

　　我猜測「審問」背後的疑慮，會不會是彰哥過往軍隊可怕經驗的投射？還是我敘事引導的什麼地方做得太粗糙？當下，我無從追溯與處理，只知道必須先讓他安心，無論這段療程是否要終止，長輩對隱私的擔憂都需要被澄清，於是我先向彰哥講解知情同意與展覽隱私的部分，使他了解他可以授權我們使用相關的創作與相片影像到什麼程度，他也可以選擇遮蔽、匿名或不願意做任何的授權給機構，我也示範一些其他長輩參與活動的影像，被遮蔽處理的照片範例讓他有實際的參考，並且告訴彰哥，除非他明確簽署授權的同意書，這些紀錄才有可能讓其他人看見。澄清完畢，我詢問：「彰哥還有沒有什麼其他的疑慮或擔心？」

　　彰哥問：「一定要出去外拍嗎？」我說：「沒有的，如果彰哥不想去也沒有關係，我所提供的藝術陪伴服務到下個月為止，彰哥也許可以想想看有沒有什麼方式或主題，是你有興趣的，我們可以一起討論看看如何能

協助你？」這源自於我的反思，經過這次的插曲，我會永遠謹記──「**以當事人為中心**」，是對長輩藝術關懷的重要精神。

　　彰哥再次小心地詢問機構申請的補助計畫與藝術陪伴療程的目的。聽了我的說明之後，他緩緩地說：「不知道妳週末可不可以來，我希望我熟悉的人也在，我想跟太太一起做。」這個轉折出乎我意料，我回應：「這部分我需要先問一問社工與主任，看能不能讓我在假日的時候過來，再邀請你太太，好嗎？」我心想，**長輩的自發性小小地萌芽了，他開始運用我們的療程，去創造他的療程走向，家庭的議題才是他的核心需求**。這開啟了我第一次在機構從事長輩的「伴侶藝術陪伴療程」的契機。

　　就社工的印象，彰哥的太太是一位堅強、務實、理性，以及有一點強勢的女性。先生在退休時得了帕金森氏症，家裡又有個身障的女兒，最近還出車禍受了傷，無法正常工作，使她不得不撐起這個家，雖然到了退休的年紀，仍在附近風景區的餐廳工作，常常無暇顧及丈夫在機構中的反覆抱怨與生活需求，而彰哥則是一位外向、浪漫的人，很重視人際間情感的回應，常常會覺得太太不是一個很有溫度的人。據社工了解，這對夫妻在來機構之前，其實已經「有名無實」，可能從中年起就沒有性生活了。

　　彰哥入住機構前期復健良好，曾經好幾次吵著要回家，但太太與兒女都不同意，一度衝突火爆鬧上警局，太太更直接對他說：「這裡就是你人生的最後一站！」漸漸的，彰哥明白自己會一直退化下去，對機構中的人傾吐很多關於他們夫妻間的事，但當著太太的面卻說不出來，許多話語都是透過機構的人代為傳達。社工說，他們夫妻倆其實是關心彼此的，但碰面時常常話不投機半句多，於是慢慢地，彼此就不再溝通了。機構社工希望我能協助他們以創作的方式表達對彼此的感謝與關懷，或看見對方的好，也建議我讓他們嘗試一次伴侶的藝術療程，後續如有需要可再安排。我個人評估，彰哥有個「希望與家人重新連結及和解」的渴望，因此把目標設定在催化他們夫妻倆對彼此的接納、了解、寬恕、釋放和放下。

# 第一次伴侶藝術療程

在彰哥和太太會談前，我詢問彰哥：「你想和太太談些什麼？有沒有想達成什麼結果或目標？你希望能一起做些什麼呢？」並以簡單的創作或口語的方式演練：「如果太太在，我們可以如何與她對話？」讓彰哥練習並做好準備，把握機會將想說的話順利傳達出去。

彰哥的太太是一位健康、強壯、俐落的女性，拎著兩大袋生活物資補給前來機構，棕紅馬尾束髮，髮色鮮亮、眼睛明亮，樣貌比實際年齡輕，明顯與彰哥的瘦弱和蒼白成對比。我先清楚說明邀請她前來的用意，以及知情同意等相關事宜，接著，我將音樂元素融入療程，邀請雙方各點一首歌，表達對彼此的情感或感受，作為開場的小暖身。彰哥點了一首能表達對太太愛意的歌〈意難忘〉（美黛），用卡拉OK深情地唱和著哀婉的旋律，太太聽完，頭往後一動，眉頭快速皺了一下說：「我不喜歡慢歌，這首歌實在太悲傷了，我不喜歡！」我請她點一首歌送給彰哥，不習慣哼唱也沒關係，我們可以一起聆聽，太太想了想：「我喜歡沈文程的歌，送你一首〈來去臺東〉，你不覺得這首比較輕快嗎？」歌曲播放結束，太太回應：「希望你的心情輕快一點！」彰哥沒有說什麼，我當下感覺這對夫妻無論在身體上與心理上的距離，都相當地遙遠。

接著，考量到彰哥的肢體協調功能不佳，以及彰哥太太對創作的不熟悉，我引導他們以手工藝材料拼貼成小卡片送給對方。過程中，太太覺得她可以自行創作就好，請我多去協助彰哥，媒材車裡只有一罐白膠，她就讓給丈夫使用，自己則用膠帶黏貼，並且表示這樣也比較牢固。平時，彰哥在療程中的創作，都會有些遲疑或抗拒，但今天他看著太太在做，毫不猶豫地跟隨著做，無論是拿取材料的順序與選擇類別，都是跟著太太。我從他們創作歷程中的互動，可以一窺他們平時的相處模式。

卡片完成後，我邀請夫妻雙方分享，並將想與對方說的話，直接告訴對方。太太看著作品，有點害羞微笑著說：「希望彰哥看到（5個貝殼與上面的愛心鈕釦），能想起一家5個人，也希望你不要想太多，面對這個疾病，快樂是過一天，不快樂也是過一天，不要一直想著過去，心情可以

好起來！」這張上面寫著「心安樂樂」的小卡就像是一艘紫色的羽毛船，輕柔的承載一家人的祝福（圖1）。

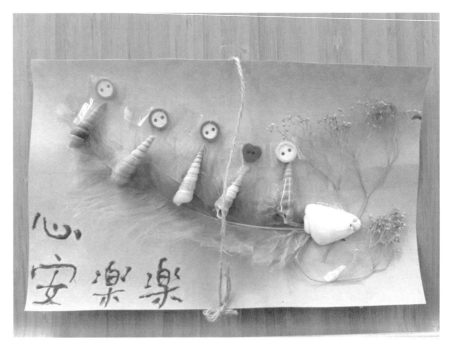

圖1　太太送給彰哥的小卡片

由於帕金森藥物的更換，使得彰哥腦部血液中鈉離子含量過低，造成認知功能退化，對於引導語的接收會比較緩慢或有誤解，而且聲量小、口齒也不清晰，我就在中間協助翻譯。一開始，他細數著從前與太太相遇相戀的情景，軍人娶親籌聘遇到的困難等種種往事，最後才將準備許久的話說出來：「太太，妳辛苦了！」聽到這句話，女方一時間愣住，口罩上方的眼神透著意外。「妳嫁到彰家時一無所有，嫁過來四十五年，這些年都是妳在掌握家裡的事情，做事也都很勤快，希望妳工作後可以多出去外面走走、散散心！」（圖2）

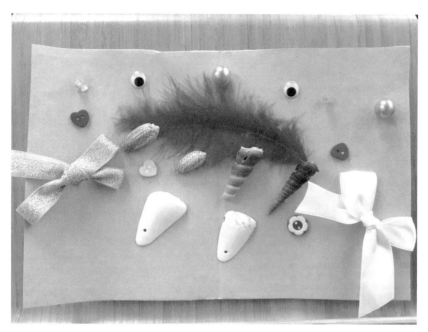

圖2　彰哥送給太太的小卡

　　療程結束的第4天，社工興奮地與我分享：「妳到底做了什麼？今天啊，彰哥的第二個兒子及媳婦，帶著出生剛滿三個月的孫女來探視他，這是彰哥第一次看到自己的孫女！原本這兒子很少來探視他，結婚時，彰哥也只是被告知，現在他能看到孫女很高興呢！」我簡述了第一次他們夫妻倆會面時發生的事情給社工聽。「喔～原來彰哥終於將跟我講了這麼久的話，說給太太聽啦！」我想，**這對夫妻以他們的方式，一點一點地找回屬於彼此的珍貴連結。**

　　常常，藝術治療師的療程走向也會就「勢」取材，貼合長輩與家屬當前的關注焦點。在第二次我與彰哥夫婦約定碰面的前一週，恰逢機構長輩與家屬一起參與醫院巡診專員諮商「病人自主權利法」的相關事宜。彰哥與太太一同完成預立醫囑：到生命最後關頭放棄急救的簽署，又剛好，在近期一個彰哥輾轉難眠的晚上，他清醒地看見，同他房間隔床的一位老爺爺，於半夜醫護人員趕來急救後離世。綜合這兩個事件，我發現由生死議題切入是關係修復的好契機，也看見了機構人員協助藝療師對機構生態與

氛圍的適切掌握有其重要性。那天，我與彰哥討論：「我們都不知道什麼時候會離開這個世界，可能隨時會與我們所相愛的人生死兩隔，我們要不要一起試試看，把握當下，與我們最愛的人們，以歌曲或創作的方式，道愛、道歉、道謝、道別呢？」我希望能藉由這「主題式的創作」活動來引導並深化他們夫妻之間的交流、對話與和解。彰哥說：「我不會太露骨地跟太太說我愛妳，世界上共70幾億人，選擇了彼此當夫妻，現在才說好像太遲了，這些話好像要更年輕的時候與太太說的……唉！」我回應：「感覺你們有很深的緣分！只要還活著都有機會表達的，的確對華人來說，說『我愛你』很多人都不習慣、會覺得很不好意思，這很正常的，也許我們可以用我們習慣的方式來達，比如希望對方的關心或陪伴。也許我們也能試試看以圖片剪貼來表達，或在旁邊寫字和寫詩等等。」彰哥點了點頭。

## 第二次伴侶藝術療程

　　我們仍維持一個固定的架構，開場以歌曲暖身。我先邀請彰哥與太太，各點一首歌：相遇相戀的五年間，曾流行的歌曲或電影主題曲，再以《康健雜誌》的文章輔助說明「四道人生」是什麼？為何要做？讓彰哥太太了解她的參與和投入對丈夫的幫助。我希望創造出一個有架構又涵容的空間，同時開啟一個平臺，挑選一些主題提供長輩及其家屬，彼此有一個表達與交流的機會。接著，我以「四道人生」為主題，邀請雙方任選具有象徵意義的雜誌圖片，拼貼在兩張彩色卡紙上。彰哥看著一堆素材思考許久，太太則快速地選了底紙顏色，看彰哥沒動靜，主動詢問他想要什麼顏色，幫忙剪裁紙張，同時一邊挑選一邊遞一些雜誌圖片給彰哥參考，彰哥才開始慢慢進入創作情境，默默地工作著（因為口水量增多，甚至難以控制流出，他大多時候嘴巴會咬著衛生紙）。太太一邊剪貼一邊悠悠說道：「彰哥常常說無聲勝有聲～」我問：「您都了解彰哥的意思嗎？會問問他嗎？」太太笑著搖了搖頭：「有時候會問，有時就覺得算了。」做著做著，太太剪出樂趣，驚喜地說：「原來也可以這樣玩，拿舊圖片來剪，老人家沒事也可以在家做！我回去呀，將上次妳為我們拍的作品照給女兒

看，女兒也很好奇，也想玩玩看。」

　　彰哥選了「道謝」與「道歉」這兩個主題來創作表達。在描述「道謝」的拼貼作品時，他真誠地說：「我一個人在看櫻花、藍天、傍晚的太陽，以及燈塔（太太遞給他的圖片），辛苦太太了！過去就不說了，（指著一旁的床）這床像給二戰士兵睡的（太太笑著），到這裡才發現我太太很重要，沒有太太不行。」他直接看著太太的眼睛：「辛苦妳了～男人就像流浪狗，謝謝妳一直以來的照顧。」對於「道歉」這個作品，彰哥說：「不知道那是什麼（燙髮夾圖片），背景的兩個球，好像是兔子，上面三顆毛球是三個兒女，下面兩個毛球是我們。」（圖3）我聽得一頭霧水，彰哥的太太卻在一旁微笑。從兩位老夫老妻相視的神情裡，彷彿彼此了然於心。

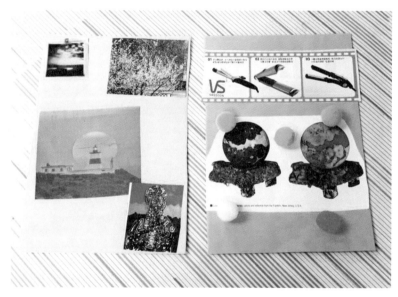

圖3　彰哥的創作「道謝」與「道歉」

　　輪到彰哥太太的分享，她有點不好意思，但仍清楚地表達：「這兩張都是關於『道歉』。這一張左下角的那的個人影是彰哥，而右上角霧中的人，我覺得是彰哥在這裡孤單的處境。」她看著彰哥說：「我剪了很多動物，代表對你滿滿的道歉。我很抱歉沒有能力照顧你，帶你出去玩。」另

外一張圖則傳達：「很抱歉，我無法開車帶你出去玩、放風箏，希望你就像圖裡的獅子，乖乖待在這裡，這邊的企鵝則代表這裡有人會照顧你。」彰哥靜靜聽著，不發一語（圖4）。

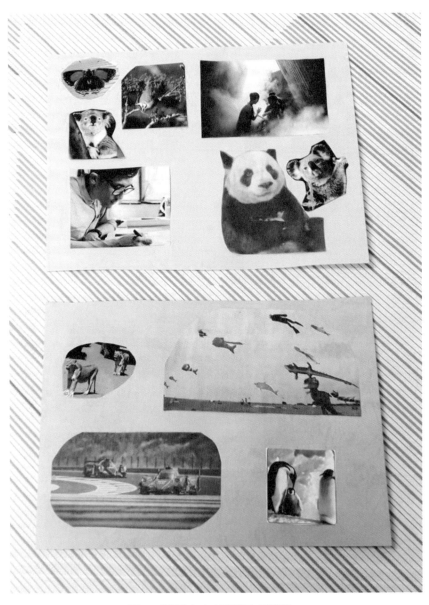

圖4　彰哥太太的創作「道歉」

療程最後我稍做總結，並且提醒彰哥夫婦，由於機構預算的關係，伴侶療程僅剩一次，是否願意在下一次將道別與道愛完成。太太說：「讓他想想，看他意願，我會配合。」彰哥陷入沉思時，太太看著彰哥創作中的那五顆毛球，突然問說：「想不想叫女兒來？」彰哥說：「好，我想見蓉蓉。」

在最後一次伴侶療程的前一週，彰哥向我描述他女兒先天聽力與語言障礙的狀況，他很想對家人說：「請兒子們能照顧小女兒，她工作很困難，房子不要賣掉，有個家在，大家可以在一起。」機構社工、護理長和主任也提及：「她的確聽力不好，行動不是很方便，來這裡都不說話，拿了藥就走，很久沒看到她了。」一旁的照服員則忍不住說：「彰哥太太人很好，願意陪在他身邊這麼多年，一切都是彰哥自己的問題，常常在抱怨……。」確實，抱怨、多慮與反覆無常是彰哥慣有的人際模式，或許也是讓家庭關係走向疏離的其中一個原因，但現在他們一家人能相聚的時間已不多，彰哥能講話的氣力也逐漸消散，我想他會把握機會對家人表達自己的心意。

## 第三次伴侶藝術療程

彰哥太太如期赴約，只是：「禮拜六早上女兒爬不起來，不好意思。」小女兒的缺席，雖然遺憾，卻也讓我能專心關注彰哥夫妻倆的未竟事宜。我開門見山地對他們說：「很感謝前兩次你們願意與我分享，對你們而言很有意義的歌曲。這次，我想送你們一首歌，日本連續劇〈阿信〉主題曲：歐陽菲菲唱的〈感恩的心〉。」這首歌能喚起臺灣早期那個年代多數家庭共同的回憶。聽著聽著，彰哥有點艱難地說：「今天口水很多，耳朵也不太好，覺得聲音聽起來都不一樣了……我想點一首歌〈小丑〉。」太太搖頭：「太悲傷了，我覺得彰哥前幾次說想念我都是騙人的。」我回應：「是真的，彰哥在這裡常常思念家人，而且，妳看彰哥住在這裡，周圍都是插管又無法起床說話的室友，長輩們又因為疫情沒辦法外出，他真的常常想到妳們。」太太回應：「我想點費玉清的〈我在你左

右〉，希望這首歌能陪伴你，覺得孤單時就聽一聽，不要擔心這、擔心那兒，過去，軍營是你的第一個家，我們家是第二個家，這裡就是你的第三個家。」彰哥堅決表示：「帕金森好了，我會回家住！」空氣凝結，氣氛一度僵持。我趕忙協助緩和並澄清：「我聽見彰哥想要回家的心願，也了解太太的考量。未來會怎麼樣我們不知道⋯⋯」太太接著說：「世事都在變化。」彰哥沒有回覆。接著，我引導這對夫婦回顧上次的創作，並且開放他們自由發揮，創作最後的兩張雜誌拼貼送給對方。

彰哥完成了一張「思念」與一張「道愛」的拼貼。關於「思念」，他這麼說：「這些圖讓我想到家裡的房子、樹、燈，我想起我們家那邊有一棵好多年的大樹，從我們搬過去，它就在那，現在周圍有公園⋯⋯」似乎表達對家屋的懷念與不捨，然後，他描述「道愛」：「我從以前就很喜歡動物，貓、狗、豬，以前在部隊養的一隻狗，遷部隊時牠走了3公里跟了過來。這張泥土中不知道有什麼⋯⋯我希望太太妳不要那麼辛苦，早點退休，把時間留給自己，多出去走。錢要那麼多做什麼，生活過好，身體健康最重要。」（圖5）

太太則創作了兩張關於「道謝」的拼貼。她指著與越野車有關的圖片對彰哥說：「你當年與部隊來臺灣真是辛苦，我們能相遇，你很勇敢！」然後展示另外兩張色彩繽紛的圖片說：「也謝謝你在人生不同階段，帶給我們多采多姿的生活。」太太有點害羞，沒再說什麼。彰哥看著上面還貼著一張在月亮下相依偎的情侶，一切盡在不言中。也許這就是長輩們道愛的方式吧！（圖6）

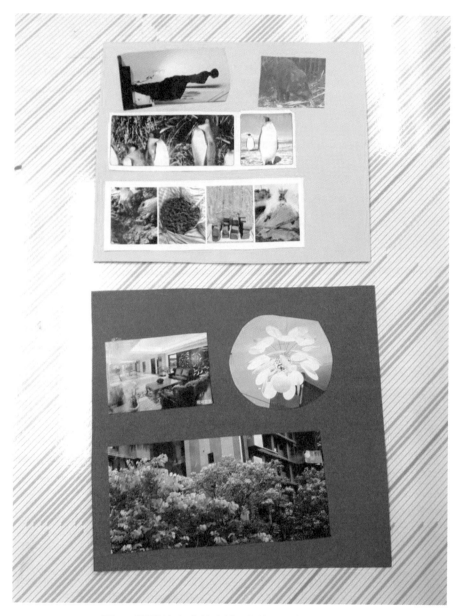

圖5　彰哥給太太的創作「道愛」與「思念」

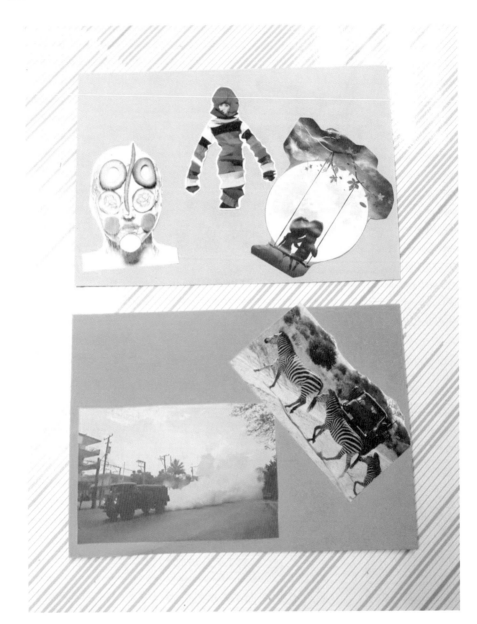

圖6　太太給彰哥的創作「道愛」與「道謝」

　　療程結束前，我將上次象徵家人的五顆不同顏色小球拿出來（圖7），邀請彰哥排列：「如果我們要來拍一個全家福，這5顆球象徵你們五個人現在實際的情況，你會怎麼排？如果是理想的狀況，你會怎麼排？

從實際的狀況走到理想的狀況，大家覺得還可以做什麼樣的努力或改變呢？」彰哥將原先本疏離的小球聚攏在一塊兒，看著良久回說：「我不知道。」太太則提議：「大家心連心，晚輩協助長輩，兒女常常來，可以常常聯繫我們，報個平安。」儘管只是「許願」，我由衷希望這三次的伴侶療程可以為彰哥一家人的互動產生具體的改變。

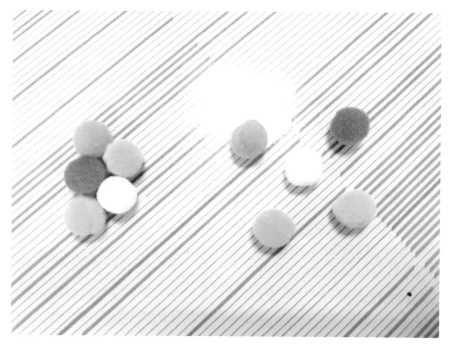

圖7　現實與理想的彰哥全家福小球

　　隔了幾週，我將彰哥夫妻與作品的合照，託社工轉交給他們。社工說：「彰哥看了先說：『曹小姐還真的蠻用心的。』之後端詳了第一張相片，就是他和太太的合照，他說：『以前我太太都不願意和我合照。』感覺他還蠻珍惜這張合照。明天太太要帶他去看病，彰哥說要親自交一份給太太。」我很開心能聽見彰哥夫妻互動間的暖意傳遞與流動，彷彿這短短兩個多月的藝術陪伴，為彰哥夫婦家播下愛的種子並持續發芽。

# 總結與反思

　　2020年新冠疫情的擴散，對許多安養機構的長輩，影響甚鉅，特別是護理之家的長輩，身體脆弱，是染疫的高風險族群，同時又需要更多醫學護理的資源注入。任何長輩對外的交流，都會讓機構承擔很大的風險，而不得不有一些管制措施，一年多來的疫情，突顯了許多機構長者與外界分離與孤立的議題，也連帶放大了原本就存在於配偶、子女與親子間的家庭關係僵局。

　　安養機構希望能藉由藝術陪伴、藝術輔療協助長輩，獲得心情的紓解與調適，及面對生命末期的命運感、死亡與疾病適應的議題，長者希望能從中得到復健的好處、暢抒心事，改善機構照護關係間存在的問題，而藝術治療師則希望能發揮藝術創作的心理療癒，與人際連結的潛力幫助長輩。結案危機的轉折，帶出意料之外的方向：原來我們可以在臺灣長照機構中，試著提供伴侶或家庭的藝術療癒服務，這其實也正是在長照中心裡與家人分開的長輩們心中最柔軟、掛念與需求的一塊。

　　在機構裡進行藝術治療工作，除了傳統上會有的個案、藝術治療師與創作間的三角關係，在環境脈絡上，個案、機構與藝術治療師也會形成另一個重要的三角關係。藝術治療師如果能多方取得一個協調與平衡的合作關係，將有助於療程的推動與進展，尤其當機構與藝術治療師雙方願意開放地將各自的目標先放一旁，「以當事人為中心」給予長輩自主與決定的空間，使「自發性」能流露，說出自身真正的需求，畢竟長輩們需要的也許只是一個近乎無為的陪伴。陪伴，本身就是一種藝術，這樣的陪伴使得長輩的「自發性」可以萌芽，不只是藝術創作的「自發性」，還是能在有限的時間與空間中，創造自身生命或關係改變的「自發性」，從而改變長輩在疾病、老化與機構環境中習得無助的位置。當療程目標能真正與長輩們協調一致，他們會從抗拒到願意創作，並了解如何運用藝術來幫助自己。

　　與機構長輩工作使我體悟，藝術的力量如「水」一般溫和、無形，同時又可以流向任何一方帶來轉變，只不過，似乎沒有人能完全預料藝術

在治療中的力量與最終的走向，同時，藝術本身也有很大的彈性，能因應不同長輩的需求而調整。當帕金森症長輩的手握筆困難，說話很吃力，還是有簡易又容易帶來成就感的拼貼創作活動，輔助他們與人溝通和連結。影像的力量同樣不可小覷，療程初期，關係尚未穩固建立的階段，以長輩喜愛的攝影來談心，攝影的現實連結，所引發的情感是真實、立即且強烈的，讓彰哥揭露許多重要的生命經驗，然而，藝術治療師在此時需要好好地承接情緒，否則一不小心，很可能如水流般翻覆了好不容易建立起的陪伴關係。除了積極傾聽和同理反映外，在適當時機，藝療師或許也可以分享獨具個人意義的相片和生命故事，來呼應長輩的狀態：失敗、羞愧、尷尬、生病、家人關係、曾經孤獨在一個地方、不能隨心所欲地去哪裡等等。藝術治療師半透明的自我揭露，或許可以真心換真心、開放換開放，航行在藝術的心流裡，一同尋找治療關係中適當的平衡點。

　　後期伴侶療程中，我同時運用了音樂與藝術的元素，讓儀式、體驗與創作開啟一個想像的空間和現實。彰哥與太太透過有架構的儀式暫離慣性的實際世界，歌曲與拼貼協助他們以溫和、有趣、涵容的方式，鬆動原有的、面臨僵局的夫妻互動模式，讓彼此的創造力與自發性展現，使底層對彼此的關心能流動，慢慢重塑出一種新的夫妻溝通與相處形式。最後，藝術治療師再引導這對夫妻從這個想像的空間中，蒐集有益於現實的發現或洞察，帶回對日常生活有幫助的小果實，再紮根回到現實世界的感受與可以具體採取的行動，比如由許願來促發實際的探訪與關心，增加家人間相互連結的機會，緩解機構長輩的隔絕感與孤立感。

　　與安養機構長輩工作，我個人最大的收穫，是對於生命無常的容忍與開放，許多處於慢性疾病末期的長輩被安置在機構中，彰哥算是比較年輕的案例，也隨時都有可能突然不想進行療程、離院、離世或失去清醒與知覺，也可能在療程中因身體或心理因素而中斷參與，身處於這樣具挑戰性的工作環境中，有專業藝術治療督導的支持十分重要。有一次，督導曾對我說：「與長輩工作，重點是每一次都要當第一次，每一次也當最後一次。」這段話讓我印象深刻，謹記珍惜與長輩相會的每一個當下。開放、順應與接納每一刻與長輩們之間的相遇，我持續且謙卑地學習著。

## 臨床觀點回顧

- **我看到個案／團體主要關注的焦點：**

  初始期待能從療程中得到復健的好處、舒緩地釋放心事，改善機構照護關係問題，漸漸地轉而面對與家人的疏離，聚焦運用療程，滿足與太太重新建立連結與和解的渴望。

- **我與個案／團體主要的互動方式：**

  傾聽、承接、同理、涵容、支持、「以當事人為中心」，順應長輩與機構當下的狀態、特性與需求，引導藝術創作使歷程流動，改變自然發生。

- **我所採用的取向或模式：**

  人本存在關懷取向的表達性藝術治療，伴隨一些影像敘事取向。

- **我嘗試達到的總體治療目標：**

  引導、支持並探索當事人的自由焦慮與關係孤獨，以藝術創作柔化溝通、活化關係，使伴侶間底層的關心與愛能流動，催化夫妻倆對彼此的接納、了解、寬恕、釋放和放下，進而改善機構長輩的情緒與適應狀態，緩解因新冠疫情與疾病老化所遭逢的孤立感。

- **在整體歷程中，我的感受、想法和期待：**

  每一次療程陪伴的參與中，重新體會藝術創作的力量，每一次的交會中，貼近感受生命與關係的變化和無常，時時刻刻提醒自己，珍惜與長輩相會的每一個當下，持續學習開放、隨順與接納每一刻人與人之間相遇的可貴。

- **我覺得個案／團體可以從藝術治療療程中獲得：**

  心理療癒的力量與人際連結的潛力，使原有的、面臨的僵局與互動模式鬆動，夫妻的創造力與自發性漸漸綻放，底層對彼此的關心流淌，一步一步重塑出新的夫妻溝通與相處形式。

# 第十二章

# 遇見安樂居長者

## 靈性照護

江佳芸

## 背景

　　由於當前對於全球老年化社會的重視，促使我對長者照護的關注，同時有一份責任心來探究在一個國家的制度下，值得努力的議題。身為一位研究者，當我著手博士論文時，很幸運的能接觸到位於美國加州灣區的安樂居（On Lok Lifeways），這個機構以整合照護著稱，並提供系統性的協助，以減緩長者們在生活中所面臨的憂慮及難題。接觸安樂居之前，我原本研究的構想是針對安寧療護的長者，並將焦點放在東亞的族群，例如臺灣、日本等等，藉此與我成長的文化背景有所呼應。但是在尋求資源的過程中，我發現執行面上的困難。由於文化桎梏等種種因素，通常進入安寧療護的長輩都已經非常接近生命的尾聲，通常數天或數週的時間就離世，基於人道的安全考量，我不斷思索著身為人在臨終時的需要，並理解在生命的盡頭，也許安靜的、沒有話語的陪伴，才是真正的關懷。即使是帶著良善意圖進行藝術治療，也有可能會在執行中對長輩們帶來身心的負擔。在歷經了自我對話以及和安寧療護工作人員的討論之後，我決定將重心放在較為獨立健康的長者，而我對於老化過程中所面臨的失落與死亡等種種擔憂，還是抱有同樣的好奇心。

　　由於探索靈性是我的興趣所在，多年的瑜伽與靜心練習，成為我莫大的助力，那種在修習的沉靜裡、探尋某種生命中既幽微又深刻的經歷，這樣的經歷沒有解答，也難以量化。一如靈性的存在，那難以確切描述的現象，會在某些時刻讓我們有獨特的體悟，我對於心靈層面與生死本質的好

奇，預示了我將靈性的探討作爲主軸，並將老化可能所面臨的失去與存在感危機做連結，最終促成了以藝術治療作爲長者靈性照護一環的構想。在這個構想裡，對靈性的闡釋即爲「連結」，包含：與自我、他人、自然與超然力量等面向的連結（Visser, Garssen, & Vingerhoets, 2017, p. 234）。身處在社會中的我們，「連結」便是任何關係中的根本。以此作爲出發點，可讓靈性的概念變得較爲具體，也比較容易理解。除此之外，在這裡我並非強調靈性與宗教的不同，而是有著重疊之處的兩個概念。

## 安樂居與高齡人口的議題

　　安樂居（On Lok Lifeways）是由華裔醫師 William Gee與瑞士裔的社工Marie-Louise Ansak女士，共同於1971年發起與成立的。On Lok取自廣東話——平和與喜樂的住所（On Lok, 2019），最早是位於舊金山中國城的長者日間照護中心，由於當時在社區裡面有許多獨居的長者，他們面臨了文化、語言、生活形態等等隔閡，而無法適應當地照護機構的情況，因此社區裡的人士與華裔的醫生發起了開辦照護中心，並提供全華語服務的構想以因應長者的需要（楊寧茵，2015）。安樂居在老人醫學尚未發達的1970年代開創出不一樣的思維，並在2021年屆滿五十年的經營。而他們於1986年所推動的長者護理全包計畫（The Program of All-Inclusive Care for the Elderly, PACE）已成爲美國在長者照護系統的重要典範，2018年時就有31州效法實施。PACE模式的中心思想是協助長者在自己的社區中得到服務，其項目包括：藥物管理、專科醫師協助、專人提供居家護理、專車接送往返約診與日間照護。　這些整合項目的初衷都是要帶給長者和家屬提供最佳的協助，並帶來幸福感（On Lok, 2019）。

　　我在知道成立安樂居的來龍去脈之後，更能體悟到他們在創建之初，以當時的時空背景，這樣的拓展得之不易，其中不乏一群人跳脫時代框架以迎接創新思維的勇氣，並創造對老人更加友善的照護環境。　在計畫研究的過程中，我腦中不斷盤旋著歷史以及我所閱讀到老人照護的革新與變遷，包括Atul Gawande醫師在著作《凝視死亡》（Being Mortal, 2015）裡，談及老人護理之家和老人獨立住宅的推動，使我感觸很深。那種對於

生命與死亡的覺知，讓我不免陷入深沉的思考。已故的Paul Kalanithi醫師在他的自傳式小說《當呼吸化爲空氣》（*Becimes Air*, 2016）提到促使他成爲腦神經醫師的緣由，除了對哲學和文學中探討生命本質的橋段有所領悟，也想透過近身的接觸，眞切的凝視生死，而非僅止於空泛的思考。因此，他透過凝視、觀察自己的癌症歷程，來敘述自身生命的消逝，最終隕落，令人動容不已。一部由日本NHK電視臺製作，佐野広記所導演的紀錄片《眞摯之死 —— 一位緩和照護醫師的最後時光》（*An Honest Death-A Palliative Care Doctor's Final Days*, 2017）中，身爲多年緩和照護人員與佛家僧侶的Masahiro Tanaka醫師，在面對自身癌症末期的痛楚時，依然對記者說：「你是否能拍攝我的一切，直到我死了？」鏡頭前也如實呈現Masahiro太太難以梳理的痛、糾結，與女兒的不捨。在紀錄片接近結尾，面對已病故的Masahiro醫師，記者來到他的跟前感謝他分享自己的故事，數個月的拍攝直至火化結束。透過這些關於生死的文學和影像記錄，我發現在我內心深處，也同樣想藉由實際接觸來了解老化，由於深知每個人的生命都在往相同的終點前進，讓我更想一探究竟。想像著人們生命的模樣，因爲文化背景不同而形形色色。即便如此，還是會像不同的支流後來彙聚成大河一般，終將流入大海。若排除一切意外與疾病等因素而年輕早逝，終老便是唯一的方向。

　　無可避免的，我們會將年老和生命凋零聯想在一起，即使死亡不挑年齡。我認識到細胞老化是自我們出生前在胚胎期就開始的現象，在有限的生命裡，還有許多正面與感到歡喜的事。因爲在「老」的過程中所累積的經驗，足以使人長出許多智慧與洞察力，而這些也許是我們較爲年輕時所沒有的。早期在許多文化中，長者被視爲智慧的來源，於家庭及社會中倍受尊敬，例如：在印度，尊敬長者被視爲傳統的價值與美德，老年人爲社會的財富，而非負擔（Gawande, 2015）。不過隨著時代的變遷、文化經濟體系的改變，社會對於老年人的觀感和長者的境遇，出現大幅的扭轉，這些改變反應在世界各地。根據日本東京的NLI基礎研究所（NLI Research Institute），孤獨死（日語：Kodokushi）問題日益嚴重，目前日本每年估計有30,000人在孤獨中死亡，尤其以50歲以上的男性居多（Fifield, 2018）。另外一個例子是美國醫療體系缺乏老年醫學專家、專

科醫生等等。美國紐約時報在2016年的一則報導指出，奧勒岡州如全美的縮影（Hafner, 2016），一位老年專科醫生目前平均要照顧3,000位75歲以上的老年人。估計2030年全美將會有310萬75歲以上的美國人，而醫學院從現在到2030間至少要訓練6,250的老年專科醫生以因應老化人口的趨勢（Hafner, 2016）。這些例子再再凸顯社會因應老年人口的境況和所面臨的挑戰。

## 行囊

　　我將以上這些關於老化人口趨勢的背景，與衍生的議題形容為我個人的「行囊」，我帶著這些「行囊」一同完成這趟研究的旅程。它們是水、食物、地圖，照顧我一路所需，它們亦是發展知識與人道關懷的根基，讓我與長輩互動時，能夠體悟他們的生活、擔憂、和喜悅。這些「行囊」提供研究養分，使傳統上那嚴肅與道貌岸然的研究者形象有了溫度。

　　目前許多預防醫學的研究強調多學科的合作以因應個體的需求，這些需求包含身體、心理、文化社會、靈性與存在等等（Musick et al, 2000）。為了發展老人的整合預防醫學，除了了解老化中可能所面臨的改變，也必須承認人的完整性具多面向，且這些面向相互影響，例如：長輩因為生理上的長期不便而增加了憂鬱的情況，造成社會的隔絕（Ge et al, 2017）。明確可見的變化與需求如預防跌倒、骨質疏鬆等，常是老年照護的焦點，而情感、社會、靈性等失落，往往較難在第一時間察覺並預防。

　　藝術是否可以做為媒介來增加靈性的連結，以幫助舒緩長輩在老化過程中所經歷的「失落」，這是我當下聚焦的主題。我以預防醫學的觀點來探討靈性照護，其中包含對亞洲文化的了解，強調關注文化差異的重要性，並期許靈性的照護能成為預防醫學的一環。

## 前往安樂居

　　我第一次到位於舊金山的安樂居參觀時，是2018年5月的某個非假

日，早上市區熙來攘往，安樂居門口停了一輛深綠色的接駁車，將長輩們陸續送達。當時迎接我的是靈性照護的負責人Hans Hoch，他向我介紹了Gee 中心在一樓的空間，建築右側為Jade Center，以華人為主。左側為Rose Center，除了華人還有韓國、日本及東南亞的長者，在樓上還設有需要特別照顧的長者居住空間、活動復健室與行政辦公區等區域。在與Hans商量過後，由於語言和文化的考量，我決定以Jade Center裡頭的華人長者服務為主，另外，工作人員稱呼所有加入安樂居的長輩們為參與者（participants），而不是病人或個案，這樣的設想，是為了避免標籤化，並有共同參與社區的意思。除了Hans之外，我也與Joyce Leung見面，她是Jade Center的音樂治療師，負責安排我在這裡服務的所有大小事宜，我十分感激她的協助。參觀完機構後已近中午，我跟一些長輩一起聊天、吃飯，了解他（她）們在這裡的生活狀況，並以此機會互相熟悉，同時預告藝術治療團體之事宜。

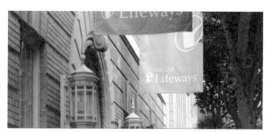 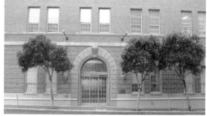

圖1、圖2　位於舊金山市區的安樂居

　　第二次參觀安樂居時，我與各中心的總負責人Nicholas Sager見面，他帶著我到「30街長者中心」參觀。由於我預期提供藝術治療服務的人數為30人，扣除Joyce為我在Jade Center安排的15位參與者，我還需要另外一半的人數。在30街負責安排活動項目及翻譯的是Jian Hao Lu，她很熱心的帶我參觀，那裡華人比較少，有許多拉丁裔的長輩。30街長者中心的結構比較簡單，有一個大型的活動室，每日會進行主要的活動（例如：陶藝團體和用餐），另外還有小庭院、運動室、體檢室等等。我會在負責活動的員工辦公室拿取藝術材料，並送到叫做Aloha Room的活動室以進行活動，Jian Hao也會全程參與團體，提供必要的協助。

　　參訪完安樂居的感想是「整體」。在這個整體裡有友善的醫療環境、忙碌且熱心的員工、貼心的接駁車，以及親切的長輩們。這是一個合作無間的團隊所營造的舒適地，在幾個月的合作中，我成為這個團隊的一分子，感覺相當溫暖。記得有幾次，當我風塵僕僕的來到Jade 和30街長者中心時，坐在活動室的椅子上邊想著團體的流程，邊看著窗外的晨景。原來清冷的早晨，陽光略略透進來，增添了一些生氣，而那樣一絲的暖意也是我想為醫療空間所注入的美好。

## 正念澄心

　　長期練習瑜伽的我，對正念（mindfulness）所強調的內在體驗有著濃厚的興趣。透過指導教授的推薦，我投入學習Laury Rappaport所發展出來的「澄心聚焦藝術治療」，很幸運的，之後也在她本人的協助下完成我在安樂居的研究服務。

　　澄心聚焦藝術治療（Focusing-Oriented Arts Therapy, FOAT ®）是Rappaport於2000年左右，結合了Eugene Gendlin在1970年代所發展的澄心聚焦（focusing）技巧與表達性藝術之後的結晶。澄心聚焦是以溫和與接納的方式，傾聽身體內在所傳遞的訊息，並透過啟動身體的覺察，來體察內在智慧的歷程，帶領個體領會身體隱含、無法言說的聲音（Rappaport 2010, 2009, 2008）。澄心聚焦藝術治療的基本原則包含：臨在、沉澱、聚焦態度、聆聽、反映、臨床的敏感度。臨在（presence）意指治療師身、心、靈全然的投入當下與個案的互動，並意識到自身的處境與狀態。沉澱（grounding）指的是在與個案互動過程中，若有無預期的感覺與問題油然而升的時候，能夠透過意識呼吸等練習找回內在的中心，以穩定身心狀態。澄心態度（Focusing Attitude）是澄心聚焦的核心之一，其特點是以接納和關照的方式，來迎接個人內在的深感（felt sense）。

　　「深感」是指個人處於專注的狀態下，身體對於想釐清的問題所產生模糊而整體的感覺，進一步以文字、聲音、圖像或動作等來傳達深感的媒介稱為「把手」（handle），例如：以「輕盈」兩字來描述所產生的深感。聆聽和反映（listening and reflection）為治療師以體驗式聆聽

（experiential listening）、 藝術反映及非語言形式（例如動作、表情）來關懷、傾聽並理解個案。臨床的敏感度（clinical sensitivity）是關注個案的需求、訊號、優點、弱點等與適應澄心練習相關的因素，例如：於澄心練習中閉上雙眼也許對於有些個案會感到不適，因此應當提供張開雙眼的選項。Rappaport在其著作《澄心聚焦藝術治療：觸及身體的智慧與創造力》（2009）【註1】及編譯的書籍中《正念與各類型藝術治療：理論與實務》（2013）【註2】對這些基礎原則及澄心與正念之間的關聯有更詳盡的解說，有興趣的讀者可以進行參閱。

## 八週主題式的澄心聚焦藝術治療（Theme-Directed FOAT ®）

澄心聚焦的主題多樣，可包含關懷、接納、理解、寬恕等作為個人或團體中關注的焦點議題。從這些議題中，澄心聚焦的練習者可以體察生活中需要關注的人事物，作為可培養關懷的導師，例如：大自然、支持系統、友誼、自我關照等能成為我們學習的養分。治療師會引導練習者以好奇、友善的態度，並帶入深層意識來引發對這些關懷導師的深感（Rappaport 2008, 2009）。

我以靈性的定義，即「連結」做為基礎，計畫了八週主題式的澄心藝術治療，每一週的活動設計，在與Dr. Rappaport討論過之後得以擬定架構並執行。此外，我也設計了一次與員工及志工的澄心聚焦團體，希望藉由他們的眼光來了解靈性照護的經驗，並創造舒適的團體氛圍來進行分享。此章節的內容包含參與者的作品分享與活動期間的一些觀察，由於我希望

---

【註1】　《澄心藝術治療：觸及身體的智慧與創造力》（Focusing-Oriented Art Therapy: Accessing the Body's　Wisdom and Creative Intelligence），由Jessica Kingsley於2009年出版 。

【註2】　《正念與各類型藝術治療：理論與實務 》Mindfulness and the Arts Therapies: Theory and Practice，由Jessica Kingsley於2013年出版，中文版於2018年由臺灣心理出版社出版，由吳明富、陳雪均、江佳芸共同翻譯。

將重點放在與長者們的相遇和見證，而非強調整體的療程與療效，所以僅
以敘事摘錄團體過程中的所思所感。以下的一欄表呈現出我所設計的活動
主題和目標（Chiang, 2019, p. 93）：

表1　八週的團體主題與技巧

| 週數 | 主題導向 FOAT ® | 目標 |
|---|---|---|
| 1 | 歡迎、介紹<br>活動 1. 藝術材料暖場：咖啡濾紙葉（Rappaport, 2009, p. 230） | 幫助參與者對藝術創作感到更自在。介紹咖啡濾紙的藝術，這個活動的設計在於引發喜悅、美、探尋，及創造包容的環境來建立安全感與同盟關係（alliance）。 |
| 2 | 活動 2. 名字畫及拼貼（Rappaport, 2009, pp.149-150） | 繼續探索藝術表達與建立信任及安全感。圖像能夠幫助闡發隱喻的意涵及表達。 |
| 3 | 活動 3. 澄心的壓力檢視平和之地（Rappaport, 2009, p.141） | 由「平和之地」的視覺呈現來發展身體意識，讓參與者注意並認識身體的緊張及壓力感。 |
| 4 | 活動4. 覺照呼吸（Rappaport, 2009, p. 207） | 幫助參與者來讓身體、呼吸，及心靈協調一致。呼吸配合著短句或字詞，幫助處理困難的感受。 |
| 5 | 活動 5. 力量來源（Rappaport, 2009, p. 174） | 反映力量與支持，提供實質的形式來敘述需求與資源。 |
| 6 | 活動 6. 澄心自然 | 創造與自然經驗的藝術表現，並把它作為一種集中心神的資源。 |
| 7 | 活動 7. 團體曼陀羅（Rappaport, 2009, p. 223） | 促進對話與正向的互動，創造互動的環境和安全的空間。 |
| 8 | 活動 8. 要傳遞下去的訊息（Rappaport, 2009, pp. 219, 222, 225）<br>尾聲<br>• 用鵝卵石、葉子、及花瓣來作為活動的結尾<br>• 表達感謝及感恩的心情 | 透過表達訊息及遺留的事物來找到與他人的連結（例如：所愛的人、朋友）。致上對參與者故事及智慧的敬意，並表達疼惜與感恩。 |

## 一葉知秋

表2　引導式澄心練習（Rappaport, 2009, p. 230）

> **第1週——咖啡濾紙葉**
> 把咖啡濾紙葉放在您的面前，花點時間看看它。開始感覺它，它的質地、溫度、平滑度、韌性、柔軟性或硬度。吹它、觸摸它、拍打它，看看您能做什麼，如同您尊重它的材質。把它放在您手上是什麼感覺呢？我們將探索咖啡濾紙葉的顏色、線條和形狀。您將有幾分鐘的時間，使用藝術材料來製作您自己的葉子。您可以創造一片樹葉來反應這個季節，並注意到任何感覺：快樂、愛、愉悅、信任、平靜。看看您是否能夠接受自己的藝術表達和感受。 在藝術作品完成後，可任意在紙上寫下任何字。花一些時間看著葉子，並相信您在探索咖啡濾紙葉的特性之後想到的任何事物。完成葉子後，花點時間來分享你們每個人的經歷。

經過以上的澄心練習之後，團體依然沉靜，只有少數的聲音在私下討論。一部分參與的長輩需要足夠的時間來感受，並用自己的步調來嘗試藝術媒材。其中有一對夫妻梅芳和彥澤並肩坐著，當我走到他們身邊時，他們眼神交會了一下並同時轉過頭來。梅芳說：「我想起以前在北京香山看到的葉子，很美啊！有紅的、有黃的就像畫一樣。去過後就忘不了了啊。」彥澤也附和到：「對啊！眞的很美，去香山一定要去賞葉，像加拿大的楓葉一樣，有秋天的味道。」雖然是短暫的談話，但從他們的神情裡，我看得到他們的喜悅和熱情，以及對美好回憶的懷念。在14位參與者中，有一位來自越南的昆先生說：「葉子美的地方就在於四季顏色的變化，秋天的葉子與春天的葉子一樣美。」這樣的描述可以延伸爲年輕的生命與老年的生命一樣美好——「老年爲生命的午後，如同早晨一樣充滿意義，只是意義及目的有所不同」（Jung, Adler, & Hull, 2014, p. 74）。在團體裡面可以觀察到，以澄心聚焦搭配咖啡濾紙葉作爲暖身活動，除了能夠創造讓參加者感到舒適和安全的環境、平撫對使用藝術媒材技巧的擔憂，並且可以使人產生好奇與探索的情緒。

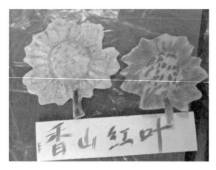

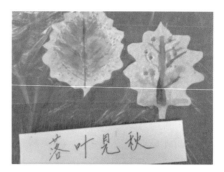

圖3　彥澤咖啡濾紙葉　　　　　　　圖4　梅芳咖啡濾紙葉

## 平和之地

表3　引導式澄心練習（Rappaport 2009, p.141）

| 第3週 —— 平和之地 |
| --- |
| 做幾次深呼吸，讓空氣進入您的身體……吸氣……呼氣。意識到您的身體……在椅子上碰觸的地方……您的腳底碰到地板。感受您的身體是如何被支撐的。無論您腦海中有什麼想法，注意它們，並讓它們像天空中的雲朵一樣飄去。跟隨您的呼吸進入您的身體，注意任何感到緊繃或有壓力的地方。看看您是否能對那裡的任何事物表現友好。現在，看看是否有一個圖像或一個把手，符合或表現了緊繃與壓力的深感。檢查它的正確性。當您準備好的時候，畫出深感。 |

　　明采是一位喜愛藝術的參與者，平時就習慣創作，有很多繪畫的作品，在她的作品中時時看得見花卉的身影。她也喜歡收集簡報及新聞，十分關注世界、環境、社會等時事。活動進行時正值世界杯足球的季節，她是一位粉絲。在澄心聚焦的練習過後，明采帶著微笑進行創作。她提到：「清晨是讓我感到最平和的時候，來到安樂居之前，會有點緊張，因為有巴士來接所以要準時。但是每次看到桌上的花，聞著花香、早餐的香味、看著窗外灑進來的溫暖陽光、收看世界杯足球的重播，就會感到很滿足。」明采提到澄心聚焦的練習，讓她回顧了每日早晨的簡單幸福，心情因此平靜了下來。明采一邊的耳朵雖有一些重聽，有時候會有困難聽見澄心引導詞，但是她仍十分專注，並樂於參與。

　　風致是一位在團體中不多話的參與者，他提到在家中與妻子和兒子

有些衝突，關係並不融洽，所以平時來到安樂居可以讓他暫時緩解來自家庭的壓力。他特別喜歡打麻將，在澄心聚焦的作品中，他畫了一個麻將桌並說道：「麻將桌可以帶給我歡樂、平靜，就像與朋友過生日一般，很開心。」他並且用花的貼紙來代表一同打麻將的朋友。當風致聊起麻將時，他的聲音變得有自信、開朗，團體裡的其他參與者都笑了，給了風致友善的回應，對於友誼與麻將似乎大家都有同感。當我事後回顧此團體經驗時，從參與者身上，我發覺「平和之地」往往是生活中最平凡、簡單，也許一開始不一定會察覺，但又是與身心契合的體驗。無論是一束花、一個麻將桌，每個人的平和之地都有著獨特的故事。

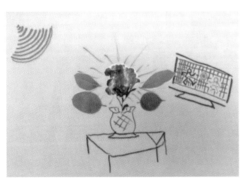

圖5　明采的平和之地

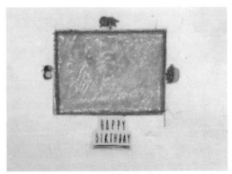

圖6　風致的平和之地

## 力量來源

表4　引導式澄心練習（Rappaport 2009, p.174）

第5週——力量來源
做幾次深呼吸，讓空氣進入您的身體……吸氣……呼氣。意識到您的身體……在椅子上碰觸的地方……您的腳底碰到地板。感受您的身體是如何被支撐的。
無論您腦海中有什麼想法，注意它們，並讓它們像天空中的雲朵一樣飄去。
我想邀請您去了解自己生命中，一直是力量泉源的東西。它可能是您生命中的一個人、來自自然的東西、精神的源泉，或其他的東西。
描述您自己的力量泉源…把您的注意力轉向您的身體，注意您內心的感受，因為您專注於力量的泉源。（停頓）看看是否有一個影像（或單詞、短語、手勢、聲音）符合或表現了深感的把手……檢查它的正確性。如果它不正確，讓它

離去，並邀請一個新的圖像（或單詞、短語、手勢、聲音）。（停頓）當您準備好的時候，把注意力集中在這個房間裡，伸展，輕輕地睜開您的眼睛。運用藝術材料，描繪出您力量泉源的圖像。

　　廣德在引導後畫了一張大太陽，並寫下了「沐浴在金色陽光下，世界多麼美好。」廣德說：「我發現簡單中的美，就像這個太陽一樣，不需要很複雜。」這也是他在澄心聚焦的引導練習中所感受到的，簡單、樸實但有力量的回饋，沒有太多話語。我看見廣德更多的是觀察與聆聽他人，並且常以微笑回饋身邊的人，聽到其他人分享，也會覺得自己也有類似經驗。在30街進行「力量泉源」的活動時，我發現「愛心」的意象頻繁出現，而且都是在圖像的中央。素音便是其中一位，她在創作的過程中很專注，偶爾與身旁的朋友交談，團體分享時，她說道：「有一個大的愛心來照亮人們的生活，房子裡的家人們緊緊相依，也很照顧彼此。」

　　雖然團體中長輩們話不多，但我觀察到良善的互動，透過圖像也感受到參與者對澄心聚焦的反應，其中蘊含著故事、生活、關係等種種面向。有滿足也有未解的難題、有歡喜也有憂傷，當他們表達過往能自在旅行、身體狀況良好能完成許多事情的時候，緊接而來的情緒就是反觀現在因疼痛而無法再輕鬆走動，那種心有餘而力不足的景況。這樣的反差，顯示長輩們在面臨失落時的衝擊。

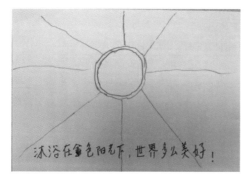

圖7　廣德澄心圖像

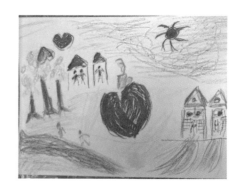

圖8　素音澄心圖像

　　在這八週的澄心聚焦藝術治療過程中，由於長輩們多數說的是廣東話，儘管我和他們之間有一些語言障礙，但他們會以行動來表達感謝。有位奶奶會在活動結束後向我走來，她一邊握著我的右手，另一手輕觸我的額頭，以微笑代替言語。當下，我就像是迪士尼電影裡的小獅子辛巴，在出生後不久由隱士拉飛奇在額頭上塗抹國王的印記，這是一種深深的祝福。或許我與長者們相處的時間並不多，但是正念澄心讓這樣人與人的相遇，成為一種幸福，也讓這樣跨越語言的藝術見證，變成彼此生命的祝福。

# 靈性照護

表5　靈性照護經驗

| |
| --- |
| 讓自己坐在舒服的位置上。做幾次深呼吸，注意呼吸在身體上的進出。閉上您的眼睛，或者睜開眼睛，無論哪個您覺得最舒服。感覺到椅子的支撐，您的腳底接觸地面的地方，還有您身處在這裡。我想請您們反映靈性照護的經歷，了解「靈性照護經驗」的感受。「靈性照護對您的意義是什麼？」「當您為別人提供護理時，您所注意到關於靈性照護的地方為何？」<br>「您有遇到什麼樣的挑戰？」以及「您想了解什麼？」把您的注意力轉移到您的身體上並問：「整體感覺如何「靈性照護」？慢慢來，讓深感形成。（停頓）看看是否有一個影像（或單詞、短語、手勢、聲音）符合或表現了深感的把手，並檢查您的身體是否有正確感。如果它不正確，讓它離去，並邀請一個新的影像（或單詞、短語、手勢或聲音）。當您準備好了，輕輕地伸展您的身體，睜開您的眼睛，如果它們之前是閉上的。注意哪些藝術材料是吸引您的，並用它們來創造一種符合您深感的藝術表達。如果您喜歡書寫而不是畫畫，可以自由地運用任何與您有共鳴的藝術表現形式。（停頓）當您完成時，您可以寫下在這個練習中所想到的事。 |

　　30街的工作人員團體在一個忙碌的早晨進行，員工們陸續來到，雖然會談室的空間不大，但倍感溫馨。在澄心聚焦的練習過後大家靜默了一會兒，團體分享以自願開始的方式輪流進行。有一位年輕的員工Milla說到，照顧長輩能做的就是陪伴，她腦海中浮現的畫面就是兩雙鞋朝著大海無盡的方向，靜靜的前行。海灘代表死亡，無窮無盡，前方一片黑暗，

沒有人知道會發生什麼事情，但那是我們唯一的方向。她說道：「我將自己當作一雙鞋，陪著長輩一起走這段路，我們一直守在彼此身旁。」當Milla在述說的時候，氣氛沉靜，彷彿那片大海就在眼前，大家一起凝望著這片未知。另一位在安樂居服務多年的Koria提及，長輩對年老所帶來的退化有很多的害怕，包括獨立自理的能力下降、身體功能漸衰等。在她畫作左下角的火表示那種強烈的害怕。Koria也提到她與一對老夫妻互動的經驗，她從他們的眼神裡看到了害怕，他們很脆弱，也沒有離開這個世界的準備。「我們的工作就是給予愛」Koria說著並指出圖中那朵在天空的「大愛花」（Big Love Flower），呈現來自四方的愛，可以是來自上帝的愛，或是我們所相信的內在力量（例如：佛祖）。團體裡有很多深入的討論，員工們一致都談到了照顧中陪伴的重要，以及長輩們面臨存在的危機，擔心肉體逝去後就會被遺忘等等。團體最後，大伙討論如何以設身處地及尊重的態度作為結尾：「我希望當自己在喪失說話及走路的能力時，如何被他人對待，那我就應該那樣的對待這些長輩。」這是我從員工們之中最常聽到的反思。

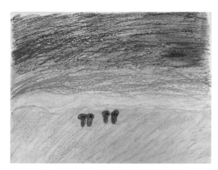　　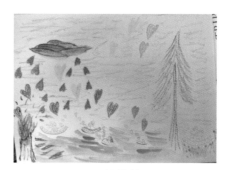

圖9　Milla的靈性照顧圖像　　　　圖10　Koria的靈性照顧圖像

　　在Jade中心服務的Jimmy述說在澄心聚焦的引導裡，心中立即浮現的畫面是一位坐在洞穴裡的佛祖，周圍散發著光芒，光灑在袈裟上。他描述：「山洞是一個受保護且神聖的地方，能在此找尋內在的平和。」他以「饑餓」來表達靈性的需求，並說道：「靈性的需求與身體的饑餓一樣的重要，但通常我們會聚焦在身體的饑餓，而忽略靈性的需要。現今的

社會，靈性似乎成爲奢侈的願望。」Jimmy分享在忙碌的工作中，有時無法坐下來與長輩說說話，陪伴和關照是照護中最核心的部分，但有時難以落實，而這也反映了理想和實踐之間的爲難之處。他表示能來參加這個團體，讓自己在工作中能夠靜心片刻，很是喜悅。

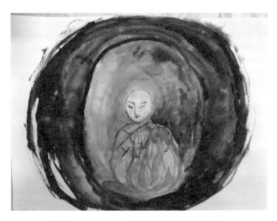

圖11　Jimmy的靈性照顧圖像

## 總結與反思

　　在澄心聚焦練習中所經歷的身體與心靈的體驗，溫和而深刻。傾聽身體的訊息，接納並培養內在關照的力量，幫助我們獲得內在資源，來應對人生中無可避免的困難與挑戰。即使Theme-Directed FOAT ®的方法來協助靈性照護目前還沒有太多文獻，但由於此方法與正念有所淵源，而正念目前有豐富的研究支持，所以我對於Theme-Directed FOAT ® 的潛力還是抱持正面肯定。在研究服務中，我提醒自己保有開放與學習的心，觀察、傾聽、注意參與者的反應，這些過程可以讓我更加敏銳的體察和反思，透過對參與者的關照也創造了和諧的團體氛圍。藉由對話，我了解到了長輩們的失落遺憾、文化適應問題（語言、交通、居住），以及美國照護系統的種種面向，這些都是可以延伸探討的議題。

　　最終，這個經驗分享所聚焦的靈性觀點只是代表老年照護中的一隅，也反映系統性的醫療對於特定健康區塊（身、心、靈、社會等）的重視程

度、資源人力分配、文化宗教的理解等等，對於照顧者這些都是可參考的面向。也許此章節涵蓋了較廣泛的訊息，不夠聚焦，迎來的是更多的疑問和好奇，不過，我的真實意圖是以此文章對我所遇見的長者們致上敬意，因為有閱歷豐富的他們與我的生命交織在一起，我才能將愛與關懷悟得更清楚，這也是在研究與服務之外，最真實深刻的收穫。

## 臨床觀點回顧：

- **我看到個案／團體主要關注的焦點：**

  從長輩的團體及個別訪談中，我看到文化與世代間的連結與傳承。在個別互動中，提供包容的空間讓參與者能夠表達一些困難的議題，例如：土地及身分認同、關係創傷、對身後事的擔憂等等。

- **我與個案／團體主要的互動方式：**

  相互學習、交流與關照、隨時體察參與者的需要。

- **我所採用的取向或模式：**

  澄心聚焦藝術治療、文化調和（cultural attunement）。

- **我嘗試達到的總體治療目標：**

  以藝術團體及表達的過程，來提升整體「連結」的經驗。包含個人身心靈、自然、與他人的連結等。

- **在整體歷程中，我的感受、想法和期待：**

  從參與者身上我感受到智慧與覺察，同時也有文化角色上的責任和承擔。例如：有參與者分享移民到美國是為了照顧孫子女。聆聽著他們的故事，有關懷的心情也感到不捨。由於部分參與者說廣東話，與口譯員的合作成為執行團體的另一個考量。

- **我覺得個案／團體可以從藝術治療療程中獲得：**

  參與者可以由澄心練習中找到安穩身心、自我照顧的方式，並轉變為內在的資源及力量。從團體互動中，也可以成為彼此的情感支持。

# 參考文獻

楊寧茵（2015）。【國際週專欄】「我們不要醫生！」安樂居PACE 志在成為體弱長者能得到的最佳服務——專訪醫務長 Dr. Jay Luxenberg。取自https://blog. silverliningsglobal. com

Chiang, C. (2019). *Focusing-oriented art therapy and connectedness: art as a means to spiritual care for Asian seniors*(Doctoral dissertation, Notre Dame de Namur University). ProQuest Dissertations and Theses database.

Fifield, A. (2018, January 30). Cleaning up after the dead. *The Washington Post*. Retrieved from https://www.washingtonpost.com/news/world/wp/2018/01/24/feature/so-many- japanese-people-die-alone-theres-a-whole-industry-devoted-to-cleaning-up-after-them/

Gawande, A. (2015). *Being mortal: Illness, medicine and what matters in the end*. London: Profile Books.

Ge , L., Yap, C. W., Ong, R., & Heng, B. H. (2017). Social isolation, loneliness and their relationships with depressive symptoms: A population-based study. *PLoS ONE, 12*(8), e0182145. Retrieved from https://doi. org/10.1371/journal.pone.0182145

Hafner, K. (2016, January 25). As population ages, where are the geriatricians? *The New York Times,* p. D1.

Hiroki, S. (2017, September 18). *An honest death: A palliative care doctor's final days* [Video]. YouTube. Retrieved from https://www.youtube.com/watch?v=ukZ-AIq8hw8

Jung, C. G., Adler, G. & Hull, R. F. C. (2014). *The collected work of C.G. Jung: Vol. 4. Two essays in analytical psychology*. Princeton, NJ: Princeton

University Press.

Kalanithi, P. (2016). *When breath becomes air.* New York: Random House.

Musick, M. A., Traphagan, J. W., Koenig, H. G., & Larson, D. B. (2000). Spirituality in physical health and aging. *Journal of Adult Development, 7*(2), 73-86.

On Lok. (2019). *History of PACE and On Lok.* Retrieved from https://www. onloklifeways. org/history/

Rappaport, L. (2008). Focusing-oriented art therapy. *The Folio: A Journal for Focusing and Experiential Therapy, 21*(1), 139-155.

Rappaport, L. (2009). *Focusing-oriented art therapy: Accessing the body's wisdom and creative intelligence.* London, UK: Jessica Kingsley.

Rappaport, L. (2010). Focusing-oriented art therapy with trauma. *Journal of Person-Centered and Experiential Psychotherapy, 9*(2), 128-142.

Visser, A., Garssen, B., & Vingerhoets, A. J. (2017). Existential well-being: Spirituality or well-being. *The Journal of Nervous and Mental Disease, 205*(3), 234-238.

# 第十三章

# 遇見七世夫妻：阿國

## 執子之手

劉麗雲（釋法如）

## 背景——臨床宗教師

2008年寒假，我如常返回馬來西亞準備過農曆年，抵達大馬隔日，同住屋簷下的友人突然嘔吐不止，夜裡我隨車陪同她直奔中央醫院。隔日醫師診斷結果顯示，鼻咽癌已多處轉移，能治療的空間有限，醫師要她好好思考是否繼續積極治療還是採安寧緩和醫療模式，友人因害怕治療的痛苦與副作用而選擇了後者，當時的我對「緩和醫療」一無所知。

友人數日後出院，居家照護期間由正值放寒假的我陪伴並照顧飲食起居生活，寒假結束我如期回到臺灣繼續未完成的宗教學研究所。18週後暑假來臨，當我再度飛返馬來西亞，映入眼簾的卻是臀部長褥瘡、雙頰凹陷、雙眼微凸、瘦骨嶙峋、無法闔眼，臥床不起的人兒，如此的驟變頓時讓我感慨萬千。

深夜裡聽到友人喃喃自語，雙眼猙獰，指著潔白的牆壁說牆內有黑衣人要殘害她，或嚷嚷著要把褲子卸下給床底下的孩子們穿，只是床底下並沒有她口中所謂的孩子存在。這種種景象對完全沒有臨終照顧經驗的我而言是何等恐懼，但在恐懼以外，我開始升起對末期病患臨終現象的求知欲。

暑假結束前，友人便撒手人寰，哀痛之餘我回到臺灣繼續撰寫畢業論文，然而，我沒忘記想要探詢臨終現象與照顧的答案。因緣際會下，認識了蓮花基金會，於是報名了臨床宗教師的培訓計畫，我在課程的學習過程，解開了心中對癌末友人身心症狀的種種疑惑。研究所畢業後，我接續

在臺大醫院完成了臨床培訓，取得臨床宗教師資格。

投入臨床服務之前，正好遇上人生瓶頸。在低潮中，友人鼓勵的一句話：「我不覺得妳的發展僅止於此！」從此啟動了我開拓宗教知識領域以外的探索，我開始大量閱讀心理相關書籍，並積極參與各類型工作坊。在多次有趣且深刻的藝術治療工作坊密集學習後，讓我對藝術治療的理念與操作方式著迷，我逐漸將這個善巧方便的「法門」融入臨床服務中，產生不一樣的視野角度，讓我得以在宗教專業以外開啟另一扇門，多了一項與病患及家屬對話的「窗口」。

緩和醫療病房中，病患與家屬常因病情瞬息萬變及預期性死亡而產生壓力、焦慮、哀傷與死亡恐懼等心理狀態。具備藝術治療知能，使我能在口語會談以外，善用藝術媒材讓病患或家屬創作，協助其舒緩身心壓力，創造彼此共同回憶，乃至讓作品成為陪伴家屬渡過哀傷的紀念物。

若說醫院是看盡人生百態之地，那麼緩和醫療病房就是人生修煉終結的場域。人的一生在臨終之前，功過善惡都將被放大檢視，個人與家族的恩怨愛讎暴露無遺，戲劇化的場景不停地在緩和醫療病房上演，這是一個被黑暗籠罩，也是一處被銀河星空點綴，充滿光彩之地。

身為一名靈性關懷人員，我陪伴過無數的家庭，那些病患與家屬，甚至那些來自東南亞的外籍看護工姐妹，他們滋養著我，成為我生命中的老師，教會我日常即無常，無常即是常，從死看生，活好每個當下。

## 一襲裂裟在病房

踏入醫院緩和病房即見護理站擺放著一大圓形與一小方形魚缸，裡頭飼養著活潑的五彩孔雀魚，這魚缸有著讓病患解憂舒壓的功能。病房大廳擺放了兩張橘色三人沙發，一張墨綠色雙人沙發與50寸液晶螢幕電視，內崁燈發出溫暖的橘黃色光，讓人感覺舒適。整體而言，這是間有溫度的病房。溫馨的布置主要是為了讓住院病人與家屬在面對疾病之外，還能感受到一絲家庭溫暖。久住病院的確會讓人感到孤獨、厭煩、苦悶，忘了人間其實還有溫情和暖意。

　　病房走廊牆上貼有手工製作的人員表與歷年活動照片，人員表中除醫師、護理師、營養師、社工師角色以外，還多了照服員以及我這身著一襲袈裟的臨床宗教師。如此完整的照護團隊，主要是希望爲病患及其家屬獲得全方位身體、心理、社會、靈性的安頓與自在，成就全人甚至四全的善終照顧。

　　我主要服務緩和醫療病房的住院病人及家屬，陪伴病患及其家屬緩解面對生命末期的死亡恐懼、焦慮及壓力調適等，藉由我有限的生死智慧陪伴他們共同探索人生最後的旅程，並從生命的回顧中讓病患或家屬找到生命的價值和意義，完成生命意義的探索。

　　此外，我也會藉著諳習印尼語的優勢，協助初來乍到不諳國臺語的外籍看護翻譯，更以她們熟悉的語言陪伴這些外籍姐妹調適即將失去照顧對象的哀傷。我深信人非無情物，這些來自南洋的姐妹與照顧對象日夜相處，共同起居生活，一段時間以後總會投入情感，甚至與照顧對象成爲生命共同體，當面臨照顧對象病末離世，這群外籍看護者也亟需被陪伴與關懷傾聽，因此她們亦是我關懷的對象之一。

　　滑稽的是我這一襲袈裟的形象，出現在緩和醫療病房身患重病者前，時而被當做救贖者或被視作「死神」在人間的代表，可謂一種身分各自表述。

## 七世夫妻

　　我與他倆相遇在草木春生，春末夏臨之前的四月天。這本是人間美好的時節，然細雨紛飛的清明同樣落在這花開得爛漫之時，爲這人間四月天藏匿了一絲哀傷。

　　「早安！」

　　「法師早！我們Everything is OK！」

　　病房裡初次見面，只見病床上的慧慧與阿國十指緊扣，倆人緊緊相依偎，並同時對我露出燦爛和藹的微笑。我同樣報以微笑回應，我知道他們「Everything is OK！」指的是後事已準備，我更讀懂他們心裡的OS是

「你以後還是不要再來了！」但助人者的敏感度告訴我，他們平靜的外表下有一股暗流湧動。

「我和慧慧都討論好了，我們要採用佛教儀式，火化後就以樹葬的方式處理。」

他倆神通般臆測我接下來要與他們會談的內容，然後下手為強主動出擊，對我亮出底牌，試圖告訴我，他們萬事俱備，就不必再提醒些什麼了，這是高明的委婉拒人千里的方式。

隔日，病房的茶水間，遇見正為慧慧溫粥的阿國。

「早安！」

「其實……我和慧慧都是佛教徒，我們平日會參加藏傳佛教中心的活動，慧慧生病後曾得到仁波切的加持，我們非常開心，也覺得身心都充滿了能量，我相信慧慧只要積極復健，一定可以再站起來，我們不能放棄，也不氣餒！我要幫助慧慧復原，重拾她最愛的舞蹈，慧慧的心願是希望能夠站起來跳舞。」阿國噙著淚水，哽咽說完愛妻內心的殷殷期盼。

我靜靜地聽著阿國訴說，看見阿國那冷酷外表下的鐵漢柔情，以愛妻內心深處的渴望為終極目標。對一個舞者而言，我深信雙腳的功能意義不僅僅是站、走、跑、跳如是而已，更是舞者生命中快樂與自尊的象徵。

我彷彿可以想像，慧慧穿著粉白色蓬蓬裙襬躍入眼簾，站在舞池中央翩翩起舞，像盛開的花朵無法掩蓋的芬芳，婀娜多姿的姿態與模樣讓人由衷感到愉悅。

「你很愛慧慧，你對慧慧的愛更勝過於愛自己！」

「是的！我的生命裡不能沒有她！」眼眶泛著淚水的阿國怔了一下，好似自己也無法理解為何對眼前我這陌生人說了心中深埋的祕密。拭去淚水回過神，阿國便先行離茶水間而去。

四月份的最後一日，我探視慧慧，慧慧告訴我，她一夜未眠，今早很喘，脊椎又疼痛不已，噁心想吐又不不斷乾嘔，希望下回再會談。我尊重慧慧的感受，轉身離去，關上病房大門，心裡不禁嘆了一口氣，腫瘤啃噬的不僅僅是病患的身體，更吞噬著病患的心靈，任心理再堅強的人也難以招架。

# 幸福的望聞問切

　　時序進入溫暖的五月天，阿國為了不打擾正在酣睡的慧慧，獨自一人在病房大廳閱報，浮腫的眼袋與黑眼圈說明了因徹夜未眠，而極度疲憊的痕跡。

　　「這幾天看著你無微不至照顧著慧慧，你有好幾天沒有好好闔眼休息了吧？」

　　「我不辛苦，我習慣了！我是那種任何地方，任何時候都可以睡覺補眠的人。」

　　「慧慧有你，是此生最大的幸福！」

　　「我有幸娶慧慧，才是我這輩子最大的幸福，慧慧嫁給我這些年其實是受苦了……」阿國奪眶欲出的淚水，印證了阿國其實是冷面暖男。我知道阿國這巨牆融冰從此開始，我安靜地聆聽阿國娓娓道來。

　　「不瞞你說，我和慧慧的家境背景懸殊！我父親早逝，我母親身體不好，當然不能讓母親外出工作受苦受累。父親往生前交代我，身為家中長子，要負責照顧全家，絕不能讓他失望。為了不讓父親失望，為了奉養母親，養活自己和七名手足，我沒有時間哀傷哭泣，必須沒日沒夜的工作打拼，但沒想到我最愛的弟弟最後還是鋃鐺入獄。我告訴自己，能救一個是一個，我鞭策自己要努力往上爬，更要拉著全家人一起跟著我向上爬！我知道我不能輸，我不需要別人的同情，不能讓人家瞧不起我們這些沒有父親的孩子，我要證明給別人看，沒有父親的孩子也可以過得很好！所以我不能倒，不可以懦弱，我必須堅強，我要賺大錢、坐高位才能證明自己的能力不比別人差！」

　　身為大家庭的長子，來不及享受青春期就被迫提早入世，這男孩在最需要被接納、被擁抱、被照顧時，反成了家庭的照顧者。正值青春期的阿國收起心中的渴望與需要，一肩扛起照顧母親與七名手足，成了替代父親照顧全家經濟的小爸爸，他的青春被剝奪了。提早進入社會讓他學會咬著牙，忍住淚，甚至長出一根根的刺來守護自己和家人。

　　回憶那些過往，飽經風霜的痕跡刻劃在阿國臉上，年少失怙的孤獨讓

淚水汩汩湧出。阿國說得激動感慨，眼神帶著一份惆悵與失落，那分失落來自於遺失了青春期的男孩，眼淚在嚴峻的生活考驗下顯得多餘。在泥沼中困苦掙扎生存的人，沒有掉淚的權利，縱然有淚也要儘速擦乾。

各種帳單和生活費擠迫的日子，阿國認定時間就是金錢，而金錢就是一切。快、狠、準是他的處事風格，凡事靠自己，自認沒有人可以作為生命的依靠。年少入世也養成不隨便顯露脆弱，不輕易表達情感，坎坷的生命經驗告訴他，這是險峻的社會，他不相信有人願意無條件給愛與協助。

阿國早已習慣把內心堆疊的不滿、憤怒、失落、哀傷與孤獨的痛苦包裹得密不透風，強迫自己堅韌的活著，並守護藏匿著淚水，避免自己狼狽的潰堤。他認定這社會的生存法則就是要夠強悍，只是鐵一般的君子仍有一顆渴望被呵護照顧的心，直到他遇見了慧慧，聰慧且溫柔善解的慧慧，讓阿國這充滿利劍的刺蝟，內心深處的傷痕終被看見，從此阿國對慧慧一見傾心。

「你是你生命的勇士，我相信你的父親以你為傲！你在披荊斬棘前進的同時，不曾忘記慈悲的初心，我看見你擁護著母親與弟妹們的無私大愛！」此刻，我發現深埋在阿國內心慈愛的寶藏並未丟失，只是被遺忘在迷霧森林的一角。

「慧慧當年可是蘭陽女中的風雲人物，長得清秀可人，還擁有一身好舞藝，石榴裙下的傾慕者不少。她父親的生意做得有聲有色，母親又是縣政府主管，慧慧的乖巧伶俐很是受到她父母及祖父母的疼愛。像慧慧如此秀外慧中的女生，我這鄉下窮小子憑什麼配得上她？我當時自問能給慧慧穩定生活和幸福嗎？慧慧的家庭背景，生活方式與我的原生家庭環境大相徑庭，即便我對她傾心愛慕，卻也自慚形穢。最終我只能遠遠地看著慧慧，任憑慧慧由媒妁之言嫁做人婦。」

「後來我輾轉得知，慧慧離開了不快樂的婚姻。這讓我燃起想要正式追求慧慧，我知道這一次不能再錯過，鼓足勇氣打電話給慧慧，那一天我們開心地聊了三小時，我當下決定要給慧慧幸福一輩子！」阿國說此段話時，瞳孔清輝明亮，彷彿隱約閃現著光芒。

「沒想到慧慧的父母知道後，強力反對我們交往。他們認定像我這樣出生卑微的人，是無法給慧慧任何承諾和幸福的，我們的家庭背景井深河

淺，『一個窮小子能有什麼作爲？』她父親曾這麼對我說。」

　　「妙的是，當他們越是反對，我和慧慧的愛情越是堅定，我決心用十年的時間，向他們證明我有能力給慧慧一個安穩幸福的家。可惜她的父母最終還是拒絕接納我，更婉拒出席婚禮祝福我們這段婚姻，我和慧慧的婚姻路走得格外坎坷！」回憶自尊遭岳父岳母貶抑，阿國的雙眸噙著淚水，淚珠埋藏著因愛而受傷的痛楚。

　　「慧慧嫁給我之後，爲了證明自己的能力及兌現婚前的承諾，我發瘋似地沒日沒夜工作。不瞞你說，那段時間我使盡渾身解數追名逐利，爲了獲得更多的金錢和名利，我可以犧牲睡眠時間。慧慧爲了滿足我的欲望，也被迫放下最愛的舞蹈來協助我處理龐雜業務，我當下認定擁有越多的金錢就是幸福的定義。後來我果眞當上人人稱羨的總經理，但我卻失去與慧慧談心相處的時光，而今我就要失去慧慧！」

　　此時突然下起瓢潑大雨，病房玻璃窗外一片溼濡，諾大的雨滴打在玻璃上，集結的水珠順勢落下。阿國的雙頰逐漸泛紅，我知道積壓多年的淚水就要潰堤。阿國陷在自己的挫敗裡，動輒感傷起來而頻頻掉淚。

　　「不好意思！我平常不是這樣的！」阿國急著爲自己的眼淚辯解，爲自己的失態感到抱歉。

　　「你做到了你對慧慧的承諾，你已經夠好！但人不一定要永遠堅強，我們可以擁有脆弱的時刻，你能夠這樣擁抱自己的脆弱，何嘗不是一種勇氣？你很自責沒有照顧好慧慧的健康，你認爲慧慧的生病與你的疏忽有關，所以你不能原諒自己，不願放過自己，用一種無形的刺來折磨凌虐自己。你認爲慧慧希望看到你這樣嗎？」我發現此時我與阿國正在迷霧森林中並肩前進，一起發掘阿國被深埋的寶藏。

　　「我很愛慧慧，我們相約要成爲七世夫妻，我眞的不想失去她，我們過去不談情感，更不可能討論生死。住進緩和醫療病房，我們不得不開始直視死亡，這讓我好痛苦，我不知道該如何面對慧慧，面對這一切！我可以不要面對嗎？」阿國潸然淚下，連日來的壓抑轉化成感傷的淚珠。

　　「這對你和慧慧來說，都是生命中的磨難。如果你願意，我們願意陪你一起走，我們可以一起探索看看！」

　　「慧慧生病以後，我們很珍惜能夠在一起的時間，我清楚知道慧慧的生命慢慢在流失，我們在一起的日子是遞減的。我不再把工作放第一順位，而是學會放慢腳步。我們常在吃過晚飯後，彼此緊緊手牽手，暮光來臨前到住家附近散散步，看著夕陽餘暉，成了我們最幸福的時光。這是過去不曾有的模式，慧慧的疾病讓我們的生活都改變了，是變得更好！」述及幸福時刻，阿國臉上揚起一抹微笑。老、病、死是生命中無法逃避的苦難，如何在苦難中找到意義則是智慧。

　　我閉上眼，可以想像寧靜的「阿蘭城」在暮光彩霞下，夫妻牽手依偎的身影。此時，我也靈光一現，也許可以在口語會談之外，以藝術模式為他們進行療癒之旅。

## 讓礙變成愛

　　慧慧罹患肺癌合併有脊椎轉移，當疾病邁入末期，疼痛是癌末常見的身體問題。人們想要避免痛苦，卻不得不面對身體和生命中的苦澀，倘若忍受一時的疼痛能夠換取未來的安樂，這樣的忍受或許還有意義，若是不見痊癒希望的疼痛，那受苦的意義究竟何在？這看似無解的生命課題，或許可以從人與靈性的連結去探索。

　　末期病患的疼痛不僅限於身體的疼痛，更揉雜了心理、社會與靈性的痛。一般人誤以為疼痛只有身體的痛，但實際上病患的「痛」、「苦」是綜合性的。

　　身體的疼痛會引發心理不悅的感受，這可能觸發人們連結過去痛苦的經驗與回憶，不堪的往事浮上心頭。那些曾經介懷的芝麻綠豆小事，也會被病患拿來不斷放大檢視，憂鬱焦慮於是乎成了癌末病患常見的心理狀態。

　　這天，慧慧的菲籍看護Eva告訴我，慧慧近日常在夜裡呼喚著「阿嬤！阿嬤！阿嬤！」阿國焦慮地問我這到底怎麼一回事，是不是慧慧的阿嬤要來接慧慧離開了？慧慧的阿嬤早在民國八十九年往生，阿國擔心慧慧如同民間傳說般，「看到」已逝親人的出現代表命不久矣，那些過世的親

人會來帶走臨命終的家人。

　　我安撫著阿國焦慮的情緒，並協助他釐清慧慧與阿嬤的情感。慧慧不自主的囈語，這是末期病患常見的譫妄現象之一。電解質不平衡、腦部轉移、感染等身心因素都可能引發譫妄現象。

　　從阿國口中得知，慧慧的阿嬤非常疼愛慧慧，孩提時代的慧慧曾經和阿嬤一起生活數年，阿嬤對慧慧是極度寬容，祖孫情感深厚緊密。阿嬤往生後，慧慧曾向阿國表示自己很是思念阿嬤，懷念被阿嬤疼惜擁在懷裡的感覺。阿嬤往生時，慧慧非常的傷心難過，認為這世上再也找不到如此無條件疼愛自己的長輩了。

　　當生命中關係緊密的人離去，葬禮期間理應是最適合表露哀傷的時刻，然而繁縟的喪葬儀式總令人疲憊不已，更得應付親友團及處理亡者後續繁雜的瑣事，這樣的勞碌使得我們沒有餘力停下好好整頓及看待自己的悲傷。

　　當冗長的葬禮結束，工商社會的步伐不允許因哀傷暫停，我們得趕緊束裝待發，盡速恢復原本的生活作息。為了回到「正常」的生活軌道，我們必須暫時拋下哀傷情緒，也許會故作堅強，不讓旁人發現自己失親後的脆弱，然這不代表悲傷就此消失。

　　「當葬禮結束後，我們就可以立馬恢復『正常』嗎？」

　　「當然還是會難過啊！」阿國用肯定的語氣回覆我。

　　「是啊！當哀傷沒有出口，且被我們壓縮藏匿在內心最深處，待日落月升，夜深人靜時，思念親人的傷痛可能排山倒海來襲。不習慣在他人面前落淚的我們往往只能孤獨地暗自落淚，用棉被蒙著暗泣或趁花灑洗澡時哭泣，這是華人常見的哀傷模式。」

　　「真是這樣！為避免慧慧的情緒受影響，又不希望家人擔心我，我只能在洗澡時痛哭。」阿國點頭如搗蒜回應。

　　「若從非實證醫學的角度看待，我認為慧慧的譫妄現象是這些年來對阿嬤的思念。過去身體健康硬朗時，我們習慣以理性的思維操作，忽略了內在情感需求。生病後會削弱部分意志，理性會相對減弱，過去那些被壓抑的情緒自然得到紓解。譫妄其實也是瀕死症狀之一。」

　　「如果慧慧再囈語呼喚阿嬤，不必為此感到害怕，你只需好好陪伴她

即可，告訴她你知道阿嬤很疼愛她，同理她的感受。」

隨著病情的進展與變化，慧慧的身體常出現冷熱失調。時而冷得直打哆嗦，時而全身發燙汗流浹背，如是煎熬度過漫漫長夜。病房裡，我見慧慧難得安穩地睡著，來到病床邊，輕輕撫摸著慧慧的手，知道篤信藏傳佛教的她對六字大明咒情有獨鍾，便輕聲為她誦念，祝禱慧慧身心安頓。

## 執子之手

看著悵然若失的阿國，我知道阿國心繫慧慧的病情變化，慧慧的任何動靜都挑動著阿國的敏感神經，彷彿知道每個變化都意味著死亡的氣息愈是靠近，在死亡恐懼籠罩下，一向穩重的阿國也變得惴惴不安。

我思忖著如何為這對胼手胝足，牽手走過風風雨雨的夫妻刻畫「牽手」的畫面。在病痛面前，人們顯得那樣渺小，也無法逃避，唯一能做的就是陪伴與面對。在疾病與死亡的深幽之處，陪伴者用愛與慈悲照亮幽谷伴行，讓病患不感孤獨，並相信光亮就在不遠處。

「阿國！我相信慧慧有你的鼓勵與陪伴而勇敢，她說過你是她最堅強的後盾，你想要把你和慧慧的愛情化為永恆的印記嗎？」我問。

「真的可以嗎？我想要一直牽著慧慧的手！我要趕緊把這個好消息告訴慧慧，讓慧慧開心一下。」阿國雙眼發亮看著我，展露久違的欣悅表情。

拾著我的「百寶箱」拿出石膏繃帶，阿國看著石膏繃帶，興奮得像期待做美勞的孩子般。當天宜蘭的天氣躲不過雨城的宿命，病房窗外傳來細雨滴落的聲音，玻璃窗一片溼濡，這雨絲像是濃霧凝結成的水珠，聲音隱約可見，空氣中瀰漫著一股厚重的溼氣，然而病房內卻因兩臺電暖器而奇熱乾燥無比，室內室外的氛圍成正比。

慧慧因藥效時醒時睡，我帶著阿國緩緩地把石膏繃帶剪成大小不一的塊狀，黑色把手的剪刀一起一落在淨白色的石膏繃帶上，發出喀嚓，喀嚓，喀嚓，規律的聲響，利剪起落間附帶著ASMR（自主性感官經絡反應）的療癒密碼。

「慧慧！我們要開始了！阿國會在妳手上塗抹凡士林，所以妳可能會覺得油油的。」我輕喚著正從沉睡中逐漸醒來的慧慧，慧慧微微揚起嘴角點點頭，止痛鎮靜藥效未退讓慧慧睜不開沉重的眼皮。

剪畢石膏繃帶，阿國輕輕撫摸著慧慧，為慧慧那白皙細長的手塗抹凡士林，粗獷的阿國動作溫婉輕柔，天花板的光影在白皙而潤滑的肌膚上流動。

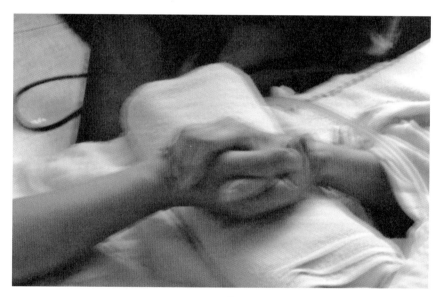

圖1　牽手

「你知道嗎？慧慧很喜歡動物又有慈悲心，因此和朋友一起成立了護生園區，收養了近兩百隻流浪狗。慧慧最放不下的就是這些狗寶貝的未來，我本來不喜歡動物，是慧慧的慈悲心感動了我，是她帶領我學習看待眾生平等。我答應慧慧，將來一定延續她的愛，盡我所能替她好好照顧這些流浪狗。」

「慧慧！妳好棒！謝謝妳為流浪動物的付出，牠們有妳真好，這些年來妳辛苦了！」我引導著阿國依序為慧慧的手逐步貼上大小不一的石膏繃帶，在這提起、沾水、敷貼、撫平……如此重複性動作的歷程中，隨著慧慧的呼吸節奏，呈現出整體的和諧之美，我看見流動著的愛映入眼簾。

　　情感的流動就在這一敷一貼的節奏中，甜蜜地彼此緊緊連結，這就是藝術療癒超越語言界線的魔力所在。阿國將慧慧的手心手背都貼滿拼湊完成的石膏繃帶雛形，完成了慧慧的那一部分。

　　「我們原訂計畫八月底要補辦郵輪婚禮，當年我因缺乏經濟能力，沒有任何婚禮儀式，只有登記結婚。我一直欠慧慧一場婚禮，夢幻的海上婚禮是慧慧的夢想，我希望能完成慧慧的期待，但那天醫師來查房時，聽到我們的計畫，好像面有難色。」阿國屏住呼吸望著慧慧，看著慧慧緊閉的雙眼微微顫動，淚水幾乎就要淌下，來不及完成慧慧心願的愧疚感，再一次螫傷阿國的心。

　　阿國再次拿起剪刀，拉出剩餘的石膏繃帶捲軸，依照我的指令剪成大小不一的片狀，為製作他的「手」做準備。其實，看著慧慧連日來的病情急驟變化，一直陪伴在側的阿國心裡比誰都清楚，這已經是不可能完成的婚禮夢。在懷抱著美夢之人的面前，我們不需戳破這有著繽紛色彩的泡泡，一旦泡泡破滅，會令當事人墜入幽暗谷底，身為一名靈性關懷人員，何不讓這光影儲藏在個案心裡。

　　「慧慧被診斷罹癌的這兩年，可以說是我們在一起最親密的時光，從相遇到結髮夫妻二十六載，過去的我們很少有這樣親暱時刻，我好珍惜慧慧與我在一起的每分每秒。我以前總是想著如何賺更多的錢，想著如何晉升自己在社會的名聲與地位，追逐著五光十色的光環。我天真以為那樣就可以給慧慧安穩幸福的日子，回過頭才發現原來平安健康就是最大的財富，能夠與所愛的人平安在一起就是最幸福的事。」

　　「我看見此時此刻的你們好幸福！」我由衷地表述我在病房連日來的評估與觀察。

　　「是的！我會記住這幸福的感覺！」此時他們倆的手已緊緊相牽，阿國彎下身子，俯首貼耳告訴慧慧，現在我要為阿國的那一隻手做模型，好讓他們可以相牽。

　　此時換我為阿國黝黑粗大的手塗抹凡士林，我發現了刻劃在阿國手上的生命印記。已經結痂的疤痕，新陳代謝無法覆蓋的繭，藏在手掌縫隙的黑色素，說明縱然躍身白領階級多年，藍領階段的生命歷程早已烙印為獨一無二的生命條碼。

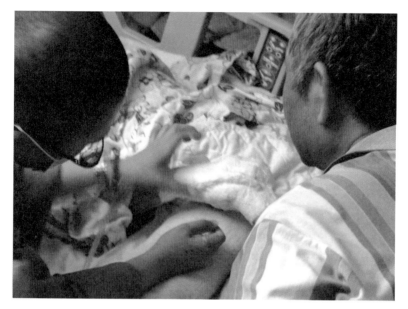

圖2　石膏塑型牽手

　　「我和慧慧雖然學佛多年，但我們從來不談情緒，更遑論談死亡。你的提醒好似給了我倆當頭棒喝，雖然很痛但也把我們敲醒！你知道我們一直在逃避死亡準備的議題，而你一步步帶領我們逐步整理過去的人生，並引導我們如何未雨綢繆正向看待後事準備與死亡。前天晚上，慧慧主動跟我提了她的想法，我本來拒絕聆聽，但我知道我是唯一能給慧慧勇氣面對死亡的人。」

　　「慧慧說她要使用佛教儀式完成人生最後一件大事，但不需要告別式，火化後將一部分的骨灰撒在我們一起經營的農地。慧慧挑了一張我們郵輪旅行時，我為她拍攝的獨照做為遺照，象徵性代表完成郵輪婚禮。慧慧還交代我一定要幫她好好辦，說這是我給她的一份禮物，更『命令』我未來要好好的活著，連她的那一份一起活下去！」語畢，阿國帶淚的笑了。

　　聽著聽著，我看著眼前這位很傳統，話很少的典型華人男性，不禁從心底泛起一絲欣慰的微笑。慶幸自己在這段旅程中有機會見證人間深厚的愛與能量。完成凡士林的塗抹後，我為阿國的手心手背一一貼上事先剪妥

的石膏繃帶。

「坦白說，慧慧住進緩和醫療病房以來，我自己回家也哭了好多次，但我知道我現在是慧慧唯一的依靠，我絕不能倒下，慧慧此時最需要人陪伴，我說過要照顧她一輩子，更要做七世夫妻。你們的團隊讓我很安心，可以放心卸下面具做回自己，在你們面前我可以不必再掩飾偽裝，抵禦那些外界質疑的聲音。這裡有你們支持我，協助我一起照顧慧慧的身心，連慧慧最在意的洗澡問題也在此迎刃而解，這是我倆最開心的事，謝謝你們溫暖了我們。」在暖心的對話中我們完成了「執子之手」（圖3）。

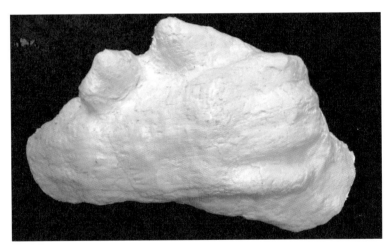

圖3　執子之手

我小心翼翼剪下阿國手上的石膏模，也邀請阿國剪下慧慧手上的石膏模，「執子之手」留下兩道被剪下的縫隙，這縫隙猶如阿國因失怙而造成的生命裂縫。我邀請阿國為這「執子之手」的裂縫補貼上石膏繃帶，這樣的「縫補」象徵著阿國也正在進行著修補生命的「裂縫」，透過這樣的儀式，阿國終明白，縱然再小心呵護，還是會出現不如預期的不完美景象，而這些不完美何嘗不是生命中的一部分。

隔日，「執子之手」已乾燥完成，十二色的壓克力顏料中，阿國挑了珍珠粉白準備為作品上色。壓克力顏料擠在小碟中，左手拿著「執子之手」右手緊握水彩筆，用沾上珍珠粉白壓克力顏料的水彩筆，一筆又一畫

專注如一，細心逐步爲他倆的「手」塗上顏料。阿國黝黑厚實的雙手，此刻突變得柔軟細膩，我被充滿溫柔的這一幕吸引，這是藝術讓人專注於當下的心流。我靜靜地看著發生的這一切，此刻今時我眼前這位冷面暖男，臉頰泛紅，眼神透出晨曦般的溫柔與愛。

「慧慧生病後很怕冷，一開始我帶她去四季如夏的泰國度假，她不適合長途飛行後，我們從宜蘭搬到溫暖的高雄住了三個月。我們住的地方晚霞很漂亮，好天氣時我就是這樣牽著慧慧的手走在夕陽下。這『牽手』讓我回憶起當時的甜蜜時光。」

## 家的幸福之道

「在宅善終」是大部分臨終病患的心願，但能夠完成這心願的病患少之又少。無法回家善終的因素很多，有人爲與非人爲因素。「回家」這看似簡單平常之事，對末期病患而言卻是奢侈的願望，病患亟需家人與醫療團隊的支持配合，因緣條件具足才可能達成。

「給我一個禮拜的時間，我要讓慧慧回到我們最溫暖的家！」眼看著昏睡時間變長，清醒時間愈來愈短的慧慧，與主治醫師討論後，阿國當下決定要帶慧慧回到他們的愛巢。做事講求效率的阿國，果真如領頭羊般，指揮著家族手足，大弟負責木工，妹婿負責鐵工，表哥負責油漆，么弟負責冷氣安裝，每個家族成員發揮各人專長，在一週內將閒置的車庫幻化成一間溫暖舒適的房間。阿國聯繫醫療器材行，把電動病床與製氧機等居家醫療設備安置好，過去那拼命三郎的效率回來了，這次用在愛妻身上，顯得恰到好處。

慧慧出院回家當天，適逢當地保生大帝聖誕，慧慧異常清醒地坐在輪椅上，讓阿國推著她到保生大帝廟裡拜拜，接著又要求阿國帶她去農地看看，結束之後回到家，慧慧好像全身放鬆了，從未如此溫暖而甜美地入睡。

隔日，阿國來電告知，慧慧回家後像幼兒般安穩地沉睡，清醒時間變得更加短暫。阿國壓抑著過往的糾結，致電慧慧的父親與姊姊，邀請他們

共同參與討論慧慧「人生大事」。慧慧的父親與姊姊，阿國與禮儀公司專員，團團圍坐在慧慧床邊，一夥人準備商討慧慧的後事準備。「我希望慧慧也參與這討論！我們夫妻間沒有不能說的祕密，這是屬於她的儀式，她有權利知道，我相信慧慧想聽！」阿國堅定不移的說。

慧慧的姊姊認為阿國不識大體，「不行！怎麼可以在慧慧面前討論她的身後事！」慧慧父親道出了自己的擔憂。禮儀公司專員試圖緩頰表示「我們很多時候也會讓當事人一起參與討論，因為這個儀式是屬於他們的，更是家人給予他們的生命禮物。」慧慧的父親和姊姊終首肯答應讓慧慧參與。

慧慧曾交代不辦告別式，但在慧慧父親的堅持下，阿國退讓一步，答應為慧慧辦一場莊嚴的告別式，而慧慧的父親亦妥協，答應火化後以樹葬的方式處理骨灰，彼此的和諧退讓，慧慧的心願得以圓滿。

「慧慧參與了自己的身後事討論，雖然慧慧沒有直接回應，但我知道她想要了解這一切。就算是沉重的生命議題，我依舊選擇坦誠相待，這是我們夫妻的承諾。我知道慧慧深愛著也掛念她父親，畢竟她父親是白髮人送黑髮人，這是人間至痛，讓慧慧的父親參與討論，也是協助她父親接受慧慧即將離去的事實，她父親試圖否認慧慧病末的事實。」

聽著阿國為摯愛的慧慧規劃辦理好人生最後一件大事，象徵著阿國已準備好在人生列車上讓慧慧先行下車，與所愛做最美的告別。

## 幸福的藝術

我小心翼翼將「執子之手」（圖4）安放在掀蓋式的木褐色盒子中，底層鋪上粉色細碎長條色紙，我記得粉色是慧慧的最愛。病房晨會結束後，我隨同護理長及居家護理師，帶上後製完成的「執子之手」驅車前往阿蘭城，車子從熱鬧的宜蘭市區漸漸駛入蜿蜒曲折阿蘭城的田間小徑。

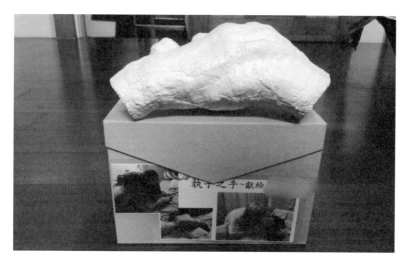

圖4　執子之手

　　車子停妥抬頭即望見被大鄧伯花爬滿外牆的房子，寬卵形的綠色葉子襯托著藍紫色的花瓣，露出的莖枝可見交錯頻繁，珊瑚藤好似知道女主人喜好粉色，也客串其中，猶如生命中有繁花盛開時，也有橫豎交疊的人生脈絡。

　　來到慧慧的木質地板臥室，那是阿國用一週的時間，把車庫改造成的舒適空間，電動病床、製氧機、香氛機、佛像一應俱全，明窗淨几搭配柔軟細緻的床被，可見阿國粗獷外表下含藏著細膩入微的心思。

　　「慧慧！法師和護理師來看妳了！」阿國輕喚著，慧慧微微顫動的眼皮試圖回應阿國的呼喚聲，但疾病導致的虛弱讓慧慧無力睜眼回應。我俯身告訴慧慧，我把我們一起完成的作品帶來了。我將「執子之手」雙手捧上交給阿國，阿國先是一怔後緩緩打開匣子，淚水自阿國的臉頰緩緩流下，看著阿國的淚水，我知道一向很ㄍㄧㄥ的阿國不再故作堅強，而是自然流露出對妻子的不捨與愛，匣子中的「執子之手」正是他期待的想像，是「永恆牽手不分開」的具象。

　　「慧慧！你記得我們一起完成的『執子之手』嗎？法師幫我們後製完成送過來了！你看！這是我們永恆的牽手呢！妳說過的，要一直牽手走下去不分離，我們的心願成真了！」阿國把「執子之手」湊到慧慧面前，

屈身俯首貼耳告知慧慧。此時慧慧原本緊閉的雙唇開始微張，嘴角微微揚起，好似心滿意足地微笑。「慧慧在笑呢！」阿國欣喜轉身告訴我們。

　　我有幸能以藝術為媒介將這對夫妻的心願具象化，見證這幸福的一幕，這是人間臻善臻美的畫面。

## 再見！最愛

　　五月底的早晨，阿國來電告知我們，慧慧已經在昨夜安詳走完一生。阿國與外傭Eva一直陪伴在側，直到慧慧呼出最後一口氣，完成他們長相廝守的約定。

　　站在靈堂前，一陣花香味撲鼻而來，慧慧的靈堂以她最愛的粉色、黃色、香檳色玫瑰佈置，有別於一般以菊花或百合花擺設。阿國一夜間也增了白髮，鬍髮任由它肆竄，伴侶的離世終究還是抽去他生命的一角。

　　有別於傳統的拈香模式，阿國為我們遞上一朵剪下的玫瑰，讓我們給慧慧獻上。靈堂一隅，瞥見「執子之手」擺設在遺照右邊的位置。我想，阿國將之放置在靈堂上，必有其意義所在。

　　「法師！你知道這個『執子之手』對我有多大的意義嗎？」我微笑看著阿國，我知道他急著和我分享。

　　「對我而言，在即將失去慧慧的當兒，你帶著我們一起進行了這個石膏繃帶的製作，聽到可以把意象中的『執子之手』化為永恆，還可以把慧慧的手感留下來，其實我當下是很興奮和期待的，我想說我終於可以在牽著慧慧的時候留下紀念，謝謝你協助我們把剎那化為永恆！」

　　「感謝大家對我和慧慧的陪伴照顧，未來我會好好的，這是我對慧慧的承諾。我要完成與慧慧的約定，將她的骨灰分成三等份，一份以樹葬處理，一份帶到我倆最愛的英國湖泊，另一份我會帶到印度錫金去，請閉關修行的仁波切帶入關房，製成『擦擦』為慧慧祈福，祈願慧慧能往生極樂世界。」

　　「阿國！謝謝你願意在我們面前卸下鎧甲，與我分享生命故事，我知道這對你而言很不容易，謝謝你願意相信我們，讓我們陪你走一段路。」

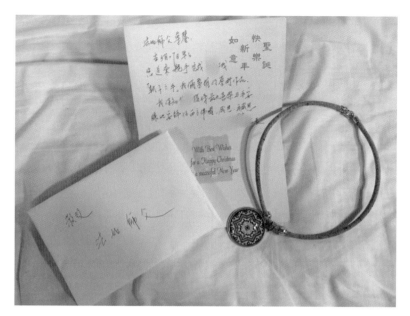

圖5　謝卡

## 總結與反思

在醫療資訊普遍的今日，大眾對「緩和醫療病房」或同義的「安寧病房」依舊聞之色變，認定這專門收治末期病患的病房是等待死亡的不祥之地，彷彿這驛站便是人生終點站。

大眾想像這裡肯定是個被死亡氣息籠罩和哀傷充斥的所在，究竟有何值得關注討論。殊不知暗夜中更能發現光與亮，而緩和醫療病房就是發掘人間光與愛的所在。

位處臺灣東北的宜蘭，早在民國七十九年進入高齡化社會，一○九年宜蘭縣的高齡人口占17.26%（資料來源：宜蘭縣政府衛生局）。醫院是高齡化社會的縮影，常見陪伴在病患或失能者身邊的，大多是來自東南亞的女性外籍看護。

在社會結構的變遷下，為人子女縱然有心想要陪伴，也會礙於經濟壓力而選擇留在原工作崗位，將生病的家人留給看護工照顧，這是不得不的選擇。

　　有鑑於宜蘭地區緩和醫療病房住民大多偏高齡或超高老齡者，親人子女忙於工作，待在病患身邊的常是本籍照服員或外籍看護工，這限制了我在緩和醫療病房將藝術治療做為例行性陪伴模式。

　　再者，末期病患大多併有綜合複雜性身體症狀，疼痛、水腫、嘔吐、發燒、感染、譫妄、虛弱、嗜睡、失眠、呼吸困難、傷口潰爛等。病患生理的諸多不適，限制了與病患進行藝術治療的可行性，陪伴的家屬往往也隨著病患的病況起伏變化，而埋首於處理病患的需求而無法配合或連續性地投入藝術治療歷程。更多的是尚在關係建立的階段，病患即撒手人寰，因此我在緩和醫療病房的服務中，主要還是以口語會談為主。

　　身為一名靈性關懷人員兼藝術陪伴者，我會謹慎評估末期病患與家屬的身心狀態，從建立關係、彼此信任、施行藝術操作都需要天時地利人和。末期病患與家屬，面對步步逼近的生離死別，心生哀傷、焦慮與死亡恐懼。此時藝術治療可做為過渡客體，讓病患與家屬在橫渡生死瀑流之際，以藝療為槳作為渡河的工具，協助病患與家屬安然度過湍急的河流到達彼岸。

　　後續的訪談中，阿國如是告訴我，他至今依舊視如珍寶般珍藏著「執子之手」，對阿國而言，那是永恆的象徵，有著他和慧慧繼續「執子之手」的溫度和意涵。阿國知道縱然慧慧已經離開人間，但他們之間的夫妻「關係」一直存在，「關係」不因死亡而終了。

　　我的角色「存在」於緩和醫療病房，並非「治療」病患或家屬，而是陪伴需要陪伴的病患或家屬走一段生命的幽谷。身為靈性關懷人員或治療師，無法取代或Delete對方的痛苦，但我們可以為苦難的生命注入慈悲與愛的清流，讓苦難在眾人的支持與陪伴下得到稀釋舒緩，這就是陪伴的意義與價值。

　　末了，若說人生是一本日記，在此感謝所有允許我翻閱他們生命日記的人兒，願亡者能善終，生者能善生。

# 臨床觀點總結

- **我看到個案主要關注的焦點：**

  面對慧慧的疾病，阿國深陷在自責、內疚與懊悔的圈圈中，忘我地將焦點放在「失去」，忘了彼此曾經的「擁有」，更忘了活在「當下」而關注於「未來」的死亡。

- **我與個案主要的互動方式：**

  起初阿國與我主要以口語做為主要的互動方式，每日晨間查房的問候，從「望、聞、問、切」的關懷角度切入，再將藝療可帶來的療癒效果讓阿國內心有所期待而產生動力。

- **我所採用的取向或模式：**

  從四大關懷善巧切入：

  望：觀察阿國的面色與神情，從日漸深邃的眼黑圈，佈滿血絲的雙眼，未刮的鬍渣以及黯然憔悴的神情。

  聞：傾聽阿國回顧年少失怙與傾力打拼事業的心路歷程，聆聽阿國內心對慧慧病末的焦慮、擔憂與無助。

  問：從深刻的對話，讓阿國藉由生命回顧，憶起夫妻倆曾經美好且充滿昵愛的互動。

  切：輕撫慧慧的手，讓慧慧知道時刻有人在身邊陪伴。阿國男兒淚流不止時，緊握阿國的手，讓阿國知道他並不孤單面對這一切。

- **我嘗試達到的總體治療目標：**

  1. 在陪伴的過程中，我試著走進阿國內心的迷霧森林，引領阿國發掘自身含藏的愛與溫暖，在面對預期死亡的「失落」以外，看見自己還「擁有」的能力而非剩下懊悔的心力。

  2. 藝療過程，嘗試讓阿國接納自己的脆弱，眼淚是對慧慧的疼惜與不捨，而不是脆弱的表現。

  3. 透過藝療雙手的撫摸，讓阿國再次感受慧慧對他的慈愛與包容。更藉由創作「執子之手」的對話，將夫妻倆曾經的美好，刻劃成永恆的溫度。

▪ **在整體歷程中，我的感受、想法和期待：**

　　阿國與慧慧是鶼鰈情深的夫妻，助人者要融入關係緊密的他們絕非易事，阿國打開心門讓我翻閱他們的生命，這足以讓我欣慰。從建立關係到投入藝療創作，我感受到阿國內心的高牆逐步軟化的過程，從封閉到敞開心懷，對一個自小獨立的傳統社會男性而言實在不易。身為緩和病房的助人者，清楚知道，死亡是人生最大的失落，如何在失落中找到意義與價值，是哀傷陪伴與臨終關懷的終極目標。我期待「執子之手」能成為阿國渡過哀傷的橋梁。

▪ **我覺得個案可以從藝術治療療程中獲得：**

　　我知道阿國在此次的「執子之手」藝療中，再度感受愛妻手感溫度，彼此以愛為連結，一起完成此生「牽手」的約定。即便在慧慧離開後若干年，阿國依舊對「執子之手」視如珍寶珍藏著，那是阿國與慧慧有形與無形的連結，足以支持阿國「善生」直至生命之末。

# 第十四章

# 遇見追思憶母：陳姐

## 金寶山藝術墓園

朱芷儀

在我心裡

我相信

任何人所能給我的最佳禮物是

你能看著我、聽著我、了解我，同時感動著我

我也相信

我所擁有的最佳獻禮是

去看、去聽、去了解、去感動你

當這些都完成了

我可以感覺到

有形的你我

已無形的連在一起

Virginia Satir

## 背景

　　生命前期，創作填補父母工作繁忙而無法隨時陪伴在側的孤獨感，我在隨意的塗鴉和天馬行空的想像之間獲得滿足，雖然不曾學習正式的創作技法，卻仍喜歡在創作中實驗各種可能而帶來的驚喜，有時候我也在學校的美術社團活動裡自由揮灑並獲得自信。

　　成年後，生活逐漸向外拓展，我投入社福工作。喜歡空閒的時候逛逛藝文展覽，穿梭在一件又一件的作品之間，有時候停下腳步細品其中故

事，彷彿可以洗滌心靈，是一種舒適怡然的療癒時光。我甚至參加美術館導覽志工團，在社區舉辦的藝文季期間，站在作品與遊客之間分享故事。曾印象深刻地記得，有一位大姐駐足於一幅名爲《肥美》的油畫前許久，我準備開口介紹之際，她眼神發亮並興奮的告訴我，這幅畫如何抓住她的目光、令她感到驚喜，甚至好希望自己無論到了任何年紀，都要像畫中人物一樣充分展現自信。從這一段經驗裡，我見證了藝術作品如何激起觀眾的共鳴，也能牽起導覽者和觀眾交會的緣分。

　　爲了在助人工作的路途上更爲精進，我進入藝術治療碩士班展開新的學習，在理論與實務之間反覆消化，也常常有機會回溯自己的生命經驗。藝術創作對我的意義開始產生變化，它不再只是陪伴，而是與自己的內心世界連結。甚至，創作時的感受並非總是愉悅舒適的，反而需要帶著冒險的勇氣投入未知去探索，藝術創作成爲一種認識自己的路徑。在實務現場，身爲藝術治療師的我需要打開心與眼，敏銳的覺察「此時此地」的訊息，當個案帶著議題前來，我如何與之建立關係並協助他（她）化解內心的衝突、透過創作更認識自己，並且和這個世界更和諧共存。每一次與個案一起工作，更加體認藝術治療對我而言不僅是一份工作，也是滋養我生命的養分。我與個案跨越時空和言語的限制，同行了一段路，發掘與探索人與自己、人與他人、人與環境、人與靈性的關係，也成爲彼此在旅途上一處美麗的風景。

## 金寶山

　　9歲時我的乾媽意外過世，回想起來是我生命經驗中第一次的喪親記憶。喪禮過程有許多禮俗要遵守，靈堂瀰漫著線香的氣味，親戚們帶著壓抑的心情和疲倦的神情處理後事，大人說這是「無常」，人死後會去到「另一個世界」。環顧莊嚴肅穆的告別式空間，牆上有一幅「地獄圖」，是以水墨描繪各種酷刑的插圖，令我感到相當不安。我們跟著法師招魂、點香跪拜、燒金紙……直到乾媽入土爲安，這個初次認識「死亡」的喪葬儀式，即便在多年後仍令我難以忘懷，也成爲我與金寶山藝術墓園結緣的

動機和源頭。

在金寶山這座大約四十多年前創立的景觀型墓園裡，有著知名景點「筠園」（鄧麗君紀念公園），常有遊客駐足懷念名人雅士。有別於一般墓園給人沉重陰鬱的刻板印象，這座墓園就像美術館一樣，收藏許多國內外藝術家以「生命」為靈感而創造的藝術品。

我與金寶山的初次相遇，來自「工作室藝術治療」課堂的一次校外教學。我與老師和同學一行人從民權東路上的「金寶軒」出發，途中經過北海岸視野遼闊的山景與海景，最後踏入這座充滿藝術氣息的墓園。那時的金寶山霧氣瀰漫（圖1），讓人有分不清眼前的景象是夢境或現實的錯覺。走入這片迷霧中，一切是靜謐的、詩意的，也是孤寂的，此情此景大概與想像中天堂的樣子相距不遠吧！

圖1　霧氣瀰漫的金寶山墓園

林主任是接待我們的墓園主管，她介紹了金寶山的創立精神與理念，並提出墓園中豐富的藝術品資源是否能與藝術治療結合的可能性。置身於此，我可以感受到墓園的整體規劃出自於一種對人的尊重，觸目所及的景

觀、建築、藝術作品，以及親切的工作人員，建構出這個充滿人文氣息的墓園。

　　這一次的參訪勾起了我過往的回憶，在乾媽的傳統葬禮上，我們透過儀式向逝者致意，卻似乎沒有時間「好好悲傷」。然而，面對死亡與失落，總是一段艱難的調適歷程。人們來到墓園是為了祭拜親人，也像是從「此岸」人間日常出發，來到「彼岸」探望親人，彼此互通心意或是讓想念之情得以紓解。也許在這座墓園中，藉由藝術與靈性的和諧運用，可以讓人感受到生命無限延伸的象徵意義。

　　「心靈療癒與藝術導覽」是金寶山結合墓園祭拜專車服務與藝術導覽的家屬關懷活動。利用墓園空間、藝術品創作理念與相關媒材的催化，促使家屬在活動中體察自己的悲傷議題，並以生命教育、人文關懷、追思祈福等為活動的目的。藝術治療師——俊勇，是這裡負責此關懷服務的專屬人員，我加入和他討論並規劃墓園中的藝術療癒導覽流程，期待藉由生者與藝術品的對話，能夠發揮生命教育與悲傷關懷的功能。為了深入探索這樣的導覽歷程對喪親遺族產生了什麼作用，我在俊勇帶領藝療導覽時，以觀察員的身分參與其中，並且邀請家屬在活動結束後與我分享他（她）的經驗與感受。

　　導覽的地點是金寶山墓園中一座外觀像西式莊院的納骨塔「日光苑」。室內各層樓因天井而能讓陽光自然照射進入，來到這裡的家屬以新鮮花瓣悼念親人，歐式裝飾風格的儀式廳上，可以舉行溫馨的告別儀式或音樂會（圖2）。除此之外，大廳也展示藝術家Pierrestiger Robert的漢白玉雕塑《孕育》、郡田政之的《枯山水》和《心靈之光》，而這幾件作品成為藝術導覽的主軸。

　　金寶山的「心靈療癒與藝術導覽」，不同於臨床場域中講求療程的約束力，也不像學校教育輔導場合中有分層別級的諮商介入，而是在寧靜舒適的空間裡，把寓含人文經驗的「美術館藝術育療」概念與精神（吳明富、黃傳永，2013），整合設計於墓園藝術導覽流程之中。使藝術品不再僅止於私人集團所擁有之物品，而是成為個人與內心對話的橋梁，期待在安全的心靈空間中，有助於討論敏感的失落議題。

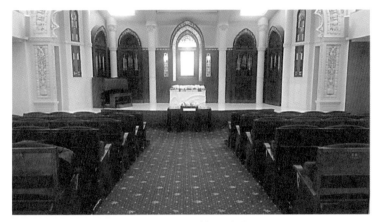

圖2　日光苑儀式廳

　　當時我們總共進行了六個場次的導覽活動，每一次歷程約90分鐘，屬於開放性的團體導覽，邀請當天來到山上祭拜追思的家屬自由參加。活動流程與導覽方式大致上是相同的，俊勇根據藝術作品的意涵與導覽動線設計活動架構，包含「前導」、「祭拜追思」、「靜心」、「藝術導覽」以及「心靈寄語」。就在這樣的機緣下，我遇見了一位多年來經常到金寶山參加法會或追思祭拜活動的陳姐，她成為此章節的主角，藉由她的視角，我看見了藝術墓園實踐生命教育與心靈關懷的潛能。

## 遇見陳姐

　　陳姐是一位60幾歲的女士，母親生病離世後，經朋友介紹才認識金寶山，安排此處為母親的長眠之地。當我們面對面坐下來訪談，陳姐分享這是她第412次來到山上看母親，細數多年來追憶母親的心路歷程，好像喪親的經驗不久前才發生，心中有著難以抹去的刻痕。回顧過往，陳姐獨自處理母親的後事、接待親友上香，同時奔波於住家和靈堂之間，直到告別式結束後，她才意識到壓抑的悲傷侵襲而來。過去她曾參與喪親者的支持性團體，試著談一談失落與悲傷的感觸，重新梳理自己對於母親的愛與想念。有時候陳姐也會和朋友結伴上金寶山，在母親的靈位旁邊說說話，或是宣洩情緒好好的哭一場。

　　年輕的時候，陳姐常逛美術館、參加音樂會，或是走進大自然放鬆心情。現在的她已從教職工作退休，卻仍然和學生互相關心彼此生活、爲她們加油打氣，如同對待自己的孩子一般。除此之外，陳姐也投入醫院的志工工作，並關注安寧緩和醫療的議題，熱心分享相關的課程或資訊。陳姐希望透過自己的義務行動，幫助生病的人多一些尊嚴與快樂、舒緩一些痛苦，就像記憶中母親樂善好施的精神一樣。

## 日光苑導覽流程

　　當成員來到日光苑，俊勇首先自我介紹，並和大家一起走進《孕育》（圖3和圖4）做爲導覽活動的開端，他邀請成員從木盒中挑選一顆小圓石（圖5），握在手中透過搓、捏、摸等動作來沉澱心情。從市區到郊區，從室外到室內，透過接觸雕塑品和「定心石」的陪伴，讓成員逐漸轉換心境和放鬆心情。這樣的「前導」的互動設計重點在於沉澱與放鬆，透過視覺與觸覺感官接觸，拉近成員與藝術品的關係。

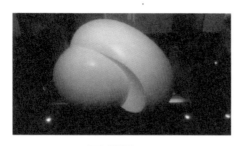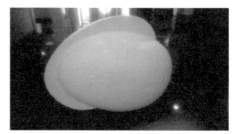

圖3和圖4　Pierrestiger Robert。《孕育》。漢白玉。

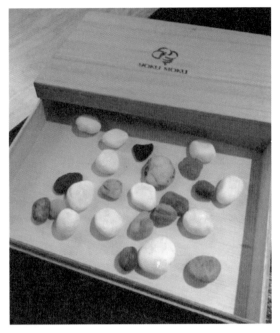

圖5　小圓石

　　「前導」的開啟儀式結束後，家屬們便各自去祭拜親人，大約一小時後回到日光苑會合。俊勇邀請大家把「定心石」放置在追思臺前（圖5），並拿取一片花瓣放在手心，輕聲跟著念一段追思詞：「我以手中的花瓣代表我的心意，來到金寶山懷念我們摯愛的親人，我們再次與親人在這美麗的地方相會，一直以來都在我們的心裡……現在我想邀請我們的親人，跟著我們一起去欣賞美麗的藝術品，體會藝術家的生命透過藝術品想傳達的意念，在這過程中，似乎也能感覺到藝術品有話想要告訴我們，但願藝術品能融合你和親人的心意，祝福彼此在各自的世界都能平安、自在。」慢慢將心情與思緒沉澱下來，準備開始接下來的藝術導覽之旅。

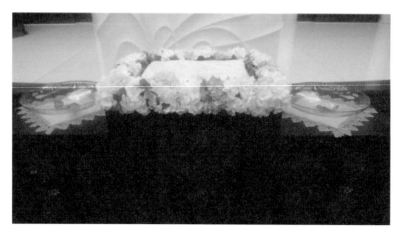

圖6　追思臺

　　走入《枯山水》，自然原石安置在細小灰色石砂上，大石彷彿是山，灰色石砂彷彿是水，褐色的柱子又像是大樹一般。俊勇分享藝術家郡田政之的創作理念與作品意象，同時引導成員留意個人當下的覺察與感受。此時成員可以緩緩走上石階，用不同的距離與角度體驗作品的整體氛圍，想像身處枯山水之中，也許不同的天氣變化會帶來心情的轉變，隨著這些心情，成員可以自在的移動腳步，前進或後退。走到石階盡頭，再慢慢回顧曾經走過的步道及景象。俊勇接著會留一些時間引導大家分享如此「一路走來」的心情變化和所思所感。

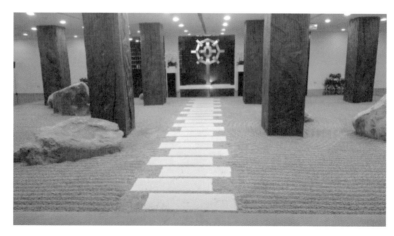

圖7　郡田政之。《枯山水》。石、細砂、木。

　　帶著《枯山水》的感受，來到《心靈之光》（圖8）。這件作品從中間部分環出的八邊形是光環的模擬，順著外圈光環上的觸角往內聚合形成各種宗教符號的並列，象徵著日光苑對所有宗教的包容與自由，然而最後凝聚在中心點的空間是個「空」的概念。在宇宙間，空是無、沒有的意思，但卻象徵最大的包容空間。俊勇進一步延伸「包容」的概念：「包容可以是對過去與現在的包容、對已經失去的與此刻你我的包容，或對於你的來時路所有在生命中發生無常的包容……這件作品以光作為心靈的指引，很多人看著它，慢慢地在裡面都能找到自己相對應的信念與讓自己安定的元素，你也可以仔細的再看一看、想一想、體會一下、回想一下，你的安定是如何產生的……這些引領著你一路走來到現在，生命，順著光的方向即能找到療癒的力量……。」

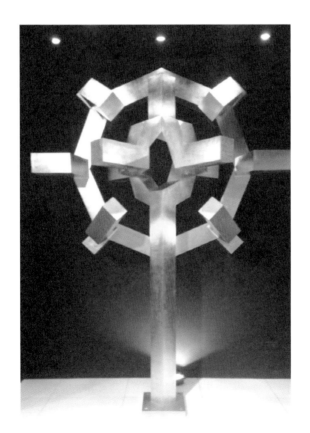

圖8　郡田政之。《心靈之光》。銅（按錫箔）。

　　經歷了前導、追思靜心，以及與《枯山水》和《心靈之光》內在對話後的覺察與釋放，導覽進入結尾。家屬回到起初的《孕育》作品前，俊勇把一組信封與信紙遞給家屬，並祝福大家：「謝謝大家今天參與了藝術導覽，也許會有一些的感受或有些話想要表達，我們可以把想說的感受或想說的話寫在這裡。你可以自由選擇要用書寫或繪畫完成你的心靈寄語，或者兩者並用，任何的表達方式都沒有好壞，只需要單純地讓你的心帶領你找到當下適合表達的方式。我們可以在象徵圓滿包容的圓中進行療癒手札的書寫或繪畫，圓分為四格，分別代表了感謝、抱歉、感覺與祝福，也可以在不同的位置盡情的表達對人事物的感受。」家屬可以在現場或回到家裡自由寫作或創作，總結歷程中的心得感想，再放進「放心封」中紀念保存，做為一個儀式性的結尾。

　　沉澱片刻後，我會禮貌地邀請家屬是否願意參與訪談，與我一同回顧參加這場活動的經驗與心得，成員也彼此自在地交流聊天，最後再搭乘祭拜車離開墓園。

## 此岸・啟程相遇

　　陳姐和俊勇曾在「金寶軒」（提供逝者親屬舉行告別式與關懷服務的生命禮儀會館）的活動場合中見過面，他們很快認出彼此，多了一份熟悉感。對於日光苑的印象，陳姐過去沒有機會到這裡走走，日光苑和傳統納骨塔帶給她的感受截然不同，她如此形容：「不像寶塔是一格一格的喔，它的造型比較現代化，安靜的好像連一根針掉下去都聽得到！」。

　　那天，陳姐參與導覽，俊勇如此開場：「我們的活動最主要是通過藝術品的導覽，與大家的感覺互動。現在看到的這件藝術品《孕育》，它是法國藝術家荷貝的作品；他曾在修道院虔修十年，從作品的表現，可以看出荷貝對生命有很深刻的體會。荷貝的作品大多數以漢白玉為媒材、以圓為基礎再行切割，弧度加上曲線的抽象造型，有影射「蛋」的意思，也就是生命的孕育，也象徵生命的傳承。」

　　俊勇接著邀請陳姐從不同的角度欣賞作品，也可以摸一摸它。陳姐靜

靜的感受作品平滑的質地，她覺得「孕育」的造型看起來像一個愛心的形狀，使她回想起與母親之間親密的連結，以及感慨過往的互動經驗：「就像媽媽懷裡的愛心，讓我印象很深刻，我第一眼看到就想像是自己躺在媽媽的懷抱裡，那種感覺很溫馨。」當年母親生病的時候，陳姐擔心自己對母親的照顧不夠充分，直到母親對陳姐說「我知道妳是愛我的啊！」才讓彼此敞開心胸，感到釋懷。

　　俊勇接著打開手上的木頭盒子，說道：「請你在這裡挑選一顆你喜歡的小石頭，今天它將陪著你一起走這金寶山藝術療癒之旅，或許你也可以幫石頭取個小名。不知道你有沒有發現，前面的這個漢白玉是荷貝的生活經驗和對生命的體會而創造出來的藝術品，現在這個小石頭在你的手中，假如你把你的生活經驗和對生命的體會放入這個小石頭，那麼這個小石頭就是你的藝術品。」

　　陳姐一邊觸摸手上的小圓石，並將它命名為「愛」，她對於石頭並不陌生，因為平時也喜歡到海邊、大自然環境走走散心，抬頭看看天上雲朵的變化，有時候也會自然的和這些石頭、花草說話，是很舒服自在的經驗。從日常生活啟程出發，這是陳姐第412次來到山上，不同以往追思祭拜母親的經驗，進一步與日光苑相遇、與作品相遇，也與我們相遇，陳姐以開放的心情展開了心靈導覽與藝術對話的歷程。

## 旅途・生命風景

　　陳姐帶著「愛」去看望母親的塔位後，回到追思臺與我們碰面，基於信仰的考量，陳姐詢問俊勇此處是否為基督徒追思的場合。俊勇與她分享日光苑的核心概念，並回應了當下的疑問，說明這裡是包容任何宗教，是各類信仰者皆可以使用的追思空間。澄清並理解後，陳姐閉上眼睛，跟隨俊勇的一段追思詞沉澱片刻……。

　　陳姐帶著與母親相伴的意念走到《枯山水》，俊勇如此介紹作品：「枯山水裡的砂，在這裡形成了水波形，看起來好像在流動。其實砂石是靜止不動的，是我們的內心在動；生活上周遭的人事物也都會觸動我們的

感覺，只是有時候我們太忙了，忽略了感覺而已，不代表感覺不存在。」
回顧當時身處《枯山水》當中，想像天氣變化對心情的影響，陳姐談起這
幾年來自己的狀態，很容易因天氣變化而造成情緒低落的現象，爲了轉移
注意力，避免自己在負面的心情裡打轉，她選擇在生活中積極投入醫院志
工活動，透過幫助他人，可以忘卻痛苦，也爲自己找到正向的力量：「我
知道我內在的潛意識還是憂鬱的，每次天氣一變的話，我就躺著不起床也
不吃飯，我知道必須靠自己去調適。當我一忙起來，我就會忘了痛苦，
所以我就讓自己每天都很忙，這樣我就比較不會去管天氣，心情開朗對我
比較好，就好像我在當志工的時候，也會希望幫助每一個人感到越來越快
樂。」

延續《枯山水》所帶來的感觸，陳姐進一步梳理這些年來的生活，
也意識到自己如何與憂鬱共處。在沒有母親的現實中，陳姐所奮力投入的
助人工作，不僅是幫助他人，也是在幫助自己，爲自己找尋正面的生活力
量。

從《枯山水》走到《心靈之光》，俊勇留下一段時間與空間，讓陳姐
可以暫時停下來凝望作品，並且與自己獨處片刻。從不同的角度體會與觀
看，陳姐和我分享當下她對於作品的自由想像。作品的左邊與右邊如同她
與父母的連結，相遇心靈之光的當下，她想起幾年前過世的父親。過去雖
然與父親的關係疏遠，然而那天卻自然地在心裡想要問候彼此是否安好：
「我平常都不會想到我爸爸的，那天我突然想起他，我就笑著問我媽媽，
老爸最近過得怎麼樣？我爸走了四年了吧，我夢見過他幾次，他都很慈祥
地看著我。」作品的形象與主觀的直覺聯想，在她心中似乎跨越了時空的
限制，默默與父母對話，相信彼此各自安好。

墓園的藝術展示空間與豐富的視覺意象，讓陳姐聚焦在當下的感受與
覺察，在個人與靈性之間，尋找寬慰的信念，引發了內在感觸。有別於平
時走訪墓園的經驗，藝術療癒專員的引導，更進一步搭起陳姐與作品之間
的橋梁，讓記憶中的場景、人物與事件，以及連帶的情緒與感受，隨之鮮
明起來。

# 彼岸‧心的漣漪

　　我們走回旅程起點《孕育》，大家一同回顧、交流、信紙上的感謝、抱歉、感覺、祝福以及「圓滿告別」字樣，默默為這段旅程畫下句號。陳姐帶著信紙回到家中書寫或創作，再放進「放心封」中紀念保存。

　　「老實講，走過悲傷的人才知道，並不是一天兩個小時去看看那些藝術品，日後就不會難過，回去還是有必須面對的現實，但是在當下會感覺到很舒服、很平靜。如果擴展成為藝術之旅，讓更多的人來體驗，應該會是一個快樂之旅啊！像我只要看藝術的東西，就常常會進入一個美好的世界裡面，想像藝術家在創作當時的情境是怎樣。那一天俊勇這樣跟我介紹，我就覺得比較了解作品的意義，他也會問我看到作品想到什麼，我發現我的想法跟藝術家滿接近的。」從陌生到熟悉，藝術品與陳姐的距離更近了一些，發現自己的看法與作者的理念其實是接近的，她也進一步分享這些年來到墓園的感觸：「那一天的感觸都是美美的，我開心地回家，也感受到媽媽也開心，相信她在天上一定是希望我快樂的。現在我的心裡已經很平靜了，如果是以前的話，我應該會有一些心情起伏，平常來祭拜就是我跟我媽媽聊聊天啊，這次就感覺多一個欣賞藝術作品的祥和感呢！現在的我感到舒服、安心。我覺得大家如果在金寶山能夠多接觸這藝術作品的話，應該對生活會起很好的作用。」雖然母親已離開多年，至今來到墓園可以感受藝術作品、沉思沉澱，也許無法磨滅失落帶來的悲慟與思念，但是當再次返回現實生活時，這樣的經驗能夠讓她找到平靜與安定。

　　回到現在的退休生活，陳姐有著豁達的信念：「到我這個年紀的話，心中不要仇恨才會快樂。我發現很多人都70幾歲了，還是放不下名利、放不下金錢、放不下仇恨，是很遺憾的。我本來就對名利看得很淡，年紀越大越低調，反正我覺得老了就是老了嘛！我就一向是自然隨緣啦，那天去看媽媽之後，我就是更確定自己要走一條平靜的路。」

　　見證這一段關於陳姐的「心靈療癒與藝術導覽」之旅，我體會到失落隨著生命的變化而來，而藝術是旅途中的風景，照映著自己、親人和這個大千世界的關係。用「詩意」的心去體驗與感受，回到現實生活中，得以

帶著彼此的愛與祝福繼續前行。

## 總結與反思

　　在藝術墓園導覽活動中，陳姐不免回想過往的生命經驗，引發感慨、愧疚或是懷念之情。然而，在豐富的藝術氛圍下，她試著打開視覺、觸覺等感官知覺，從不同的角度觀看藝術作品，冥冥之中也產生了新的想像或靈感，再次梳理自己的人生觀。我覺得就像在藝術治療領域裡，藝術作品如同鏡子一般，反映創作者的內在與外在狀態，並刺激洞察與意識，進而催化對話（吳明富、黃傳永，2013），但願回到日常，陳姐也持續將這些意義融入生活中。

　　隨著在墓園進行追思祭拜儀式，以及與空間中的藝術作品及人際互動，家屬對於藝術作品的內涵、創作者的故事有所領略，從藝術欣賞的過程中獲得美的體驗，這個現象和學者Salom（2011）提到博物館功能對觀眾的療癒潛力相似。透過安全涵容的空間及藝術作品的展示，聆聽藝術治療師的作品導覽，與作品互動、對話引發自由聯想，能連結個人意義，產生自我覺察與獲得多元觀點。

　　美術館富涵各式藝術作品與藝術教育資源，滿足大眾藝術欣賞、休閒或學習的需求（吳麗娟，2016）；墓園則與生命、死亡、失落議題存在密不可分的關係，具有生命力重現的移情作用，也可以是社會大眾思考生命意義的重要場域（黃光男，2012）。然而，現實的物理空間是有限的，心靈空間卻可以是無限的，藝術治療實務若能提供更理想的包容性、氣氛與設備，則愈能兼顧人與媒材互動的需求，自然而然使人與心靈交會，形成有益存在感的療癒效能（吳明富、徐玟玲，2016）。無論是把藝術治療的核心精神融入墓園或美術館當中，皆可能從藝術欣賞與美感體驗走向個人內心，再從心出發，展現生命的美。

　　我以書寫的方式回憶這段經歷，要特別感謝陳姐無私的與我分享她獨特的生命。在我的視角裡，這個章節也回應了起初踏入金寶山的探問「當藝術在墓園中，會帶來什麼樣的療癒？」我想也許是在如同生命月臺的墓

園中，獨特的生命帶著愛與想念來到此處，我們一同啟程出發，經歷一些的風景，與自己相遇、與他人連結、與靈性同在，帶著彼此的祝福告別，前往下一個目的地……**再次遇見**。

## 臨床觀點回顧

- **我看到個案／團體主要關注的焦點：**

  在墓園中追思祭拜，也是一趟敞開心靈的藝術療癒之旅，並在其中探索生命的意義。

- **我與個案／團體主要的互動方式：**

  我以觀察員的身分參與藝術墓園導覽，並邀請個案於活動結束後分享個人經驗與感受。

- **我所採用的取向或模式：**

  美術館藝術育療模式 —— 利用墓園與及藝術品安全、涵容，具備生命象徵寓意的環境，催化個案深化與豐富自我覺察的內容。

- **我嘗試達到的總體治療目標：**

  促進個人與藝術作品之互動，使自我經驗的覺察更為深刻，並同時達到生命教育、失落關懷、追思祈福等目標。

- **在整體歷程中，我的感受、想法和期待：**

  獨特的生命帶著愛與念想到這裡，相遇、對話、覺察、彼此祝福告別之後再前往下一個目的。我看見藝術墓園實踐生命教育與心靈關懷的可能性。

- **我覺得個案／團體可以從藝術治療療程中獲得：**

  感受藝術作品、沉思沉澱，當再次返回現實生活時，能夠找到平靜與安定。

## 參考文獻

吳明富、徐玟玲（2016）。《藝術治療工作坊：媒材應用與創作指引》。臺北：洪葉文化。

吳明富、黃傳永（2013）。《藝樹園丁—失落與悲傷藝術治療》。臺

北：張老師文化。

吳就君譯（2006）。《家庭如何塑造人》（新版）。臺北：張老師文化。Virginia M. Satir (1989). *New Peoplemaking*. Cience & Behavior Books.

吳麗娟（2016）。〈藝術即治療──美術館取向的藝術教育治療試辦經驗分享〉。《博物館學季刊》，*30*，頁67-79。

郭慧娟（2017）。《禮儀師的訓練與養成》。臺中：華都文化事業有限公司。

黃光男（2012）。樓外青山：文化、休閒、類博物館。典藏藝術家庭。

Salom, A. (2011). Reinventing the setting: art therapy in museum. *The Arts in Psychotherapy, 38*, 81-85.

國家圖書館出版品預行編目資料

遇見：臨床藝術治療敘事／章容榕，黃千千，
吳明富，吳欣容，陳奕宇，黃瑛欒，鄺文傑，
紀昀，江妍慧，簡昱琪，曹又之，江佳芸，
劉麗雲(釋法如)，朱芷儀作；吳明富主編.
-- 初版. -- 臺北市：五南圖書出版股份有
限公司，2022.01
　面；　公分
　ISBN 978-626-317-362-0（平裝）

1. 藝術治療

418.986　　　　　　　　110018685

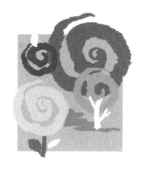

1B2C

# 遇見：臨床藝術治療敘事

| | |
|---|---|
| 主　　　編 — | 吳明富（60.5） |
| 作　　　者 — | 章容榕、黃千千、吳明富、吳欣容、陳奕宇、<br>黃瑛欒、鄺文傑、紀　昀、江妍慧、簡昱琪、<br>曹又之、江佳芸、劉麗雲（釋法如）、朱芷儀 |
| 發 行 人 — | 楊榮川 |
| 總 經 理 — | 楊士清 |
| 總 編 輯 — | 楊秀麗 |
| 副總編輯 — | 王俐文 |
| 責任編輯 — | 金明芬 |
| 封面設計 — | 王麗娟 |
| 出 版 者 — | 五南圖書出版股份有限公司 |
| 地　　　址： | 106台北市大安區和平東路二段339號4樓 |
| 電　　　話： | (02)2705-5066　傳　　真：(02)2706-6100 |
| 網　　　址： | https://www.wunan.com.tw |
| 電子郵件： | wunan@wunan.com.tw |
| 劃撥帳號： | 01068953 |
| 戶　　　名： | 五南圖書出版股份有限公司 |
| 法律顧問 | 林勝安律師事務所　林勝安律師 |
| 出版日期 | 2022年 1 月初版一刷 |
| 定　　　價 | 新臺幣500元 |

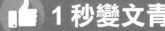

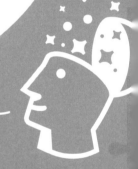

# 經典永恆・名著常在

## 五十週年的獻禮——經典名著文庫

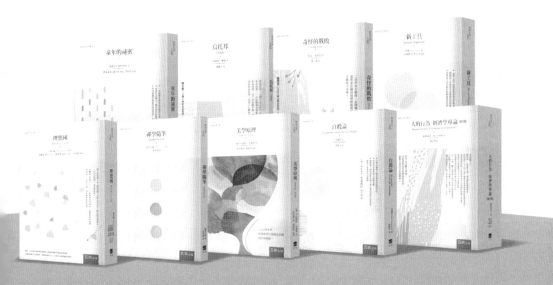

五南，五十年了，半個世紀，人生旅程的一大半，走過來了。

思索著，邁向百年的未來歷程，能為知識界、文化學術界作些什麼？

在速食文化的生態下，有什麼值得讓人雋永品味的？

歷代經典・當今名著，經過時間的洗禮，千錘百鍊，流傳至今，光芒耀人；

不僅使我們能領悟前人的智慧，同時也增深加廣我們思考的深度與視野。

我們決心投入巨資，有計畫的系統梳選，成立「經典名著文庫」，

希望收入古今中外思想性的、充滿睿智與獨見的經典、名著。

這是一項理想性的、永續性的巨大出版工程。

不在意讀者的眾寡，只考慮它的學術價值，力求完整展現先哲思想的軌跡；

為知識界開啟一片智慧之窗，營造一座百花綻放的世界文明公園，

任君遨遊、取菁吸蜜、嘉惠學子！